Carl-Auer

Diana Drexler

Vielerlei Glück

Systemisch-integrative Aufstellungsarbeit

Mit Beiträgen von Guni Leila Baxa, Bruno Hildenbrand, Silke Humez, Thomas Latka, Margarete Mernyi und Jakob Robert Schneider

2026

Themenreihe »Systemaufstellungen«
hrsg. von Gunthard Weber
Reihengestaltung: Uwe Göbel
Umschlaggestaltung: B. Charlotte Ulrich
Umschlagfoto: © Diana Drexler
Redaktion: Veronika Licher
Satz: Drißner-Design u. DTP, Meßstetten
Printed in Germany
Druck und Bindung: CPI books GmbH, Leck

Erste Auflage, 2026
ISBN 978-3-8497-0632-6 (Printausgabe)
ISBN 978-3-8497-8582-6 (ePUB)

Bibliografische Information der Deutschen Nationalbibliothek:
Die Deutsche Nationalbibliothek verzeichnet diese Publikation
in der Deutschen Nationalbibliografie; detaillierte bibliografische
Daten sind im Internet über http://dnb.d-nb.de abrufbar.

Informationen zu unserem gesamten Programm, unseren Autoren
und zum Verlag finden Sie unter: **https://www.carl-auer.de/**

Inhalt

Die Landkarte ist nicht die Landschaft.
Alfred Korzybski

Vorwort

Als ich etwa Mitte 30 war, änderte sich an einem arbeitsreichen Tag – ich hatte damals schon meine psychotherapeutische Praxis – schlagartig mein Leben. Ich war in der Mittagspause »mal kurz« in eine internistische Praxis gefahren und wurde von dort mit dem Notarztwagen direkt auf die Intensivstation eines Krankenhauses gebracht. Die Symptome wurden als ernst, ja lebensbedrohlich eingestuft, und eine Intensivstation ist in einer solchen Situation wahrscheinlich der beste Ort, was technisch kompetente Hilfe angeht. So gesehen war ich erst einmal in Sicherheit. Eine eindeutige Ursache der Symptome wurde nicht gefunden, und meine Entlassung erfolgte direkt von der Intensivstation nach Hause, nachdem ich invasive Diagnostik abgelehnt hatte und der Oberarzt bereit war, mich ambulant ärztlich zu begleiten. Dies war die Ausgangssituation einer jahrelangen Suchbewegung. Sie führte von der Verarbeitung der akuten Lebensbedrohung über die vorläufige Veränderung meiner Lebensgewohnheiten zur Wiederaufnahme einer Psychotherapie – und zum Familienstellen. Anfang der 1990er-Jahre machte Gunthard Weber seine ersten Aufstellungsseminare, und ich habe nur deshalb an einem dieser Seminare teilgenommen, weil ich ihn von meiner Ausbildung in Familientherapie kannte und schätzte. Die Lektüre des ersten Aufstellungsbuchs *Zweierlei Glück* (Weber 1993) hatte mich eher skeptisch gemacht und geradezu abgeschreckt. Im ersten Seminar hingegen fühlte ich mich unmittelbar »aufgehoben« mit meiner existenziellen Not. Ich kann mich nicht mehr erinnern, ob und was ich damals aufgestellt habe. Jedenfalls stand ich in vielen Rollen stellvertretend für andere Teilnehmende, war oft berührt und beeindruckt von der Arbeitsweise und erlebte eine nicht gekannte Gruppenzugehörigkeit. Danach hatte ich das sichere Gefühl, dass etwas Wesentliches für mich geschehen war, wenngleich ich keinen direkten Zusammenhang mit meiner Symptomatik erkennen konnte.

Ähnliche Geschichten kenne ich von vielen Patienten und Kolleginnen, die sich anlässlich belastender Lebensereignisse und Symptome für sogenannte Alternativmethoden öffneten, deren Anwendung sie vorher vehement abgelehnt hätten. Eine dieser Methoden ist die Aufstellungsarbeit.

Parallel zur persönlichen Beschäftigung mit dem Thema entwickelte sich ein professionelles Interesse an der Methode, das bis heute unvermindert anhält. Ich lernte die Aufstellungsarbeit bei Gunthard Weber, indem ich vier Jahre lang monatlich je vier Tage an seinen Seminaren als Beobachterin und Repräsentantin teilnahm. Vor dem »Sprung« ins erste eigene Seminar wäre ich fast abgebogen, schien mir der Unterschied zwischen Seminarteilnahme und -leitung ohne Übung dazwischen doch zu groß. Seit dieser herausfordernden Übergangsphase bin ich intensiv mit der Frage beschäftigt, wie das Lernen von Psychotherapie im Allgemeinen und das Leiten von Aufstellungen im Besonderen unterstützt werden kann, und darum geht es in diesem Buch.

Einleitung: Was Sie erwartet und was Sie eher nicht erwarten sollten

»Man glaubt gar nicht, wie schwer es oft ist, eine Tat in einen Gedanken umzusetzen!«
Karl Kraus

In meinen Schubladen liegen viele Schreibversuche, Interessierten und Lernenden Aufstellungsarbeit praxisnah zugänglich zu machen, darunter auch zahlreiche Protokolle von eigenen Seminaren und denen von Kolleginnen. Die auf solchen Mitschriften basierenden Texte sind nie geworden, was ich mir gewünscht habe. Ich hatte die Unterschiede von Praktizieren und Formulieren und die Komplexitätsreduktion, die Verschriftung mit sich bringt, völlig unterschätzt und fand die beschriebenen Prozesse und mich selbst in dem Gelesenen oft nicht wieder. Dass Sie nun doch dieses Buch in Händen halten, verdanke ich den ermutigenden Rückmeldungen von Leserinnen einer ersten Einführung in die Thematik (Drexler 2015c) und der Selbsterlaubnis, dass es nicht ein »Lehrbuch« sein müsse, sondern ein durchaus persönliches Buch darüber sein darf, was Aufstellungsarbeit für mich ausmacht und auf welchen Grundlagen die Lehrenden für Aufstellungsarbeit am WISL arbeiten. Diese haben in regem Austausch und mit zum Teil eigenen Beiträgen wesentlich zur Entstehung des Buchs beigetragen.

Beim Lesen bitte ich Sie, Folgendes zu beachten:

- Im Titel ist allgemein von Aufstellungsarbeit die Rede, weil es um Grundlagen geht, die vor allem im methodischen Teil für die Arbeit mit verschiedenen Systemen (berufliche, körperliche, innere) gelten mögen. Inhaltlich liegt der Schwerpunkt des Buchs auf familiären und anderen zwischenmenschlichen Beziehungssystemen.
- Seit den Entstehungsjahren des Ansatzes wurde eine Fülle von eigenständigen Aufstellungsformen und -formaten entwickelt, die von den jeweiligen Hauptvertreterinnen und ihren Schülerinnen gelehrt werden. Dies gilt besonders für klassische Familienaufstellungen (Bert Hellinger, Jakob Robert

und Sieglinde Schneider, Gunthard Weber) und Systemische Strukturaufstellungen (Insa Sparrer, Matthias Varga v. Kibéd). Auch Organisationsaufsteller (Gunthard Weber, Jan Jacob Stam, Claude Rosselet, Georg Senoner) haben sich schon früh mit spezifischen, berufsbezogenen Ansätzen und einem eigenen Dachverband (infosyon) positioniert. Dieser Entwicklungsprozess stockte in Pandemiezeiten nicht, im Gegenteil. Digitale Arbeitsformate sind ein eigenständiger Schwerpunktbereich im Feld der Aufstellungsarbeit geworden. Außerdem gibt es inzwischen einzelne Aufstellungsformate für bestimmte Themenbereiche wie zum Beispiel die Aufstellung des Anliegens (Ruppert 2020) oder der Lebens-Integrations-Prozess (LIP; Nelles 2016).

- Angesichts der hohen Binnendifferenzierung in den letzten 30 Jahren strebe ich hier keine repräsentative Darstellung des Erfahrungsschatzes dieser Arbeit an. Wenn manche Formate ausführlicher und anhand von Beispielen vorgestellt, andere nur benannt und mit Literaturangaben versehen sind oder ganz fehlen, dann sagt das nichts über deren Bedeutung und Nützlichkeit im Vergleich zu anderen Ansätzen aus, sondern ausschließlich über meine Erfahrung damit. Diese erwuchs aus persönlichen Interessen und Arbeitsvorlieben und aus dem Austausch in kollegialen Freundschaften.
- Wenn im Weiteren vom Wieslocher Modell die Rede ist, dann nicht, um einen »neuen« Ansatz zu postulieren. Bei vielen Beschreibungen von Vorgehensweisen handelt es sich um bekannte Erfahrungswerte, die z. T. auch konzeptuell begründet werden. Mein Anliegen ist, die Basics der in Wiesloch gelehrten Aufstellungsarbeit zusammenzufassen. Diese ist psychotherapeutisch-beraterisch orientiert und möchte im Grundkurs entsprechend Vorgebildeten unterschiedlicher Berufsgruppen theoretische, methodische und praktische Grundlagen des Ansatzes vermitteln. In einzelnen Aufbauseminaren können dann bedarfsangepasst spezielle Themenbereiche und entsprechende Arbeitsformate gewählt werden. Die methodischen Überlegungen betreffen vor allem Fragen, wie neueres Wissen (z. B. aus der Traumaforschung) und wirksame Vorgehensweisen aus verschiedenen Therapierichtungen im Rahmen von Aufstellungsarbeit genutzt werden können und wie sich szenisches und

schwerpunktmäßig sprachliches Arbeiten sinnvoll ergänzen. Dabei wird im Umkehrschluss davon ausgegangen, dass die beschriebenen Heuristiken (»Knoten im Taschentuch«) und Prinzipien (phänomenologische Wahrnehmung und Haltung, Umgang mit Sprache) auch für die Einzel- und Gruppenarbeit etablierter, psychotherapeutischer und beraterischer Ansätze bereichernd sein können. Unterschiedliche therapeutische Weiterbildungen haben meine Arbeit mit Aufstellungen geprägt, und durch die Arbeit mit Aufstellungen (auch im Einzelsetting) haben sich meine Therapien verändert.

- Bei den meisten therapeutischen Interaktionen und besonders bei Aufstellungen haben wir es manchmal mit subtilen Phänomenen zu tun, die höchst subjektiv, im klassischen Sinn wissenschaftlich nicht messbar und doch wesentlich und wirkungsvoll sind. Sie sind mit Begriffen wie Atmosphäre, Haltung, Spüren assoziiert, manchmal schwer beschreibbar bzw. auf eine besondere Sprache angewiesen. Mit dieser subjektiven Dimension von Qualität umgehen zu können, macht wohl Professionalität aus, und sie wertzuschätzen, ist ein Faden, der sich zentral durch die beschriebene Arbeit zieht. Deshalb werden kurze Fallvignetten und Berichte von Klienten einbezogen. Diese Beispiele sind einerseits anekdotisch – es könnte immer auch anders sein –, sie sind aber auch insofern »repräsentativ«, als es viele ähnliche Beispiele gibt.
- Die Kluft zwischen Praxis und Theorie habe ich viele Jahre mit unhinterfragbaren Evidenzen überbrückt und bin theoretisch gar nicht erst »eingestiegen«. Dies bedauere ich heute und hole es, meinen Möglichkeiten entsprechend, nach, über die umstrittene Gründungsperson Bert Hellinger, die Methode und vergleichbare Konzepte nachzudenken. Auf die Vorschläge von König (2004a), Aufstellungsarbeit theoretisch zu fundieren und die »Ordnungen« (Hellinger) mit einer Soziologie der Familie zusammenzubringen, werde ich mich in diesem Buch immer wieder beziehen.
- Es gibt Kapitel zu Grundkonzepten, Vorgehensweisen (»Knoten im Taschentuch«) und praktischen Hinweisen, eine inhaltliche Trennung wird nicht durchgehend eingehalten. Schon im Theorieteil sind immer mal wieder »Folgerungen für die Aufstellungsarbeit« und Praxisbeispiele aufgeführt, um zu zeigen,

wie entsprechende Konzepte in der praktischen Anwendung wiederzufinden sind und umgekehrt. Ich bitte um Nachsicht für Wiederholungen. Diese habe ich in Kauf genommen, weil sie die Lesbarkeit einzelner Abschnitte hoffentlich erleichtern.

Zusammengefasst werden sich Aufstellerinnen mit ihrem Selbstverständnis in diesem Buch mehr oder weniger repräsentiert finden oder würden bei der Beschreibung ihrer eigenen Arbeit andere Schwerpunkte setzen. Möge sich die therapeutisch oder beratend arbeitende Leserin mit und ohne Aufstellungserfahrung zu einer eigenen Standortbestimmung eingeladen fühlen und das Beschriebene mit ihren bestätigenden oder widersprechenden Erfahrungen anreichern. Ich freue mich, wenn dieser Schreibversuch die Kommunikation (z. B. in Weiterbildungen) darüber anregt, wie sich nachvollziehbar beschreiben lässt, was gelingende Interaktionen zwischen Klient/Patient, Gruppe und Begleiterin »wirk-lich« macht – diesseits von Evidenzbasierung und manualisierten Einengungen oder Verallgemeinerungen.

- Zielgruppe sind Kolleginnen aus Gesundheits-, Beratungs- und therapeutischen Berufen, die Aufstellungen selbst anwenden oder schon erlebt haben und sich vertiefend dafür interessieren.
- Im Interesse der Lesbarkeit habe ich als Sprachregelung unsystematisch abwechselnd die weibliche oder männliche Form verwendet. Inhaltlich sind immer und an allen Stellen alle Geschlechtsidentitäten gemeint.
- Statt einem Stichwortverzeichnis sind *Leitbegriffe* im Text *kursiv gedruckt.*
- In Aufstellungen arbeiten wir mit dem »professionellen Du«, dies habe ich als Anrede für die Leserin beibehalten.

1 Szenisch arbeiten: Zur Entwicklung der Aufstellungsarbeit

Szenisch arbeiten meint, dass auf unterschiedliche Weise und mit verschiedenen Hilfsmitteln innere Bilder externalisiert und »inszeniert« werden. Szenische und aktionsorientierte Verfahrensweisen haben Gemeinsamkeiten, die sie von primär sprachorientierten Interventionsformen unterscheiden:

- Sie beziehen meistens in irgendeiner Weise den Körper bzw. die Handlungsebene ein.
- Durch das In-Szene-Setzen tritt Sprache zugunsten von Symbolisierung und Handlung in den Hintergrund. Dabei werden Zusammenhänge zwischen Systemelementen nicht (sprachlich-)chronologisch, sondern gleichzeitig wahrnehmbar.
- Körperbeteiligung und Exposition fördern bei den Beteiligten das emotionale Erleben und den emotionalen Ausdruck.
- Szenische Interventionen können – trotz manchmal vordergründiger Schlichtheit oder Einfachheit – überraschend kraftvoll wirken. Ihre Anwendung setzt Erfahrung bei der Beraterin voraus und sollte nicht aus Büchern »mal kurz« probiert werden.

Es gibt viel mehr szenische Verfahren als hier dargestellt: die Arbeit mit dem Systembrett, sogenannte Impact- und Aktionstechniken, Open Space etc. In diesem Abschnitt werden lediglich Charakteristika von szenischen Methoden zusammengefasst, die als direkte Vorläufer der Aufstellungsarbeit gelten und Ähnlichkeiten mit Aufstellungen haben wie das Psychodrama und verschiedene Formen der Skulpturarbeit.

Danach wird versucht, einen Abriss über die Gründungs- und Entwicklungsgeschichte der Aufstellungsarbeit zu geben und diese als eigenständigen Ansatz im Feld szenischer Methoden zu verorten. Damit soll es der Leserin erleichtert werden, Gemeinsamkeiten und Unterschiede szenischer Verfahrensweisen zu kennen und sich mit ihrer eigenen Arbeitsweise im Feld szenischen Arbeitens zu verorten.

1.1 Psychodrama (J. L. Moreno)

»Ziel des Psychodramas ist die Aktivierung und Integration von Spontaneität und Kreativität. Konstruktives spontanes Handeln ist zustande gekommen, wenn der Protagonist für eine neue oder bereits bekannte Situation eine neue und angemessene Reaktion findet.«
Jacob Levy Moreno (1959, S. 34)

Der österreichisch-amerikanische Psychiater und Soziologe Jacob Levy Moreno (1889–1974) gilt als Gründungsfigur der Gruppenpsychotherapie. Bei seiner Arbeit in einem Flüchtlingslager während des Ersten Weltkriegs stellte er fest, dass die Gesundheit der Lagerbewohner von den Sympathien oder Antipathien untereinander und vom Stresserleben durch die Lagerumgebung beeinflusst war. Um die Bedeutung des aktuellen Lebenskontextes für das Befinden zu erheben, entwickelte er sog. soziometrische Tests zur Erforschung sozialer Beziehungen und Gruppendynamiken und begründete mit der *Soziometrie* eine quantitative Forschungsmethode, mit der die sozialen Beziehungen zwischen den Mitgliedern einer Gruppe beschrieben, gemessen und mittels eines sogenannten *Soziogramms* durch die Gruppenleitung oder eine außenstehende Person grafisch dargestellt werden können. Relevante Merkmale sind zum Beispiel die Qualität der Gruppenkohäsion, Arten der Interaktion, Verteilung von Sympathie und Antipathie. Neben diesen diagnostischen Merkmalen des Beziehungsgeflechts einer Gruppe strebte er als übergeordnete Ziele der Anwendung von Soziometrie mehr Verantwortungsübernahme für sich und die soziale Gemeinschaft und Prozesse der Selbsterkenntnis bei den Gruppenmitgliedern an (Moreno 1967; Stangl 2022).

Mit dem *Psychodrama* (siehe Stadler u. Kern 2010) begründete er eine kreative Gruppenmethode, bei der Klienten ihre Themen mithilfe anderer Teilnehmer wie in einem Theaterstück auf einer Bühne und mittels Requisiten inszenieren. Dabei werden belastende Schlüsselsituationen des eigenen Lebens nachgespielt mit dem Ziel, ein besseres Verständnis für aktuell bestehende Konflikte zu bekommen und durch fiktives Probehandeln neue Verhaltensweisen einzuüben.

Der Psychodrama-Leiter hat die Rolle eines Moderators. Die Protagonistin entscheidet, welches Thema und Anliegen inszeniert wird und welche Gruppenmitglieder als Mitspieler involviert sind. Mit Unterstützung des Leiters gestaltet sie die Bühne und bestimmt die zu spielenden Szenen, die Gruppe ist aktiv ins Geschehen einbezogen.

Als *Hilfs-Ichs* fungieren Gruppenmitglieder, die – sofern sie nicht selbst an dem Konflikt beteiligt sind – in der dargestellten Szene relevante Beteiligte verkörpern. Von ihnen kommt der *Antagonistin* insofern eine besondere Funktion zu, als sie die Kontrahentin der Klientin vertritt.

Die Interaktionspartner werden von der Protagonistin in ihre Rolle eingeführt und erhalten Anweisungen, was und wie sie sprechen, wie sie sich verhalten sollen. Sie erfüllen die Anweisungen nach eigenem Ermessen, wobei der Spontaneität des entstehenden Spiels eine große Bedeutung zukommt. Sie sind gleichermaßen Rollenspieler und Berater, denn sie bringen eigene Resonanzen und Reaktionen auf den Prozess in die Auswertung mit ein.

Besondere Techniken des Psychodramas sind:

- *Rollentausch:* Der Protagonist nimmt die Position eines anderen Beteiligten (Hilfs-Ich) ein mit dem Ziel, ihn in die Rolle einzuführen, um selbst mehr Einfühlung in die Konfliktperson zu bekommen oder um sich aus einer anderen Perspektive von außen zu sehen.
- *Doppeln:* Hier werden innere Prozesse des Protagonisten externalisiert. Eine zweite Person (meistens die Beraterin) stellt sich hinter ihn und spricht aus der Einfühlung in die Situation Gedanken und Gefühle in Ich-Form akzentuierend und anteilnehmend aus. Dabei handelt es sich meistens um Sätze, die der Protagonist (noch) nicht aussprechen kann oder mag oder die ihm vielleicht noch gar nicht bewusst sind. Diese werden von ihm auf Stimmigkeit überprüft und mit eigenen Worten oder modifiziert wiederholt.
- *Spiegeln:* Ein Doppelgänger ahmt den Protagonisten in der Wortwahl und im körperlichen Ausdruck so gut wie möglich nach, um zu klären, ob er ihn richtig verstanden hat. Der Protagonist wiederum kann dadurch mit körperlicher Distanz seine Rede und sein eigenes Verhalten reflektieren.
- *Probehandeln:* Der Protagonist geht noch einmal in die Ausgangsszene zurück und erprobt die Handlungsvorschläge, die sich aus dem Prozess ergeben haben.
- *Rollenfeedback:* Der Protagonist erhält von den Hilfs-Ichs Rückmeldungen aus ihren Rollen und Angebote für Spielalternativen.

- *Sharing:* Die Gruppenmitglieder berichten über vergleichbare Erfahrungen aus ihrem eigenen Leben und wie sie damit umgegangen sind, geben aber auch Rückmeldung zu den realen Beziehungen in der Gruppe. Solche Feedbackprozesse haben in humanistischen Verfahren und in der Gruppendynamik besondere Bedeutung erlangt.

Diese Arbeitsformen aus dem Psychodrama fanden inzwischen Eingang in viele Psychotherapie- und Beratungsverfahren, zum Beispiel bei der Stuhltechnik in der Gestalt- oder Schematherapie, in der Konfliktklärung und Mediation.

1.2 Skulpturen

Skulpturen bieten faszinierende Möglichkeiten, wechselseitige Interaktionen in einer Familie oder in einem Team ohne das sequenzielle Medium »Sprache« sichtbar zu machen. Die Arbeit als therapeutische Methode wurde seit den 1970er-Jahren von verschiedenen Protagonisten im systemisch-familientherapeutischen Feld entwickelt. Bei allen Formen werden Systeme visualisiert, indem ein Familien- oder Gruppenmitglied oder die Beraterin selbst ihr Bild von Merkmalen oder Interaktionen der Anwesenden mit diesen als Darstellern oder mithilfe von Stellvertretern in Szene setzt. Dadurch werden vor allem bei komplexen Systemen relativ schnell und ohne viele Worte unterschiedliche Wahrnehmungen einzelner Systemmitglieder sichtbar, was sowohl diagnostisch und zur Hypothesenbildung als auch intervenierend genutzt werden kann.

Inzwischen gibt es zahlreiche kreative Erweiterungen und Spezifizierungen der ursprünglichen Skulpturarbeit mit Familien, auch für die Arbeit mit Kindern (siehe von Schlippe u. Schweitzer 2012, S. 280 f.; Schwing u. Fryszer 2013).

Im Folgenden werden drei »klassische« Skulpturformate (Familienskulptur, Familienrekonstruktion, Parts Party) und Positionsskulpturen mit Arbeitsgruppen kurz vorgestellt.

1.2.1 Familienskulptur (David Kantor, Fred Duhl und Bunny S. Duhl, Virginia Satir, Peggy Papp)

Bunny Duhl, David Kantor und Fred Duhl (1973) veröffentlichten die erste englische Publikation zur Familienskulptur, Virginia Satir (1977) und Peggy Papp (1976) präsentierten und beschrieben deren Anwendung in verschiedenen Varianten. Jochen Schweitzer und Gunthard Weber (1982) stellten den Ansatz erstmals im deutschsprachigen Raum vor, und Jochen Schweitzer hat mit der *Sprechchortechnik* eine eigenständige Skulpturarbeit entwickelt, die sich in den 1990er-Jahren großer Beliebtheit in Weiterbildungen und Seminaren erfreute (siehe Schweitzer 2022, S. 63 f.).

Charakteristika jeder Skulptur sind die Gestaltung mittels vertikaler und horizontaler Abstände sowie der Einsatz von Mimik, Gestik und Körperhaltung mit durch die Klientin vorgegebenen Sätzen. Außerdem stellte Satir, die Skulptur vorbereitend, vier *Kategorien für typische Kommunikationsstile* und damit verbundene mimisch-gestische sowie haltungsbezogene Besonderheiten zur Verfügung, wie sie in bestimmten Stresssituationen auftreten: die Beschwichtigende, die Anklagende, die Rationale, die Irrelevante. Es sind zahlreiche dramaturgische Variationsmöglichkeiten denkbar: Protagonisten können aus dem Bild treten und Stellvertreter für sich benennen, eine konkrete Situation kann vor und nach einem bestimmten Ereignis verglichen werden (z. B. ein Arbeitskonflikt, bevor der neue Chef da war und seit er da ist), Skulpturen können sich in Bewegung setzen usw.

- In der *»Inside-out«-Skulptur* (Duhl 1983) gestaltet ein Familienmitglied mit den realen Anderen ein Bild von seiner Familie, bezogen auf eine spezielle Situation oder einen spezifischen Zeitraum. Die Darstellenden werden instruiert, wie sie mimisch, gestisch und ganzkörperlich ihre Beziehung untereinander veranschaulichen sollen. Dabei sind besonders Raummetaphern von Bedeutung: Distanz als Symbol für emotionalen Abstand oder Nähe, oben/unten zur Sichtbarmachung von Hierarchien. Der Einsatz von Stühlen, Tischen und Gegenständen ist erwünscht.

  Die Teilnehmenden verharren zunächst in der zugeteilten Position und führen evtl. angewiesene Bewegungen (herabschauen, die Faust gen Himmel strecken, auf der Stelle treten etc.) ritualisiert aus. Auch Worte oder Sätze können wiederholt dargeboten werden, z. B. »der Chef hier bin ich«, und erhöhen so die Konfrontation mit einem bestimmten Verhaltensmuster. Dies kann bei den Beteiligten Ideen und Gefühle über die Beziehungen untereinander auslösen. Sie teilen mit, wie sie sich durch die Platzierung gesehen fühlen, was sie selbst anders erleben und deshalb auch anders darstellen würden. Dadurch werden vor allem bei komplexen Systemen relativ schnell und ohne viele Worte unterschiedliche Sichtweisen präsentiert. Unter Anleitung der Beraterin findet ein intensiver Austausch über das Bild statt und es können Alternativskulpturen entworfen werden. Mögliche Fragen dazu:

»Wie ist das, auf dieser Position zu sein?«, »Passt das zu deinem eigenen Gefühl in der Familie?«, »Stimmst du mit dem Bild überein?«, »Was sollte geändert werden, um dich besser zu fühlen?«.

Auch Stellungnahmen zu den Aussagen einzelner Familiensmitglieder können wiederum räumlich inszeniert werden, z. B. wenn die Mutter sagt: »Ich behandle alle meine Kinder gleich.« Jeder stellt dann seine Sicht bzgl. dieser Behauptung auf und kann diese mit den Bildern der anderen vergleichen.

Es wird unterschiedlich gehandhabt, wie viele Freiheiten die Rollenspieler haben, das reicht von freier Improvisation in der Rolle (Duhl 1983) bis zu einer eher statischen Version mit Abfragen von Impulsen (Satir u. Baldwin 1988).

In seiner »Liebeserklärung« an die vielschichtigen und kreativen Verwendungsformen der systemischen Familienskulptur durch ihre Begründer stellt Wienands (2003) weitere Variationsmöglichkeiten der Skulpturarbeit zusammen:

- In der *Outside-in-Skulptur* stellt der Berater sein Bild von der Familie, wie er sie gerade erlebt.
- In einer *Simultanskulptur* suchen sich die Beteiligten gleichzeitig und parallel im Raum einen Platz, wie sie sich zueinander erleben, dabei kommen ebenfalls mimisch-gestische und haltungsbezogene Elemente zum Einsatz. Dies geschieht langsam und so lange, bis das Bild zur Ruhe kommt.
- In der Version der *Familienchoreografie* von Peggy Papp (1976) kann sich eine Familienskulptur »in Bewegung setzen«, indem die Beteiligten ihren Impulsen nachgehen und den »Familientanz« sichtbar machen.
- Bei einer *Ereignisskulptur* geschieht dies in Bezug auf ein bestimmtes Geschehen im System (z. B. Hochzeit, Trennung, Tod), wobei die Unterschiede vor und nach dem Ereignis gestaltet werden können.

- Aus einer Ist-Skulptur kann auch eine *Wunschskulptur* entwickelt werden. Dies mag wie bei der Simultanskulptur durch gleichzeitige Bewegung aller erfolgen, oder aber eine Person bewegt sich langsam in Richtung ihrer Wunschposition und die anderen reagieren darauf. Dabei können Veränderungen schrittweise und langsam mehrfach wiederholt werden, um danach jeden Schritt handlungsbezogen auszuwerten.

In der *verbalen Auswertung* tauschen sich die Beteiligten darüber aus, wie sie sich in der Skulptur erlebt haben, wie sich dies im Alltag spiegelt, welche Konsequenzen sich aus ihrer Sicht daraus ergeben.

1.2.2 Familienrekonstruktion (Virginia Satir)

Die ursprünglich sehr aufwendige Methode der Familienrekonstruktion (bei Satir nahm sie manchmal bis zu drei Tage für die Rekonstruktion einer Familie in Anspruch) entstand für Ausbildungszwecke und wird bis heute, meistens mit Abstrichen bzgl. Ausführlichkeit und Zeit, als mehrgenerational-familienorientierte Selbsterfahrung in der Weiterbildung für Familientherapeutinnen und als gruppentherapeutische Methode eingesetzt (für eine ausführliche Einführung siehe Crone 2018). Dabei geht es um die Bedeutung von Ereignissen aus der Vergangenheit des Systems, die als Lernerfahrung das innere Erleben der Klientin geprägt haben. Es werden Szenen aus der eigenen Familien- und Lebensgeschichte (z. B. der Tod eines Familienmitglieds, die Geburt eines Kindes) mithilfe von systemfremden Gruppenteilnehmern so nachgespielt, wie sie sich aus Sicht der Klientin ereignet haben (könnten). Da ein großer Teil von Glaubenssätzen und Stressmustern einschließlich entsprechender »Überlebensstrategien« automatisiert ist, hilft die Rekonstruktion von dafür bedeutsamen Prozessen, diese ins Bewusstsein zu heben. Die Klientin erlebt Kindheitserfahrungen auf eine neue Weise noch einmal mit dem Ziel einer nachträglichen, ganzheitlicheren Erweiterung des Blicks auf die eigene Geschichte. Dabei geht es zum Beispiel um ein vertieftes Verstehen von Verhaltensweisen der elterlichen Problemverursacher unter Berücksichtigung von deren Kontexten und Kultur und um die Verabschiedung von überkommenen Mustern durch neue Lernerfahrungen.

Die Besonderheiten und der Prozessablauf lassen sich wie folgt zusammenfassen (siehe auch Crone 2018):

- Der Rekonstruktion geht eine intensive Vorbereitungsphase voraus, in der Fakten und Erzählungen aus der Familiengeschichte gesammelt werden sowie in Einzel- oder Peergruppensitzungen das Genogramm erstellt und der eigentliche Prozess vorbereitet wird.
- Die Person, die ihre Familie rekonstruiert (von Satir »Star« genannt), wählt Gruppenmitglieder als »feste« Stellvertreterinnen für sich sowie Vater und Mutter, um die Ursprungstriade als »unverwechselbar« (Crone 2018, S. 129) zu betonen. Das Gleiche gilt für das Herkunftssystem des Vaters und der Mutter, beginnend mit einem dieser Systeme.
- Im Rahmen einer Rekonstruktion werden mehrere Skulpturen aus der Familiengeschichte erstellt. Oft wird mit der Großelterngeneration begonnen, um das »Heranwachsen« der Eltern zu erleben und um dann die Geschichte zu »ent-wickeln«, zum Beispiel um zu erleben, unter welchen Umständen die Eltern sich kennenlernten, geheiratet, Kinder gezeugt, die Geburt ihrer Kinder erlebt haben.
- Der *Star* weist mit Unterstützung der Leiterin die Spieler in ihre Rollen ein, indem Details aus der Lebensgeschichte der Familienmitglieder berichtet werden und Instruktionen zu deren körperlicher Darstellung erfolgen. Auch Verbildlichung von Hierarchie und Macht durch Höhenunterschiede, Körperkontakt, den Einsatz von Requisiten und Symbolen sind Teil der Skulpturen.
- Außer mittels der genannten Skulpturtechniken können prägende Ereignisse (Geburten, Umzüge, Krankheiten, Todesfälle, politische Ereignisse) auch psychodramatisch ohne weitergehende Instruktionen nachgespielt werden. Die Klientin kann die Spieler nach ihrem Erleben in der Rolle befragen und gewinnt dadurch alternative Sichtweisen auf ihre bisher womöglich einseitige Interpretation des Ereignisses.

Während des gesamten Prozesses, in dem in mehreren Beziehungsskulpturen bis zu drei Familien dargestellt werden können, erkennt der »Star« häufig Dynamiken, zu denen er vorher keinen Zugang hatte. Dabei kommt es erfahrungsgemäß immer wieder zu emotionalen Momenten der Rührung, Trauer oder Wut. Der Star kann diesen Gefühlen den Protagonisten gegenüber Ausdruck verleihen und bestimmte Szenen nachholend mitspielen.

Durch das »Erleben der Vorfahren« als Kinder, Heranwachsende, Verliebte etc. wird Verständnis oder gar Mitgefühl für Verhaltensweisen von Eltern und Großeltern angeregt mit dem Ziel, sich von unerfüllten kindlichen Wünschen an die Herkunftspersonen lösen zu können. Dafür scheint eine Bearbeitung des Herkunftssystems von Mutter und Vater manchmal relevanter zu sein als die des eigenen Herkunftssystems, denn in letzterem werden die Eltern jeweils als Kinder »reinszeniert«, und es kann aufscheinen, was sie womöglich für ihr späteres Leben geprägt hat. So wird dem wahrnehmenden Bearbeiten des eigenen Herkunftssystems (»Wie habe ich Vater und Mutter erlebt?«) ein verstehendes Erleben (»Wie ist das womöglich für sie damals gewesen?«) anheimgestellt. Klienten, die keine Informationen über ihr System hatten, soll Satir nach ihren Vermutungen gefragt haben. Es gehe ja darum, nicht die Realität, sondern Fantasien und Vorstellungen der Klienten nützlich zu verändern.

1.2.3 Parts Party (Virginia Satir)

Die Parts Party ist eine weitere, von Virginia Satir entwickelte Gruppenmethode, die in Aus- und Weiterbildungen für Familientherapie und in Seminaren zur Persönlichkeitsentwicklung angewendet wird. Dabei setzt die Klientin ihre inneren Persönlichkeitsanteile (»unsere vielen Gesichter«, wie Satir sie nannte) mithilfe von Gruppenmitgliedern in Szene (Satir et al. 1995). Diese spielen die inneren, meist antagonistischen Anteile der Gastgeberin mit dem Ziel, deren Kooperationsstile zu erforschen und zu erfahren, wie sie nach außen wirken. Dadurch erscheinen als negativ erlebte Anteile in neuem Licht, können transformiert und als Ressourcen in das »innere Team« integriert werden. Dies geschieht in einem imaginären Partyraum oder auf einer dafür hergerichteten Bühne, jedenfalls mit einer klaren Abgrenzung zu den Zeugen des Geschehens. Satir legte viel Wert auf Requisiten für die einzelnen Rollen und auf die atmosphärische Gestaltung des Raums. Die Leiterin ist der *Host:* Sie hält den Raum, sorgt für Sicherheit und Struktur.

Die Parts Party umfasst fünf Phasen und kann mehrere Stunden dauern:

- In der *Warming-up-Phase* werden zunächst alle positiven und negativen Qualitäten, die sich der Star selbst zuschreibt, benannt und auf einem Flipchart notiert. Dann kann der Star sich aus diesem Angebot 6–8 Eigenschaften wählen, die besonders relevant erscheinen (z. B. dominant, liebevoll, trotzig etc.). Er kann auf Berühmtheiten, Kunst- und Märchenfiguren Bezug nehmen, mit denen er besonders positive oder abstoßende eigene Eigenschaften verbindet, sucht sich dann für jede Figur einen Rollenspieler und teilt diesen mit, welchen typischen Satz und welche Geste sie vorführen sollen (z. B. James Bond, der cool und betont langsam sein Jackett zurechtrückt). Dann haben die Spielenden Zeit, sich zu verkleiden, Accessoires zu besorgen und sich zu schminken, um ihren Charakter hervorzuheben. Sie werden bzgl. Mimik, Gestik, Verhaltensweisen und Ausdrücken eingewiesen und aufgefordert, die jeweiligen Eigenschaften in übertriebener Form auszuleben.

- *Eröffnung der Party:* Die Stellvertreter der Anteile stellen sich vor und interagieren zunächst mit den vorgegebenen Gesten und Sätzen. Dann gehen sie in ein freies Spiel über. Der Host kann im Lauf des Spiels jederzeit unterbrechen, die Spieler werden »eingefroren« und beschreiben dann ihre Gefühle aus dem Spiel. Die Aussagen stehen oft in überraschenden Gegensatz zu dem, was der Host vermutet hat.
- Im weiteren Verlauf werden einzelne oder mehrere Teile aufgefordert, *die Party nach eigenen Vorstellungen zu gestalten,* was zu Chaos, Zwistigkeiten oder Kontaktmangel führen kann und durch wiederholtes Einfrieren gefühlsmäßig expliziert und mit dem Host abgeglichen wird.
- Ziel für das weitere Prozessgeschehen ist eine *Transformation des konflikthaften Geschehens,* zum Beispiel indem die Teile, der Star oder die moderierende Begleiterin Kooperationsvorschläge machen. Der Transformationsprozess kann viel Zeit, Geduld und Vertrauen erfordern, was häufig mit überraschenden Kooperationen und Neugestaltungen belohnt wird.
- In einem *Integrationsritual* steht am Ende die Klientin inmitten ihrer Anteile. Sie schaut sie einzeln an und bittet sie um eine Botschaft, zum Beispiel, was die Essenz der Erfahrung jedes Teiles war, was er zu geben hat, welche Funktionen er erfüllen könnte etc. Sie würdigt jeden und wird vom Host dabei unterstützt, ihre unterschiedlichen Teile im inneren Team zu integrieren.

1.2.4 Zeit- und Entwicklungslinien

Die Ursprünge der Zeitlinien-Arbeit (engl. *Time Line Therapy®*) stammen wahrscheinlich aus der Hypnotherapie und wurden von Vertretern des NLP detailliert ausgearbeitet (z. B. James 1988). Inzwischen liegen zahlreiche Varianten für die Arbeit mit Familien, Paaren, im Coaching bis hin zur Teamentwicklung vor (z. B. Theuretzbacher u. Nemetschek 2009). Allen ist gemeinsam, dass die räumliche Markierung einer Zeitachse (z. B. mit einem Seil) als symbolische Repräsentation von Lebenszeit erfolgt.

Zunächst wird entschieden, welcher Ausschnitt aus der Lebensachse gewählt werden soll. Das Seil kann von der Vergangenheit über das »Jetzt« bis in eine zu definierende Zukunft gelegt werden, dabei können wichtige Ereignisse als Hochs und Tiefs mittels Krümmungen und Knicks oder in beliebigen anderen Formen repräsentiert sein. Besondere Lebensereignisse, Herausforderungen, Erfolge, Ressourcen können mit Symbolen, Zetteln, Fotos oder Zeichnungen markiert werden. Schon das Legen und Gestalten einer Lebenslinie kann einen intensiven Selbsterforschungsprozess darüber auslösen, wie die Klientin diesen Abschnitt ihrer Lebenszeit präsentieren möchte. Sie kann sich auf oder neben der Timeline bewegend noch einmal mit bestimmten Ereignissen in ihrem Leben beschäftigen (Altersregression) oder eine nähere oder weitere Zukunft imaginieren (Altersprogression).

Bei der *Altersregression* werden biografische und familiengeschichtliche Aspekte eines Problems noch einmal gesichtet, erkundet und gewürdigt. Dabei ist auch die Markierung ressourcenhafter Erfahrungen bedeutend, die die Klientin noch einmal »aufsuchen« und von denen sie sich Stärkung für künftige Herausforderungen »mitnehmen« kann.

In der *Altersprogression* können vorhersehbare schwierige Situationen vorweggenommen und vorbereitet werden. Dabei wird geprüft, was aus der Vergangenheit für die Bewältigung der Herausforderung nutzbar sein könnte.

Eine weitere Variante ist der *Blick zurück aus der Zukunft*. Von diesem Platz aus gesehen, ist ein gegenwärtiges Problem womöglich schon vorbei, und es gilt zu rekapitulieren, wie es gelöst wurde oder sich (auf)gelöst haben wird. Mit diesem hypnotherapeutischen Kniff der »Pseudo-Orientierung in der Zeit« können stagnierende innere Prozesse und Blockaden flüssiger gemacht und »reframt« werden.

Der Kreativität bzgl. ergänzender Hilfsmittel und Interventionsschritte sind keine Grenzen gesetzt. Zum Beispiel kann die Etablierung einer zusätzlichen *Meta-Position* vereinbart werden, um mit einem gewissen Abstand das Geschehen zu reflektieren und einen Überblick zu gewinnen. Auch ein *sicherer Ort* kann im Raum markiert werden, um einen Rückzugsplatz zu haben, wenn sich Ereignisse als belastend und potenziell reizüberflutend erweisen.

1.2.5 Positionsskulpturen

Bei dieser eher statischen Spielart der Skulpturarbeit positionieren sich die Teilnehmenden anhand bestimmter Merkmale im Raum. Dadurch erhalten alle Beteiligten ein Bild von der Gesamtgruppe bzgl. dieser Merkmale, bei Bedarf tauschen sich die jeweiligen Kleingruppenmitglieder untereinander aus (siehe z. B. von Schlippe u. Schweitzer 2010).

Hier einige Beispiele:

Informationen durch Positionen:

- Nach Benennung der Himmelsrichtungen positionieren sich die Teilnehmenden nach Geburtsorten und dann nach Wohnorten, z. B. zur Erkundung von Mitreisemöglichkeiten oder für die Bildung von Peergruppen.
- Auf einer Zeit- oder Intensitätslinie ordnen sich die Anwesenden z. B. nach Alter, Dauer der Teamzugehörigkeit, Erschöpfungsgrad usw.
- Berufs- oder Tätigkeitsgruppen formieren sich (z. B. Ärztinnen, Pfleger, therapeutische Berufsgruppen), um die Gruppenzusammensetzung sichtbar zu machen.

Bilder als Grundlage für Austausch:

- *Sternabfrage:* Durch räumliche Zuordnung wird abgebildet, wie sich Teilnehmende zu einem Vorschlag oder zur Meinungsäußerung eines Gruppenmitglieds »stellen«.

Eine Teilnehmerin äußert starke Unzufriedenheit mit dem Gruppenprozess. Sie stellt sich in die Mitte mit der Aussage: »Meine Zufriedenheit mit unserer Zusammenarbeit, gemessen auf einer Skala von 0 bis 10, ist 1.« Die Umstehenden positionieren sich zu dieser Aussage rund um die Teilnehmerin auf gedachten Kreislinien zwischen 1 (absolute Zustimmung, direkt um die Teilnehmerin herum) und 10 (keinerlei

Zustimmung), um sich so gemeinsam ein schnelles Meinungsbild zu verschaffen. Das Ergebnis wird diskutiert und/oder eine weitere Teilnehmerin stellt sich in den Kreis mit einer neuen Behauptung, zu der die anderen sich wieder positionieren können.

- *Gruppenbildung:* Die Gruppenteilnehmer bilden nach vorgegebenen Kriterien Kleingruppen im Raum und tauschen sich darüber aus. Durch neue Zuordnungskriterien ergeben sich wechselnde Formationen.

Als Auftakt einer Weiterbildung erfolgen Positionierungen nach Geschwisteranzahl im Herkunftssystem (keins, 1, 2, 3 und mehr), Elternschaft (0, 1, 2, 3 und mehr), Partnerschaft (derzeit verheiratet, in Partnerschaft, Single) usw. Die Beteiligten in den immer neu entstehenden Kleingruppen stellen sich einander vor und tauschen sich über ihre jeweilige Position in ihrem Herkunfts- und Gegenwartssystem aus.

In einer Gruppe mit mehreren neuen Teilnehmern positionieren sich die »Alten« und die »Neuen« im Raum und tauschen sich zunächst innerhalb beider Gruppen, dann mit den anderen Gruppenmitgliedern darüber aus,

- was sie von der jeweils anderen Gruppe befürchten/erhoffen,
- welche Vor-/Nachteile die neue Gruppenzusammensetzung bringen könnte,
- was sie sich von den anderen wünschen, um gut zusammenzuwachsen,
- wie wohl die andere Gruppe o. g. Fragen beantwortet.

Vorteile von Positionsskulpturen sind:

- Die Teilnehmenden lernen sich im kurzweiligen Platztausch schneller kennen als in langen Vorstellungsrunden.
- Gruppenmitglieder, die sich noch nicht kennen, müssen sich vor der Gesamtgruppe nicht gleich exponieren.
- Die Gruppe kommt in Bewegung, der Austausch findet im Stehen statt.
- Man erhält bei großen Gruppen schnell ein Meinungs- oder Stimmungsbild.

1.3 Aufstellungsarbeit – Versuch einer Verortung

In diesem Abschnitt geht es um die Gründungs- und Entwicklungsgeschichte der Aufstellungsarbeit. Über Jahrzehnte hinweg wurde diese sowohl in der Öffentlichkeit als auch in Fachkreisen weitgehend mit der Arbeitsweise ihres Gründers Bert Hellinger gleichgesetzt und auf ihn Bezug nehmend pauschal idealisiert oder kritisiert, ohne eigenständigen Varianten und Weiterentwicklungen »nach Hellinger« im zeitlichen Sinn Rechnung zu tragen (Drexler 2015b).

Im Folgenden werden zwei Tendenzen in der Rezeption des Ansatzes noch einmal nachvollzogen: die jahrelange Einengung der Aufmerksamkeit auf die Person Bert Hellinger einerseits und die Verleugnung seiner Bedeutung in den letzten Jahren andererseits. Bezüglich der Geschichtsdarstellung fällt – parallel zur wachsenden fachlichen Anerkennung des Ansatzes – in jüngerer Zeit nämlich eine neue Entwicklung ins Auge. Von Bert Hellinger ist nicht mehr die Rede, alle machen »irgendwie« Aufstellungsarbeit, und viele haben sie erfunden. Letzteres stimmt natürlich immer, wenn Profis eine Methode kennenlernen und diese im Lauf der eigenen Praxis immer mehr zu ihrem Eigenen machen. Aber daran wird auch deutlich, wie sehr Geschichtsschreibung von den jeweiligen Schreibern und deren Interessen geprägt ist. Im Wieslocher Modell wird die Auffassung vertreten,

- dass es sich bei der Aufstellungsarbeit inzwischen um eine eigenständige Methode im beraterisch-therapeutischen Feld handelt, die mit ihrem umstrittenen Gründervater beginnt, der diese natürlich ebenfalls nicht geschichtslos »erfunden« hat,
- dass der Ansatz in Abgrenzung zu anderen szenischen Methoden Spezifika aufweist, die einzigartig und neu waren, und
- dass diese ohne die Verwendung mystifizierenden Vokabulars im Kanon anderer Gegenstandstheorien von Familie oder Mehrgenerationenperspektiven einen inhaltlichen Diskurs wert sind.

Ausgehend vom »klassischen Familienstellen« (siehe hierzu Jakob Schneider, Abschn. 1.3.2) gibt es eine große Anzahl an eigenständigen Entwicklungen, die hier inhaltlich nicht berücksichtigt werden können. Ich beschränke mich auf eine kurze Darstellung möglicher Unterscheidungsmerkmale für Aufstellungstypen, je nach beruflichem Selbstverständnis der Aufstellenden, Rahmenbedingungen und Anwendungsfeldern.

1.3.1 Geschichte(n)

Bert Hellinger leitete als Priester und Lehrer bis 1968 eine Missionsschule in Südafrika und beschäftigte sich schon dort mit Gruppendynamik. 1969 wurde er nach Deutschland zurückberufen und begann zahlreiche Fort- und Weiterbildungen im Bereich Psychotherapie. 1971 trat er aus dem Orden aus und legte das Priesteramt nieder, 1972 heiratete er seine erste Frau Herta. Als Gruppendynamiker und niedergelassener Psychotherapeut wurde er ein »Geheimtipp« in der Therapeutenszene. Es folgten ein Studienjahr in USA und viele therapeutische Weiterbildungen, u. a. auch in systemischer Familientherapie bei Ruth McClendon und Leslie B. Kadis und in Primärtherapie bei Arthur Janov. Von den Satir'schen Familienskulpturen (auch bei Thea Louise Schönfelder) sei er fasziniert gewesen, habe er doch schon dort das Phänomen der später sogenannten stellvertretenden Wahrnehmung kennengelernt. Weitere praktische Einflüsse kamen zunächst aus dem Psychodrama (Jacob Levy Moreno), aus der Gestalttherapie (Fritz Perls), der Skriptanalyse (Eric Berne) und hypnotherapeutischen Geschichten (Milton H. Erickson). Hellingers Thesen über Struktur und Dynamiken in Familien haben Vorläufer im Mehrgenerationenansatz von Ivan Boszormenyi-Nagy und Geraldine M. Spark. Seit Anfang der 1980er-Jahre begann er, die ersten Ansätze seiner speziellen Gruppenarbeit zu zeigen. Weil er diese nicht als Therapie verstanden wissen wollte, gab er seine Kassenzulassung schon damals zurück.

Wie viele Kollegen hatte *Gunthard Weber,* der damals ein wichtiger Vertreter der sog. Heidelberger Schule der Systemischen Therapie war, Workshops bei Bert Hellinger besucht und ihn schließlich von der Verschriftung und Veröffentlichung eines seiner Seminare überzeugt. 1993 erschien das erste Buch über die Aufstellungsarbeit (*Zweierlei Glück,* Weber 1993) mit dem Untertitel »Die systemische Psychotherapie Bert Hellingers«. Innerhalb weniger Jahre wurde Hellinger weltbekannt, und diesem auch von ihm selbst unerwarteten öffentlichen Interesse an seiner Arbeit wurde mit Großveranstaltungen im In- und Ausland Rechnung getragen. In dieser Zeit entstand um ihn und um die Aufstellungsarbeit ein einzigartiger, polarisierter »Hype« von Charismatisierung und Anhängerschaft auf der einen und Distanzierungserklärungen bis hin zur Diskreditierung von Aufstellungskollegen auf der anderen Seite. Systemisch-konstruktivistische Kolleginnen erklärten Prinzipien und Vorgehensweisen beim Aufstellen als unvereinbar mit grundlegenden Prämissen der systemischen Therapie. Im Verlauf der Auseinandersetzungen verließ Gunthard Weber 1996 die IGST (Internationale Gesellschaft für systemische Therapie) in Heidelberg und gründete 1998/99 ein eigenes Institut, in dem er fortan Weiterbildungen für Aufstellungsarbeit und für systemisch-konstruktivistische Beratung und Therapie anbot, das WISL (Wieslocher Institut für systemische Lösungen).

Beide systemische Fachgesellschaften, die Systemische Gesellschaft (SG) und die Deutsche Gesellschaft für Systemische Therapie und Familientherapie (DGSF), distanzierten sich in öffentlichen Erklärungen (»Potsdamer Erklärung«, SG 2004) von der »Aufstellungsarbeit nach B. Hellinger«, die sie als nicht »systemisch« einordneten. Gunthard Weber lehnte die Unterschrift unter diese Erklärung ab, das WISL wurde 2004 nicht in die SG aufgenommen, die Gunthard Weber übrigens selbst mitgegründet hatte.

Die Wogen der Auseinandersetzungen sind inzwischen abgeebbt, die Konfliktlinien blieben allerdings noch viele Jahre virulent. Seit 2013 gibt es eine Fachgruppe »Systemische Aufstellungen« in der DGSF. Im April 2023, also 10 Jahre später, fand eine erste (!) gemeinsame Tagung dieser Fachgruppe und von Teilen der DGFS (Deutsche Gesellschaft für Systemaufstellungen) mit dem Titel »Entwicklung und Vielfalt in der systemischen Aufstellungsarbeit« statt. Hier wurde deutlich, dass Annäherungsbemühungen der Dachverbände bis heute immer noch so mühevoll und konfliktreich sind, dass die Option einer »eigenen« Aufstellungsweiterbildung der DGSF unter systemisch-konstruktivistischer Flagge nicht auszuschließen ist. Damit könnten sich die frühen Spaltungsprozesse weiter fortsetzen.

Mit zeitlichem Abstand lassen sich einige Aspekte der Auseinandersetzungen wie folgt zusammenfassen:

- »Aufstellungsarbeit nach B. Hellinger« wurde überraschend schnell auch in breiten Bevölkerungsschichten populär. Es fanden zahlreiche Großveranstaltungen mit ihm statt, bei denen er u. a. auch mit psychisch und körperlich Schwerkranken auf der Bühne arbeitete. Eine Fülle von Transkripten und Verfilmungen dieser Auftritte wurde veröffentlicht. Gleichzeitig lehnte er es unter Berufung auf »phänomenologisches

Schauen« ab, seine Vorgehensweisen und Interventionen bei diesen Veranstaltungen transparent zu machen oder gar zu diskutieren. In Verbindung mit seinem pastoralen Auftreten, der Verwendung »unmoderner« Begriffe (Ebenbürtigkeit, Sippe, Verstrickung) und dem Postulat allgemeingültiger »Ordnungen« in Familien hatte diese Theorie- und Diskursfeindlichkeit fatale Folgen für die Rezeption der Methode in der therapeutischen Fachwelt.

- Auch unter seinen Schülern war es in den Anfangsjahren verpönt, sich über die Evidenz des in Aufstellungen Erlebten hinaus einem fachlichen Diskurs anzuschließen. Dass Hellinger, außer wenigen Nennungen von Therapeuten, die ihn beeinflusst haben (Hellinger 2019; siehe auch Hartung u. Spitta 2020), fast keine bibliografischen Hinweise über seine theoretischen Wurzeln oder zumindest über praxeologische Parallelen gab, hat die Anschlussfähigkeit an vorhandene Konzeptualisierungen bedauerlicherweise erheblich verzögert – dabei finden sich doch eine Menge Bezüge seiner Arbeit zu soziologischen, anthropologischen, psychodynamischen und familientherapeutischen Konzepten. Auf diese Weise befeuerte er die Kritik an seiner Person zuungunsten seiner Arbeit.
- Eine theoriegeleitete Auseinandersetzung mit seinen Thesen fiel auch deshalb aus, weil sich die Kritiker wohl mehr an der Person Bert Hellingers und seinem Stil abgearbeitet haben, als sich mit der Methode selbst auseinanderzusetzen. Jedenfalls wurde die Diskussion von ihrer Seite zum Teil äußerst polemisch und ebenfalls keineswegs wissenschaftlich geführt (siehe z. B. Goldner 2003). Als Beispiele für inhaltliche Auseinandersetzung aus soziologischer, psychoanalytischer, leibphänomenologischer Sicht sei auf Arbeiten von Fuchs (2000), Hildenbrand (2002), Mentzos (2003), König (2004a, 2004b) verwiesen.
- Systemische Therapie konstruktivistischer Prägung hatte sich seit den 1980er-Jahren nach verschiedenen Abgrenzungskonflikten aus der Familientherapie und anderen (therapiefremden) systemischen Ansätzen als eigenständige Methode entwickelt. 1996 war das erste Lehrbuch der systemischen Therapie und Beratung (von Schlippe u. Schweizer 1996) erschienen, gleichzeitig blieb der Ansatz aus dem Abrechnungskanon der

Krankenkassen ausgeschlossen. Der Kampf um die wissenschaftliche Anerkennung sollte noch bis 2008 dauern. Da wird im Rückblick verständlicher, wie massiv die Vertreter einer noch jungen Therapieschule ihren theoretischen Hintergrund und ihre Praxis gegenüber umstrittenen, »anders systemischen« und geradezu wissenschaftsfeindlichen Ideen und Praktiken verteidigt haben. Es galt wohl, »Abweichungen« einzudämmen, und mit der eigentlich theorieimmanenten Vielfalt systemischer Ableger aus den eigenen Reihen wurde nicht zimperlich umgegangen.

- Oliver König (2004b, S. 317–318) hat darauf hingewiesen, dass das Phänomen kollektiver Idealisierung auch bei Satir und Moreno mit einer zum Teil unseriösen (Selbst)überhöhung einhergegangen sei. Moreno habe sich als »bevorzugtes Kind Gottes« glorifiziert, Satir als Prophetin für Liebe und Freude und für das, was als »Satir-Erlebnis« bekannt wurde. Er sieht solche Risiken generell bei Gruppenansätzen als gegeben und bringt sie bei allen dreien mit einer fehlenden Bereitschaft für reflexive Distanz zu ihrem eigenen Tun in Verbindung.

Bert Hellinger ging seinen Weg unbeirrt und ohne Beteiligung an den Auseinandersetzungen. Er hatte mit den Systemikern zeitlebens wenig am Hut und hätte seine Arbeit selbst kaum als »systemische Psychotherapie« bezeichnet. Auch seine Auslegung des Phänomenologischen ist eine sehr eigenständige Interpretation und hat mit der Phänomenologie als philosophischer Disziplin wenig gemein. Ohnehin hat er immer wieder explizit die Zuordnung zu einer therapeutischen Richtung, geschweige denn in ihrer organisierten Form, abgelehnt. Er hat sein methodisches Vorgehen und die Bezeichnungen für seine Arbeit in Zusammenarbeit mit seiner zweiten Frau, Sophie Hellinger, im Lauf der Zeit stark verändert (»Bewegungen der Seele«, »geistiges Familienstellen«, »praktische Philosophie«, »Lebensschule«). Seit Verwendung des Begriffs »Hellinger sciencia« und spätestens seit Gründung der Hellinger sciencia GmbH & Co. KG als rechtliche Gesellschaft (2014) wurde die Diskussion über sein spätes Wirken auch im Aufstellerfeld kontrovers geführt und bis auf wenige Ausnahmen auch für seine Schüler zunehmend indiskutabel. Am 19. September 2019 verstarb er, von der Öffentlichkeit weitgehend unbeachtet, im Alter von 93 Jahren.

Inzwischen haben sich sowohl der systemische Ansatz als auch die Aufstellungsarbeit in professionellen Kontexten von Beratung und Therapie weiter etabliert. Im November 2018 hat der Gemeinsame Bundesausschuss (GBA) die sozialrechtliche Anerkennung der Systemischen Psychotherapie befürwortet. Auch die Aufstellungsarbeit wurde ein zunehmend anerkannter Ansatz innerhalb des beraterischen Feldes. Die Diskussionen in der Fachwelt haben sich versachlicht, Aufstellungselemente sind in den Ausbildungen vieler anerkannter Therapie- und Beratungsrichtungen zu finden. Die Methode erfährt auch eine starke Verbreitung in nicht therapeutischen Anwendungsbereichen wie Supervision, Wirtschaft und Politik, wobei mitunter auf die Verwendung des Begriffs zugunsten kontextangepasster Bezeichnungen verzichtet wird (Systemchoreografien, bewegte Skulpturen etc.).

1.3.2 Das klassische Familienstellen nach Bert Hellinger

Jakob Schneider

Die klassische Aufstellungsarbeit nach Bert Hellinger war in den ersten Jahren nach dem Bekanntwerden der Methode die gängige Praxis, die von seinen Schülern direkt bei ihm gelernt und für das Gruppensetting durch Selbsterfahrung in Aufstellungsgruppen weitergegeben wurde. Im Folgenden wird versucht, die Charakteristika und die wichtigsten Begriffe der klassischen Aufstellungsarbeit zusammenzufassen.

Man kann die Arbeit mit Aufstellungen, wie sie Bert Hellinger ab etwa 1980 in seinen Selbsterfahrungskursen und später in Großgruppen angewandt und entwickelt hat, als einen Weg beschreiben von den »Ordnungen der Liebe« zu »Bewegungen der Seele« und schließlich dem »Gehen mit dem Geist«.

Der Begriff »klassisches Familienstellen« (siehe hierzu Weber 1993; Hellinger 1994, 2001; Schneider 2006) war in Aufstellerkreisen in Gebrauch gekommen, um sich gegenüber neu akzentuierten Aufstellungsformen abzugrenzen, in denen einige Aufsteller die Methode des Aufstellens in ihre angestammten psychotherapeutischen Methoden integrierten oder mit ihr neue Wege gingen (z. B. Matthias Varga von Kibéd und Insa Sparrer mit den Strukturaufstellungen). Zum anderen galt die Abgrenzung auch der Arbeit von Bert Hellinger selbst, vor allem gegenüber seiner Entwicklung von den »Ordnungen der Liebe« und den »Bewegungen der Seele« hin zum »neuen Familienstellen«. Als »Gehen mit dem Geist« wurden dort Aufstellungen jenseits von Problem oder Not und Lösung oder Heilung und jenseits von persönlichem oder Gruppengewissen ganz der freien Wirkung »des Geistes« überlassen. Für viele Aufsteller führte das zu weit weg von der Alltagspraxis beraterischer und psychotherapeutischer Arbeit. So bezieht sich das »klassische Familienstellen« im Wesentlichen auf die Aufstellungsarbeit von Bert Hellinger ungefähr in den Jahren 1980 bis 2005.

Hellinger hatte die Methode des Aufstellens eines Beziehungssystems mithilfe von Stellvertretern zwar übernommen, aber sie von Beginn an eigenständig als das »Familienstellen« geprägt, wie es dann weltweit bekannt wurde. Die *Trias von Zugehörigkeit, Ausgleich und Ordnung* als Grundprinzipien für die Beziehungsdynamiken in Familien (und auch in anderen Gruppen wie z. B. Teams oder Organisationen), die von Anfang an seine Art der Aufstellungsarbeit bestimmte, hat er in Grundzügen von seinen vorhergehenden Erfahrungen mit Gruppendynamik, Transaktionsanalyse, Familientherapie und aufgrund seiner theologischen Vorprägung mitgebracht. Diese Trias von seelischen Grunddynamiken in Beziehungen bestimmt in seiner »Gewissenstheorie« einerseits das *persönliche Gewissen,* das darauf hinwirkt, was ein Einzelner in seiner Familie tun oder lassen muss, um dazugehören und möglichst sicher überleben zu können. Und sie formt andererseits das meist unbewusste *Gruppengewissen* (Sippengewissen, kollektives Gewissen), das den Einzelnen, ohne dass er es weiß und will, in die existenziellen Belange einer Familie über Generationen hinweg einbindet (»verstrickt«).

Hellinger hatte in jahrelangen praktischen Erfahrungen mit der Primärtherapie (Janov), der Transaktionsanalyse (Berne) und der zugehörigen Skriptanalyse (Berne, English) ein Sensorium für die Unterscheidung von Gefühlen in *Primär-, Sekundär-* und *Fremdgefühle* (übernommene und stellvertretende Gefühle) entwickelt. Vor allem die stellvertretenden Gefühle, die über mehrere Generationen wirken können, waren in der Psychotherapie in ihrer Bedeutung und Wirkung noch wenig gesehen und einbezogen worden.

In der *Primärtherapie* sah Hellinger, dass häufig die in einer Primärsitzung (ein therapeutisches Setting in einem abgedunkelten Raum und mit einer bestimmten Atemtechnik) ausagierten Gefühle, z. B. eine Wut auf den Vater bei einer jungen Frau, keine lösende Kraft als primäres (ursprüngliches, situationsgerechtes) Gefühl bekamen und dass das Gesicht dieser jungen Frau in der Äußerung ihrer Wut aussah wie das Gesicht einer alten Frau. Ihre Wut kam nicht aus einem eigenen Erleben mit ihrem Vater, sondern spiegelte die berechtigte Wut einer Großmutter auf den Großvater, welche diese nie gezeigt hatte. Auch in der Anwendung der Skriptanalyse, die über literarische »Lieblingsgeschichten« aus verschiedenen Altersstufen herauszufinden suchte, wie ein Kind aus dem erlebten Geschehen in der Familie heraus eine Rolle für sein Leben formt, sah Hellinger schnell, dass die Identifikation des Kindes z. B. in einem Märchen sich häufig nicht auf selbst Erlebtes bezieht, sondern auf das Erlebte von Eltern und Großeltern. Sowohl Gefühlsprozesse als auch Identifikationsprozesse wurden von ihm über die unmittelbaren Erfahrungsprozesse des Kindes hinaus auf das mehrgenerationale systemische Feld ausgeweitet.

In der Methode des Aufstellens von Beziehungssystemen mit Stellvertretern fand er nun eine ausgezeichnete Möglichkeit, dass seine Einsichten in existenziell bedeutsame Beziehungsprozesse unmittelbar sichtbar und erlebbar werden können. Was er in den *Ordnungen der Liebe* zu den Beziehungen von Eltern und Kindern, Mann und Frau, personalen Beziehungen jeder Art und den Generationen übergreifenden Prozessen im Gruppengewissen formulierte, konnte in Aufstellungen erlebt und überprüft werden. Mithilfe des Aufstellens vertiefte und erweiterte er die Einsichten zu Fragen von Leben und Tod, Krankheit und Heilung, Täter und Opfer, zu den Wirkungen von Entscheidungen und Schicksalen, zur Weigerung und dem Mitgehen mit dem Leben, zum Mitgefühl, zum Helfen.

Das klassische Familienstellen sucht Antworten auf zwei Grundfragen: »Wie kann die Liebe gelingen?« und »Was bindet eine Person in ihrem Problem oder ihrer Not an Ausgeklammertes, Verdrängtes, Unerledigtes, Unversöhntes und Unverschmerztes im Leben Früherer?«. Diese Suche im konkreten Aufstellungsgeschehen orientiert sich an wesentlichen Vorannahmen.

Die Liebe braucht zu ihrem Gelingen, dass sie sich in eine Ordnung fügt. Ordnungen meinen hier keine moralischen Vorschriften, sondern wesentliche Rahmenbedingungen für das Gedeihen von Liebe:

- Den Ausgleich im Nehmen und Geben in Beziehungen.
- Das Nehmen des Lebens von den Eltern und seine Weitergabe im Fluss des Lebens.

- Das Einnehmen des richtigen Platzes in einer Familie, vorgegeben durch die sogenannte Ursprungsordnung: Wer zuerst kommt, kommt zuerst, und wer danach kommt, kommt danach, also zuerst die Eltern, dann die Kinder, zuerst das erste, dann das zweite, dann das dritte ... Kind.
- Zwischen den Generationen gilt die Zukunftsordnung. Da hat das neue System, die von einem Kind gegründete Familie, Vorrang vor der Herkunftsfamilie.

Lösungen zu finden, heißt im Familienstellen vor allem, die schicksalhaften Prozesse zu verstehen, die Spätere in ihrem Leben an das Leben Früherer bindet, diese Bindung anzuerkennen und zurückzulassen. Während die psychologische Bindungstheorie vor allem auf die Bindungsprozesse zwischen dem Kind und seinen Eltern (oder sonstigen unmittelbaren Bezugspersonen) schaut, geht das Familienstellen von einer Bindungsliebe aus, die über die Weitergabe des Lebens und die Notwendigkeiten des Überlebens alle in einer Herkunftsgruppe in einem Bindungsraum umfasst, unabhängig von den Erziehungsbedingungen und diesen vorgegeben. Entsprechend sucht das Familienstellen den Sinn im Problem eines Klienten über die in einer Aufstellung sich zeigenden *schicksalhaften Bindungsprozesse* zu finden und fragt:

- Wer ist in einer Familie ausgeklammert und in seiner ebenbürtigen Mitgliedschaft nicht anerkannt worden, sodass ein Späterer ihn in seinen Gefühlen und seiner Lebensgestaltung, ohne es zu wollen und zu wissen, vertritt?
- Gibt es eine Tendenz in einem Klienten, aus seiner Bindungsliebe heraus einer früh verstorbenen Person (meist Vater oder Mutter) in den Tod nachzufolgen oder das schwere Schicksal eines Früheren auf sich zu nehmen, als könnte er es ihm abnehmen oder mit ihm mittragen?
- Wer in einer Herkunftsfamilie hat in oder mit seinem Leben einen hohen Preis bezahlt, sodass eine nachkommende Person sich angesichts dessen nicht traut, sich ihr Leben zu nehmen, vor allem dann, wenn sie diesem Preis (zum Beispiel dem Tod einer ersten Frau des Vaters im Kindbett) ihr Leben verdankt?
- Gibt es Täter oder Opfer in der Familie oder verbunden mit jemandem aus der Familie, für die Spätere über Sühne oder Rache blind einen Ausgleich suchen? Wo und auf welche Weise wirkt unausgeglichene oder unausgleichbare Schuld weiter?

- Welche schrecklichen, die Sinne überfordernden Ereignisse mussten von Beteiligten, um zu überleben, verdrängt werden und suchen in Ängsten und Symptomen Späterer wieder einen Ausdruck?

Das klassische Familienstellen ist also eine Methode, die über Aufstellungsbilder und unmittelbar erlebbare Aufstellungsprozesse aufdecken kann, welche seelischen Bindungskräfte in einer Familie wirken.

Allen Aufstellungsformen ist gemeinsam, dass innere Bilder und seelische Befindlichkeiten über Stellvertreter in ein äußeres Bild gebracht und damit aus problemverstärkenden Verbalisierungen, inneren Dialogen und Erklärungen herausgeführt werden. Systemische Strukturen werden sichtbar mit ihrer Wirkung und möglichen Öffnungen auf Zukunft hin.

Es ist vorausgesetzt und durch vielfache Erfahrungen belegt, dass Stellvertreter auf ihren Positionen und in ihren Wahrnehmungen stimmig etwas erleben und wiedergeben können, was in das Beziehungssystem eines Klienten oder Fragestellers gehört. Aufstellungen leben von dieser sogenannten »repräsentierenden Wahrnehmung«.

Das klassische Familienstellen kann auch als *phänomenologisch-systemische Methode* gekennzeichnet werden. »Systemisch« bezieht sich dabei nicht auf die Kommunikation in Beziehungssystemen, sondern auf deren Bindungs- und Wirkungszusammenhang, in dem das Ganze mehr ist als die Summe seiner Teile. Es gibt kaum eine Methode im psychosozialen Bereich, die ein Beziehungssystem lebendiger erleben lässt. Die Bezeichnung »phänomenologisch« verweist auf den Erkenntnisprozess. Die Phänomene des Aufstellungsprozesses liegen vor Augen und zeigen von sich her einen Sinn, der mit dem Anliegen eines Klienten und mit den Vorkommnissen in seiner Familie korrespondiert. Hellinger hat von Beginn an in seiner Aufstellungsarbeit betont, dass es die Aufgabe des Aufstellers sei, sich ohne Wissen, ohne Furcht und ohne Absicht dem auszusetzen, was sich in einer Aufstellung zeigt. Und das ist oft sehr überraschend. Man muss nicht unbedingt die spirituell anmutende Vorgabe der »leeren Mitte« teilen, aus der der Aufsteller den Sinn von Aufstellungen aus einer »reinen Bewusstheit« auftauchen lässt, ohne irgendwelche Überlegungen anzustellen. Denn das klassische Aufstellen beinhaltet, als Methode verstanden, immer auch Vorannahmen und ein Wissen über mehrgenerationale Beziehungsprozesse und seelische Dynamiken. Es benutzt aktive Eingriffe in das Aufstellungsgeschehen, damit gesehen werden kann, was ist und was an Veränderungen möglich ist. Dabei beruht es sehr stark auf der sinnlichen Wahrnehmung der Wirkungen im Prozessgeschehen und den sich im »Ganzen« zeigenden Sinn. Aufsteller und Klient, Stellvertreter und Gruppe setzen sich möglichst vorurteilsfrei dem aus, was sie im und über den Aufstellungsprozess sehen und spüren.

Methodisch haben sich einige Vorgehensweisen des klassischen Familienstellens etabliert:

- Die Orientierung am Anliegen eines Klienten.
- Die Auswahl der Stellvertreter und das vom Gefühl geleitete Stellen ihrer Positionen (in der Regel) durch den Klienten.
- Das Achten der Stellvertreter auf ihre Gefühle, Bewegungsimpulse oder hochdrängenden Worte.
- Die Führung durch den Aufstellungsleiter aus der Außenperspektive. Er greift über Umstellungen, evtl. das Aufstellen weiterer Personen, das Hereinnehmen des Klienten, das Einsetzen von Ritualen, das Erfragen von Informationen und schließlich die Beendigung in die Aufstellung mehr oder weniger ein, immer im Blick darauf, dass der Klient sich mit seiner Familie gesehen fühlen und sich ihm eine neue Sicht und ein neuer Weg in wichtigen Aspekten seines Lebens eröffnen kann.
- Das klassische Familienstellen bezieht die Anliegen eines Klienten auf sein gegenwärtiges familiäres Beziehungssystem (unter Einschluss aller Arten persönlicher Bindungen), sein mehrgenerationales Herkunftssystem und darüber hinaus auf die personalen, sozialen und gesellschaftlichen Gruppen, mit denen Mitglieder der Familie in existenziellem Austausch stehen bzw. standen.
- Es ist keine Heilmethode für die Körperprozesse, die mit körperlichen und seelischen Verletzungen einhergehen, bezieht aber individuelle Traumata in ihrem systemischen Kontext mit ein. Es geht um Heilung in der *Seele*, Seele verstanden als Bindungsraum für innere und äußere Beziehungsprozesse. Es geht um die Versöhnung mit der persönlichen Lebensgeschichte und der Geschichte der Familie. Es geht darum, dass vorbei sein kann, was den Fluss des Lebens und der Liebe »systembedingt« hindert, sodass die Gestaltung der Zukunft etwas freier wird.

In der Praxis der Aufstellungen haben sich viele Freiheitsgrade entwickelt, begriffliche Festlegungen spielen keine große Rolle. Ich selbst benütze den Begriff »klassisches Familienstellen« zwar in Fortbildungen, in den Selbsterfahrungsseminaren spreche ich einfach vom »Familienstellen«. Das ist auch der Begriff, wie er in der Öffentlichkeit verankert ist. Jenseits einer Begrifflichkeit sage ich meist: »Schauen wir es uns einmal an!«

Was mir im »klassischen« Sinn beim Familienstellen über die Methode hinaus vor allem wichtig geblieben ist, sind zwei Elemente (unter vielen):

Liebe trifft immer auf eine Ordnung. Diese Ordnung für personale, soziale und gesellschaftliche Beziehungen kann unterschiedlich sein und sich verändern, aber sie ist nicht beliebig. Viele Probleme in Beziehungen ergeben sich dort, wo wir uns mit unserer Liebe und mit unserem Gutdünken über die nicht beliebigen Wirkungen unseres Handelns hinwegsetzen. Aufstellungen können Orientierungen geben, indem sie die Wirkungen unseres Handelns sichtbar machen und helfen, Beziehungen entsprechend in Ordnung zu bringen.

Das andere bedeutsame Element: Wie wir schicksalhaft in Beziehungssysteme und deren Vergangenheit eingebunden sind, ist in seinen Wirkungen verstehbar. Man kann also allgemeine Aussagen über mehrgenerational verankerte Beziehungsprozesse treffen. Lösend wirken sie allerdings nur dort, wo dieser Zusammenhang unmittelbar einsichtig und fühlbar wird.

Aufstellungsarbeit ist nicht an Gruppen gebunden, sie befruchtet ebenso Klienten in Einzel-, Paar- oder Familiensitzungen. Dort ist sie besonders wirkungsvoll, wenn der Berater oder Therapeut um die Generationen übergreifenden Dynamiken in Beziehungen angesichts existenziell bedeutsamer Ereignisse weiß. Ich konnte meiner Frau Sieglinde (Schneider) manchmal in Fortbildungen bei ihrer Arbeit zusehen und sie erzählt mir oft von ihren Sitzungen. Es ist erstaunlich, wie oft Klienten sagen: »Ja, das stimmt. Woher wissen Sie das?« Oder: »Wenn Sie die Gefühle meiner Oma beschreiben, dann reden Sie ja von mir!« Diese Treffsicherheit im Beschreiben ist nicht die Folge von Hexerei oder Intuition, sondern das Ergebnis eines Wissens um die wahrscheinlichen Folgen bestimmter existenziell bedeutsamer Ereignisse in der Familiengeschichte.

1.3.3 Entwicklungen der Aufstellungsarbeit

Hellinger selbst lehnte eine Institutionalisierung und einheitliche Weiterbildungen für die Arbeit ab. Gleichwohl begannen Aufstellerinnen ganz unterschiedlicher Couleur schon früh, Aufstellungsseminare und Weiterbildungen »nach Hellinger« in ihren jeweiligen Tätigkeitsfeldern anzubieten. 1999 wurde die Internationale Arbeitsgemeinschaft systemische Lösungen nach Bert Hellinger (IAG) gegründet, 2004 in der Nachfolge die *Deutsche Gesellschaft für Systemaufstellungen (DGfS)* als berufsübergreifender Fachverband für Kolleginnen, die mit Systemaufstellungen arbeiten.[1] Die Organisation hat u. a. Qualitätsrichtlinien für die Anerkennung als Systemaufsteller und Weiterbildner sowie ethische Standards für die Arbeit entwickelt und bringt eine eigene, inzwischen digital verfügbare Verbandszeitschrift *(Praxis der Systemaufstellung, PdS)* heraus. Für die Qualifizierung durch den Dachverband wird ein beraterischer oder therapeutischer Grundberuf vorausgesetzt, was angesichts der Diversifizierung im Aufstellerfeld immer wieder für Diskussionen sorgt.

Anfang der 1990er-Jahre hatte Bert Hellinger auch begonnen, Aufstellungsarbeit für Fragen bzgl. Arbeitsbeziehungen anzuwenden *(Organisationsaufstellung)*. Diese machten noch deutliche Anleihen beim klassischen Aufstellungsvorgehen, die heuristischen Prinzipien der Familienaufstellungen wurden auf Organisationskontexte übertragen (Weber 2000). Sie bieten nach wie vor einen hilfreichen Rahmen für Fragen bzgl. Hierarchien, Teamstrukturen, Beziehungsdynamiken und Aufgabenorientierung in Arbeitskontexten. Schon früh haben vorwiegend systemisch orientierte Organisationsspezialisten Aufstellungsarbeit als Werkzeug für sich entdeckt und 2004 einen eigenen Dachverband *(infosyon, Internationales Forum für Systemaufstellungen in Organisationen und Arbeitskontexten)* gegründet. Seither werden Aufstellungsformate für berufliche und organisatorische Fragestellungen kontinuierlich weiterentwickelt und als Werkzeug in Beratungs- oder Managementprozesse einbezogen. Ebenfalls seit den 1990er-Jahren begründeten Insa Sparrer und Matthias Varga v. Kibéd mit den *Systemischen Strukturaufstellungen (SySt®)* einen eigenständigen, systemisch-konstruktivistischen Aufstellungsansatz und eine Fülle von Formaten für unterschiedliche Fragestellungen. Sie gründeten 1996

1 Mehr über die Deutsche Gesellschaft für Systemaufstellungen (DGfS) siehe https://systemaufstellung.com/uber-uns.

ein eigenes Institut, in ihrem 2007 gegründeten Verband *SyStconnect* sind Absolventinnen ihrer Weiterbildungen organisiert und international vernetzt.

Guni Baxa und Christine Blumenstein haben den klassischen Ansatz mit ihrer *dialogisch-systemischen Aufstellungsarbeit* weiterentwickelt. Sie verbinden die prozessorientierte Vorgehensweise von Virginia Satir mit Strukturaufstellungen und entwickelten ihren eigenständigen Stil, der durch dialogisches und körperbezogenes Vorgehen geprägt ist. Arbeitsschwerpunkte der beiden sind u. a. Rituale in der Aufstellungsarbeit (Guni Baxa) und Aufstellungsarbeit im Kontext von Trauma (Christine Blumenstein). Das hier vorgestellte Wieslocher Modell hat seine Wurzeln bei den drei genannten Richtungen (klassisch, Strukturen, dialogisch-systemisch) und der gruppentherapeutischen Arbeit von Hunter Beaumont, es bezieht psychotherapeutische Vorgehensweisen verschiedener Schulrichtungen in die Arbeit mit ein.

1.3.4 Charakteristika: der kleinste gemeinsame Nenner …

Die Leserin wird heutzutage sehr unterschiedliche Antworten auf die Fragen finden, was Aufstellungen sind, wer den Ansatz erfunden und wie er sich entwickelt hat. Stadler und Kress (2020, S. 7) zum Beispiel verorten die Wurzeln im Psychodrama bzw. bei dessen Gründer Jacob Levy Moreno. Er habe mit Kindern ihre Lebensgeschichten nachgespielt, statt sie nur erzählen zu lassen: »Damit war die erste Familienaufstellung geboren.« Die Autoren lassen in ihrem *Praxishandbuch Aufstellungsarbeit* Vertreterinnen unterschiedlicher »Aufstellungsschulen« zu Wort kommen, zu denen unter anderen auch Bert Hellinger gehöre. Wenn dann von Aufstellungsarbeit in der Pessoarbeit, in der Ego-State-Therapie, in der Transaktionsanalyse usw. die Rede ist, deren jeweilige Begründer den Aufstellungsbegriff selbst nicht verwendet haben, bildet dies eine Entwicklung ab, in der viele szenische Vorgehensweisen neuerdings als »Aufstellung« bezeichnet werden. Dies macht aus meiner Sicht die Verwendung des Begriffs unspezifisch und beliebig.

Aufstellungsarbeit ist kein standardisiertes Verfahren, und es gibt eine immense Vielfalt an Arbeitsweisen, letztlich so viele Aufstellungen, wie es Aufstellende gibt. Das gilt für gängige Therapieverfahren auch, und dennoch gibt es Prinzipien und Merkmale, die jeweils für systemisches, tiefenpsychologisches oder systemisches Arbeiten gelten. Nur wenn dies auch für die Aufstellungsarbeit der Fall ist, sind eigenständige Weiterbildungen für die Methode gerechtfertigt, nicht aber, wenn als kleinster gemeinsamer Nenner lediglich »eine Methodik [bezeichnet wird], bei der eine oder mehrere Personen ihr inneres System der Repräsentanzen außerhalb des eigenen Körpers mithilfe von Symbolen oder anderen Personen konstellativ anordnen oder darstellen« (Stadler u. Kress 2020, S. 6). Demgegenüber wird hier eine Abgrenzung gegenüber anderen szenischen Methoden vorgeschlagen (siehe hierzu auch Lauterbach u. Pfäfflin 1998; König 2004b; Crone 2018). Es geht nicht darum, zu definieren, was eine »richtige« Aufstellung ist, und auch der hier vorgestellte Ansatz hat sich in vielem weit von den Anfängen entfernt. Dennoch lassen sich Charakteristika hervorheben, die ein Großteil der Aufstellenden für mehr oder weniger »typisch« hält und durch die sich Aufstellungsarbeit von den meisten anderen szenischen Verfahren unterscheidet. Wenn wir uns auf diese Merkmale nicht einigen, wird Aufstellungsarbeit als eigenständige Methode einer populären Entwicklung im psychotherapeutischen und beraterischen Feld geopfert und als »Tool« in den Methodenkoffern etablierter und/oder manualisierter Ansätze verschwinden, wie dies in den letzten Jahren z. B. mit den Achtsamkeitskonzepten geschehen ist. Demgegenüber sollten verfahrens- und methodenspezifische Begriffe und Konzepte, wie sie auch von Gründungspersonen anderer Schulen eingeführt wurden, möglichst auch wie ursprünglich gemeint zitiert werden, z. B. beim Psychodrama »historische Szene«, bei der Pessoarbeit »Struktur«, bei der Aufstellungsarbeit »Aufstellung«, und eine davon abweichende Verwendung der Begriffe sollte zumindest durch die Anwender markiert werden. Damit würde den ursprünglich gemeinten Spezifika *und* den Weiterentwicklungen Rechnung getragen und nicht einem Potpourri therapeutischer Techniken Vorschub geleistet werden. Der inflationäre Gebrauch des Begriffs »Aufstellung« ist jedenfalls nicht die Art der »Rehabilitation«, die der Methode nach fast zwei Jahrzehnten Ächtung durch die akademische Psychotherapieszene zu wünschen ist.

Als Charakteristika der Aufstellungsarbeit werden hier die folgenden zusammengefasst:

Heuristische Prinzipien

Die von Hellinger postulierten »Ordnungen« sind in Familienaufstellungen und in Aufstellungsformaten über Beziehungen im Arbeitskontext nach wie vor eine Orientierung für die Praxis, wenn man sie nicht als Regeln, Gesetzmäßigkeiten oder als Bedingung für gelingende Beziehungen auffasst. König (2004a) kann darin eine Gegenstandstheorie von Familie erkennen, an der sich Vorgehensweisen einer Aufstellung orientieren und die ein wesentliches Charakteristikum gegenüber ihren Vorläufern ausmacht.

Die Arbeit mit Stellvertretern und repräsentierender Wahrnehmung

Als Aufstellung wird hier eine Arbeitsweise bezeichnet, bei der die Klientin mithilfe von *systemfremden Repräsentanten* (oder Symbolen) ihr inneres Bild bzgl. eines Themas oder eines Systems im Raum positioniert. Als Stellvertreter bzw. Repräsentanten dienen Gruppenteilnehmer, die wenig über die Geschichte der Klientin und das aufgestellte System wissen. Eine zentrale Prämisse ist, dass die Wahrnehmungen der Stellvertreter als Informationsquelle überraschend häufig nützliche Hinweise über Dynamiken in einem System erbringen können.

Abstand von der Zeit

Bei den aufgestellten Bildern geht es nicht um die Darstellung konkreter Beziehungs- bzw. Konfliktsituationen und auch nicht um unterschiedliche Kommunikationsmuster. Die Klientin wird eingeladen, »Abstand von der Zeit« zu nehmen und ihr inneres Bild gesammelt und wortlos so zu platzieren, wie es sich im Akt des Aufstellens entwickelt. Die aufgestellten Bilder verkörpern also nicht situative Problemlagen, sondern relativ stabile Repräsentanzen, wie sie sich über längere Zeit im Sinne von handlungsleitenden Schemata gebildet haben. Man könnte die externalisierte Sicht der Klientin als »Kondensat einer Beziehungsbeschreibung« (Simon, Seminarmitschrift, 2003) oder als Darstellung von Systemdynamiken bezeichnen. Demzufolge enthält das Abschlussbild keine konkreten Vorschläge oder Handlungsanweisungen für spezielle Situationen.

Verzicht auf Aktion

Beim Aufstellen wird ein subjektives, inneres Bild von Beziehungen in eine räumliche Darstellung übersetzt, indem Positionen und Relationen im Raum als Ausdruck von Beziehungsqualitäten genutzt werden. Dabei wird auf »Girlanden« (Mimik, Gestik, Körperhaltung, Symbole, Aktionen) völlig verzichtet. Dies ist ebenfalls ein wichtiger

Unterschied zu anderen szenischen Verfahren, mit denen an der »Oberflächenstruktur« (Moreno) alltäglicher Szenarien gearbeitet und dabei den spielerischen Eingebungen der Beteiligten eine große Rolle eingeräumt wird. Die »Aktion« des Aufstellenden ist insofern eingeschränkt, als er zunächst lediglich Beobachter seiner Aufstellung ist und im Prozessverlauf nicht gestaltend ins Geschehen eingreifen kann. Aufstellen ist vergleichsweise karg, geht es doch ausschließlich um den jeweiligen Platz und wie sich jemand darauf fühlt. Die Fähigkeit der Repräsentanten zur Identifikation mit der Klientin und den dargestellten Personen ist nicht relevant, erst recht nicht, wenn diese gar nicht wissen, wen sie vertreten.

Bedeutung des Platzes

Informationsquellen für die Aufstellung sind das Vorgespräch (die Anliegenklärung) mit der Klientin und die Positionierung der Repräsentanten im Raum (im Sinn von Nähe/Distanz, Zu- oder Abgewandtsein, Blickrichtung). Bei sogenannten *verdeckten Aufstellungen* wissen weder die Repräsentanten noch die Klienten, wer wen verkörpert. Die Repräsentanten werden von der Leitung über ihre Empfindungen auf den Plätzen befragt. Es geht – wie oben schon betont – nicht um Rollenspiel und spontane Interaktionen, und vom Anspruch her entspringen die Reaktionen der Beteiligten nicht deren Fantasie und Kreativität, sondern dem Befinden auf dem zugewiesenen Platz. Häufig berichten sie dann über Gefühle, Körpersymptome oder Bewegungsimpulse, die von den zuschauenden Klienten als stimmig hinsichtlich ihres Systemerlebens empfunden werden. In Abstimmung mit den Repräsentanten und der Klientin nimmt die Leitung Umstellungen im Bild vor oder lässt sich die Beteiligten eigenständig bewegen, auf der Suche nach einem besseren Platz für die Klientin in ihrem Bild.

Mehrgenerationenperspektive

Die Mehrgenerationenperspektive ist auch bei Familienrekonstruktionen zentral, wird aber beim Aufstellen methodisch anders umgesetzt. Hier werden möglicherweise Repräsentanten aus früheren Generationen ins Bild geholt, während in der Familienrekonstruktion Szenen aus früheren Zeiten nachgespielt werden.

Umgang mit Sprache

Es wird großen Wert darauf gelegt, dass die Beteiligten nicht umgangssprachlich erzählen, verhandeln oder diskutieren, sondern in fokussierter und stark reduzierter Form ihre Wahrnehmungen und Empfindungen beschreiben. Dabei kommt dem Angebot von Sätzen durch die Leiterin besondere Bedeutung zu (siehe Abschn. 3.2.5).

Zusammengefasst sind es im Vergleich zu anderen szenischen (Gruppen)verfahren vor allem die vermeintliche Einfachheit und Schlichtheit, das Vermeiden einer Metakommunikation zugunsten direkter Aktivität im Bild und die starke Emotionsfokussierung, die bei allen Beteiligten, auch bei den beobachtenden Teilnehmern, ein unmittelbares Evidenzgefühl des Erlebten erzeugen können und sowohl die Wirkkraft als auch die mögliche Problematik dieser Arbeitsweise ausmachen.

1.3.5 … und viele Unterschiede

Anwendungsfelder und Arbeitsweisen

Aufstellungsarbeit ist eine Art »Universalmethode« (Jakob Schneider) geworden. Das Anwendungsspektrum reicht von Familienthemen über berufliche Fragestellungen bis hin zu seelsorgerischer und spiritueller Hilfe. Seit Beginn der 1990er-Jahre gibt es eigenständige Entwicklungen für bestimmte Klientengruppen (für den Organisationskontext, die Arbeit mit Paaren, mit Kranken, für Coaching, Supervision etc.).

Man könnte die verschiedenen Arbeitsweisen derzeit irgendwo auf einem Feld zwischen eher »klassischen« Vorgehensweisen (z. B. Jakob und Sieglinde Schneider, Gunthard Weber), systemisch-konstruktivistischen (z. B. Insa Sparrer, Matthias Varga v. Kibéd) und systemisch-phänomenologischen Ansätzen (z. B. Guni Baxa, Christine Blumenstein, Diana Drexler), körpertherapeutischen (z. B. Erika Lützner-Lay) und spirituell oder esoterisch orientierten Richtungen verorten. Je nach beruflicher Ausrichtung kann die Prozessarbeit inhaltlich sehr unterschiedlich sein, zum Beispiel bzgl. der Fragen, wie stark handlungsleitend die Aussagen und Handlungsimpulse der Repräsentanten sind, in welchem Maß regressive Prozesse zugelassen oder gefördert werden, welche Rolle dem Durcharbeiten »alter« gegenüber der Etablierung »neuer« Schemata zugesprochen wird. Weitere Beispiele für Unterschiedlichkeit sind die drei Folgenden:

- *Bedeutung und Gestaltung der Anliegenklärung und der Rundenarbeit*

Manche Kolleginnen legen großen Wert auf die Anliegenklärung, andere beginnen fast direkt mit einer Aufstellung.

- *Wahl der aufzustellenden Bildelemente*
  Aufstellerinnen unterscheiden sich darin, welche Vorschläge sie für das Anfangsbild bzgl. Zeit- und Systemebene bevorzugt machen und wie weit transgenerationale, kollektive und kulturelle oder gar archetypische Perspektiven einbezogen werden. Klassische Aufsteller werden tendenziell früh mehrgenerational einsteigen, systemisch-konstruktivistische mehr auf Gegenwart und Zukunft fokussieren.
- *Erklärungsmodelle für die repräsentierende Wahrnehmung*
  Bzgl. der Erklärung und Bewertung der Wahrnehmungsphänomene bei den Stellvertretern gibt es große Unterschiede. »Klassische« Aufsteller gehen davon aus, dass in Aufstellungen »objektive Wirklichkeit« abgebildet wird und dass durch Interventionen in Aufstellungen Rückwirkungen auf das reale System erfolgen können. Nach der WISL-Auffassung ist das aufgestellte Bild keine naturalistische Abbildung der bestehenden Systemstrukturen und wir verändern mit der Arbeit nicht die Strukturen des Systems, sondern eben die Bilder davon.

Die Leserin sei eingeladen, sich mit Symbolen ein Bild von den oben vorgeschlagenen und anderen Aufstellungsrichtungen zu machen, in dem sie sich versuchshalber selbst positionieren kann.

Rahmenbedingungen

Die örtlichen, zeitlichen und technischen Rahmenbedingungen und deren Ausgestaltung sind sehr variabel. Prinzipiell ist zwischen Formaten für das Gruppen- und Einzelsetting zu unterscheiden. Im *Einzelsetting* werden Aufstellungen mit (Playmobil-)Figuren, Bodenankern, Stühlen oder Symbolen vorgenommen (siehe Kap. 5). Einzeln buchbare *Gruppenseminare* mit Aufstellungen sind in Settings von wenigen Stunden bis zu mehreren Tagen üblich. Zu diesen melden sich Personen selbstverantwortlich an, bei meinen Seminaren können sie dies als *Teilnehmerinnen* oder sogenannte *beobachtende Teilnehmerinnen* tun. Mit Ersteren wird explizit an einem Anliegen und mit einer Aufstellung gearbeitet. Letztere sind Personen, die den Ansatz kennenlernen wollen, oder Weiterbildungsteilnehmer und Kollegen, die mit der Arbeit vertraut sind und als Repräsentanten in den Aufstellungen am Gruppenprozess partizipieren möchten.

Es wird unterschiedlich gehandhabt, ob die Leitungsperson von den Teilnehmenden vorab Informationen einholt oder sogar ein Vorgespräch führt; bei mir ist das nicht der Fall. In der Seminarausschreibung wird jedoch empfohlen, zuerst als teilnehmende Beobachterin mitzumachen, um die Vorgehensweise und die Seminarleitung kennenzulernen. Auch niedergelassene Kollegen sollten ihre Patienten zunächst als Beobachter schicken. Ihre Erfahrungen können diese dann in die therapeutische Einzelarbeit einbringen. Auf diese Weise vermögen sich fruchtbare, therapeutische Prozesse zu ergeben, in denen settinggebundene Wirkfaktoren der Gruppe mit methodengebundenen Wirkfaktoren der Einzeltherapie kombiniert werden.

Aufstellungsseminare werden nicht von den Kassen erstattet. Vieles deutet jedoch darauf hin, dass Therapeutinnen mit Ausbildung in einem gängigen Therapieansatz die Zusatzausbildung »Systemaufstellungen« in ihr vorhandenes Methodenrepertoire und in ihre eigenständige Arbeitsweise integrieren.

In *ambulanten Therapie- oder Ausbildungsgruppen* sind dieselben Teilnehmenden für längere Zeit zusammen. Hier werden durch die größere Vertrautheit interaktionelle Dynamiken, Übertragungs- und Gegenübertragungsphänomene stärker als bei Einzelseminaren zum Tragen kommen. Der Anspruch »absichtsloser Wahrnehmung« bei der Stellvertretung, der ohnehin ein unerreichbares Annäherungsziel der Arbeit ist, wird hier mit einiger Wahrscheinlichkeit von gruppendynamischen Aspekten mitgestaltet.

Dies ist auch in *stationären Aufstellungsgruppen*, z. B. in psychosomatischen Rehakliniken, der Fall. Auch hier muss bedacht werden, dass sich Teilnehmende mit ihren Themen und Symptomen vom Stationsalltag schon untereinander kennen und wie mit den je nach Aufenthaltsdauer der Patienten ständigen Wechseln umgegangen wird. Eine Leiterin, die gleichzeitig als Autoritätsperson im Klinikalltag, Behandlerin und Aufstellerin agiert, sollte sich der vielfältigen Dynamiken bewusst sein und mit diesen transparent umgehen können. Werden sie wahr- und ihre Bedeutung ernst genommen und professionell gehandelt, lassen sich Aufstellungen sehr gut auch im *Langzeitgruppensetting* einsetzen.

In jüngerer Zeit kommen besonders in beruflichen und organisatorischen Kontexten auch *Onlineformate zum Einsatz* (siehe z. B. Hartung u. Remy 2020).

Verfahren, Methode, Tool?

Aus den verschiedenen Orientierungen und Interessen von Aufstellern ergeben sich auch unterschiedliche Antworten auf die Frage, ob Aufstellungsarbeit als Verfahren, Methode oder Tool angewendet und gelehrt wird. Üblicherweise spricht man von *(Psychotherapie-) Verfahren* dann, wenn eine umfassende Theorie zur Entstehung und Aufrechterhaltung psychischer Störungen vorliegt und daraus behandlungsrelevante Folgerungen gezogen werden. *Methoden* sind vom Anspruch her enger gefasst und beschreiben ausführlich den »Weg zum Ziel«, also den Prozess, wie ein bestimmtes Thema bearbeitet bzw. ein Symptom behandelt werden kann. Im Unterschied dazu sind Werkzeuge oder *Tools* Techniken, Hilfsmittel, Übungen, die als konkrete Einzelmaßnahmen auf diesem Weg eingesetzt werden können. Vereinfacht könnte man sagen, ein Verfahren legt eine theoretisch fundierte Konzeption zur Behandlung von (psychischen) Problemen vor, eine Methode beinhaltet den Plan für das beraterisch-therapeutische Vorgehen, ein Tool ist eines von vielen Werkzeugen, die u. a. bei der Umsetzung dieses Plans hilfreich sein können.

Alle genannten Bezeichnungen werden für die Aufstellungsarbeit verwendet: »Gruppensimulationsverfahren« (Matthias Varga v. Kibéd), »Gruppenpsychotherapie«, »aktionsorientiertes Gruppenverfahren« (Oliver König), »spezifische Methoden innerhalb von therapeutischen Ansätzen« (Andreas Eickhorst), »symbolisch-handlungsorientierte Interventionen« (Arist von Schlippe und Jochen Schweizer). Im Zuge der Manualisierungstendenzen in Beratung und Therapie und durch die Zunahme von Online-Therapien oder -Trainings spielen Aufstellungselemente auch als »Tools« eine immer größere Rolle (siehe z. B. Bleckwedel 2008; Lockert 2020), und anerkannte Beratungs- und Therapieverfahren integrieren sie in ihren eigenen Methodenkanon. Diese Anwendungsbreite ist erfreulich und kann als Indiz für die fachliche Anerkennung des Ansatzes gesehen werden. Ich selbst arbeite mit Aufstellungen als Methode in einem psychotherapeutisch orientierten Kontext.

1.3.6 Das Wieslocher Modell: das Wichtigste in Kürze

»Ich fühle mich als Erbe, so treu wie möglich.«
Jacques Derrida (1983)[2]

Die Anfänge des hier vorgestellten Ansatzes sind eng mit der Geschichte des Wieslocher Instituts für Systemische Lösungen (WISL) verknüpft. Sein Gründer Gunthard Weber ist ein »Urgestein« der Systemischen Therapie. Er war Mitglied im Institut für Familientherapie, das Helm Stierlin 1974 gegründet hatte, außerdem Mitinitiator und -gründer sowohl der Systemischen Gesellschaft (SG) als auch der Internationalen Gesellschaft für systemische Therapie (IGST). Anlässlich der Auseinandersetzungen um die Frage, wie »systemisch« die Aufstellungsarbeit (bzw. ihr Gründer Bert Hellinger) sei, verließ er 1999 die IGST und gründete das WISL als Ausbildungsinstitut, in dem fortan sowohl Fort- und Weiterbildungen für systemische Therapie und Beratung mit dem Schwerpunkt »systemisch-konstruktivistisch« als auch für Systemaufstellungen angeboten wurden.

Seit 2009 leitet Diana Drexler das WISL. Der seither weiterentwickelte, therapeutisch orientierte Aufstellungsansatz wird als »systemisch-integrativ« bezeichnet. Als eigenständige, theoretisch fundierte, szenische Methode beinhaltet er:

- Annahmen über grundlegende Struktureigenschaften von Familie (Systemdynamiken) und über die Entstehung von Beziehungsproblemen in Familien und größeren Systemen (Beziehungsdynamiken),
- »Knoten im Taschentuch« der Aufstellerin, die aus den Hintergrundannahmen basaler familiärer Strukturen und aus praktischen Erfahrungen stammen,
- Methodologien systemischer Therapie der Heidelberger Schule,
- phänomenologische Konzepte aus psychodynamischen und humanistischen Therapietraditionen,
- Weiterentwicklungen im Sinn spezieller Formate (Varga v. Kibéd, Sparrer, Baxa, Blumenstein, Lützner-Lay, Schulmeister, Drexler),
- spezifische Vorgehensweisen für Themenschwerpunkte, z. B. Symptome, Stress- und Traumabelastungen, Bindungstraumata, Paardynamiken etc.

2 Zit. n. Derrida u. Roudinesco (2006), S. 13.

Für die Arbeit mit körperlich oder psychisch kranken bzw. schwer belasteten Menschen bedarf es einer beraterischen oder psychotherapeutischen Ausbildung und einer mehrteiligen Weiterbildung in Aufstellungsarbeit. Im *Grundkurs* werden theoretische und methodologische Arbeitsgrundlagen für verschiedene Berufsgruppen und Fachrichtungen (therapeutisch, beraterisch, coachend, kreativ) vermittelt, in *Aufbauseminaren* werden erweiterte Vorgehensweisen und spezielle Formate gelehrt und vertieft. Im Rahmen der Aufbauseminare und eines »Forschungslabors Aufstellungen« wird gemeinsam reflektiert und geübt. Psychotherapeutinnen verschiedener Fachrichtungen genießen den Blick über den eigenen Gartenzaun. Sie stellen fest, dass es jenseits der jeweiligen Paradigmen einzelner therapeutischer Schulen zahlreiche Übereinstimmungen im praktischen Handeln gibt, und tauschen sich darüber aus, wo ihnen Unterscheidungen wichtig bleiben.

Einige Lehrinhalte bleiben seit vielen Jahren ähnlich, andere sind in kontinuierlichen Veränderungsprozessen. Aufstellungsarbeit als Mehrgenerationenansatz ist in besonderem Maß in Wandel und Wandlungen kultureller Normen, Werteentwicklungen und gesellschaftlicher Diskurse eingebettet. Dazu gehören in jüngster Zeit die Themenbereiche um biologisches Geschlecht, Geschlechtsidentität und Diversität, die auch und besonders bei Paar- und Familienthemen Berücksichtigung finden müssen. Hier sind wir in den Anfängen der Erfahrungssammlung, auch für die Aufstellungsarbeit.

2 Das Wieslocher Modell: Grundkonzepte und praktische Folgerungen

In diesem Abschnitt werden theoretische Konzepte und praktische Folgerungen für die Aufstellungsarbeit vorgestellt. Diese Konzepte ermöglichen eine Reflexion dessen, was man tut, und der Rückwirkungen der eigenen Aktivitäten auf den Gegenstandsbereich, mit dem man sich beschäftigt.

Zunächst werden einige Grundannahmen systemtheoretischer auf der einen (Margarete Mernyi) und phänomenologischer Ansätze auf der anderen Seite (Thomas Latka und Diana Drexler) vorgestellt. Im Anschluss wird ein dritter Standpunkt hinsichtlich der anhaltenden Kontroverse »entweder systemisch oder phänomenologisch« ausgelotet. Als wesentlich für die hier vorgestellte Arbeit werden außerdem Konzepte zu mehrgenerationalen Übertragungen und Grundlagen entwicklungspsychologischer Bindungstheorien vorgestellt. Die Auffassung eines »übergeordneten Systemgewissens« der klassischen Aufstellungsarbeit (Hellinger) wird hier als »erweiterter Bindungsbegriff« beschrieben.

2.1 Systemtheorien

Margarete Mernyi

Es gibt nicht nur eine Systemtheorie, vielmehr gilt: »Systemtheorie ist heute ein Sammelbegriff für sehr verschiedene Bedeutungen und verschiedene Analyseebenen« (Luhmann 1994, S. 15). Hier eine Auswahl:

- Die Kybernetik 1 untersucht Systeme von einem externen Standpunkt aus, ohne dabei die Rolle des Beobachters zu berücksichtigen;
- ihre Erweiterung durch die Beobachtertheorie (Kybernetik 2, von Foerster), geht nicht mehr von einer objektiven Realität aus und führt die »Beobachtung der Beobachtung« ein;
- verschiedene Strömungen des Konstruktivismus, insbesondere der radikale Konstruktivismus (z. B. von Glasersfeld, von Foerster), definieren Realität als eine subjektive Konstruktion des Individuums;

- die biologische Systemtheorie (Maturana, Varela) fokussiert vor allem auf das Phänomen der Selbstorganisation von lebenden Systemen;
- die soziologische Systemtheorie (Luhmann) sucht als »Universaltheorie« sämtliche Bereiche der modernen Gesellschaft zu beschreiben und in ihrer Struktur zu verstehen.

Damit stellt sich die Frage, welche Aspekte der Systemtheorien als theoretische Rahmung für das Verständnis von Aufstellungen und deren Prozessgestaltung Relevanz haben könnten. Die folgende Auswahl orientiert sich an einem Interview, das Christine Blumenstein und die Autorin (Margarete Mernyi) mit Diana Drexler zu der Frage wesentlicher Aspekte des sogenannten Wieslocher Modells der Aufstellungsarbeit geführt haben. Sie ist subjektiv und lässt vieles andere unberücksichtigt. Gleichzeitig entspricht diese Vorgehensweise, bewusst Selektionen zu treffen und auf den Anspruch von »Ganzheit« zu verzichten, zentral einer systemischen Konzeption. Im Sinne der Systemtheorien soll hier kein Wissen vermittelt, sondern vor allem Raum für Diskussionen zu der Frage eröffnet werden, inwiefern diese Theorienbildungen als Rahmen für die Gestaltung von Aufstellungsprozessen und für Erklärungsversuche ihrer Wirksamkeit sinnvoll sein könnten.

Zunächst wird der Fokus der Aufmerksamkeit darauf gerichtet, wie Systeme als System-Umwelt-Relationen zu begreifen sind und die Welt nicht in Wirklichkeiten/Phänomenen, sondern als Informationsgewinnung betrachtet wird, die über die Perspektive von Unterschiedsbildung erfolgt. Dann wird die Selbstorganisation von Systemen beleuchtet und mit der Frage verbunden, wie Prozesse der Veränderung in einer systemischen Konzeption zu verstehen sind. Anschließend wird der Frage nachgegangen, wie wir das verstehen können, was wir zu erkennen glauben, und wie eine gemeinsame Konstruktion von »Welt« über Kommunikation stattfindet. Abschließend werden mögliche Implikationen dieser konzeptuellen Annahmen für die Aufstellungsarbeit diskutiert.

2.1.1 Was sind Systeme und was bedeutet »systemisch«?

Alle Systemtheorien stimmen darin überein, dass Systeme nicht »an sich« existieren, sondern durch Definition hervorgebracht werden. Das bedeutet, dass jemand – eine Beobachterin – eine Einheit durch

Unterscheidung von der sogenannten Umwelt als zusammengesetzt und gleichzeitig von dieser abgegrenzt definiert (Ludewig 1997). Somit entsteht ein System aus der Differenz von System und Umwelt. In einer solchen relationalen Betrachtung der Welt gibt es keine »Dinge« an sich (z. B. Ereignisse, Gedanken, Gefühle, Handlungen), sondern sie werden im Unterschied zu anderem, zu dem, was nicht in die Aufmerksamkeit genommen und damit nicht bezeichnet wurde, definiert. Sie sind sozusagen »gefärbt« von dem, was nicht ausgewählt wurde.

Durch die Selektion von Informationen aus unendlich vielen Möglichkeiten werden Systeme kreiert, die in Relation zur Umwelt wesentlich weniger komplex sind und deren Form abhängig von der Art der Selektion ist. Sie sichern sich ihre Existenz durch eigene Prozesse, die aufgrund ihrer vorgegebenen Strukturen möglich sind. Gleichzeitig operieren sie auch abhängig von den Umweltbedingungen im Modus von Stabilisierungs- und Veränderungsprozessen. Das führt zu einer Betrachtung der Welt, die sich an Unterschieden und nicht an Wirklichkeiten orientiert.

In der Alltagspraxis unserer westlichen Kultur haben sich bei der Betrachtung des Lebens vorrangig duale Unterscheidungen herausgebildet, wie zum Beispiel: gut/schlecht, richtig/falsch, stark/schwach, Problem/Lösung. Oft wird eine Seite favorisiert und an diese angeschlossen, während viele andere Möglichkeiten nicht erkannt, man könnte auch sagen »exkommuniziert« werden. Durch Wiederholungen der Anschlüsse an bestimmte Gedanken, Emotionen, Körperempfindungen und Handlungen können sich »(Problem-) Muster« etablieren, die durch die Wahl von immer gleichen Unterschiedsbildungen aufrechterhalten werden.

Veränderung kann möglich werden, wenn ein für das System erkennbarer, relevanter Unterschied angeboten wird. Bateson nennt letzteren einen Unterschied, der einen Unterschied macht, »eine Idee. Er ist ein ›Bit‹, eine Informationseinheit« (Bateson 1985, S. 253).

Damit erfolgt die Orientierung der Vorgehensweisen in der systemischen Praxis nicht an den Phänomenen, sondern an der Perspektive der Unterschiede. Im Sinne dieser Theorie der Unterschiedsbildung unterscheidet Luhmann soziale, psychische und biologische Systeme, die in ihrem ganz eigenen Modus operieren und füreinander jeweils Umwelten sind. Er definiert den »basalen Prozess sozialer Systeme, der die Elemente produziert, aus denen diese Systeme bestehen« als *Kommunikation* (Luhmann 1994, S 192).

Mit dem Begriff *psychisches System* werden kognitive und affektive Prozesse beschrieben, die sich in Kokreation mit der Kommunikation konstituieren und weiterentwickeln. Damit operieren sowohl psychische als auch soziale Systeme auf der Basis von »Sinn«. Das psychische System organisiert ständig neu seine sinnhafte Existenz, indem es soziale und körperliche Prozesse mit Bedeutung versieht. Im Unterschied zu den Selektionen im sozialen System ist die Auswahl unschärfer und operiert schneller, und somit wird deutlich, »wie sehr das herausgelassene Wort schon nicht mehr das ist, was gedacht und gemeint war, und wie sehr das eigene Bewusstsein wie ein Irrlicht auf den Worten herumtanzt, sie benutzt und verspottet« (Luhmann 1997, S 29).

Körperliches Leben »findet einfach statt«, und die biochemischen Operationen organisieren sich unabhängig von Beobachtung und Steuerung – es ist der beobachtete Körper, dem durch das psychische System Sinn verliehen wird. Somit ist der Körper kein Gegenstand in der Welt, sondern, wie auch der Phänomenologe Thomas Fuchs betont, »Vermögen, das mir die Welt eröffnet« (Fuchs 2008, S. 17). Der Körper wird nicht wie das soziale und psychische System in einer zeitlichen Dimension und ständig in Veränderung wahrgenommen, sondern als stabiler Raum, auf den man sich beziehen möchte und auf den man hofft, sich verlassen zu können – was jedoch oft (zum Beispiel im Fall von Krankheit) nicht eingelöst wird. Er bietet ständig eine Unzahl an Anschlussmöglichkeiten an und ist somit eine »allgemeine und für besondere Kontexte zugleich besondere, wenn nicht sogar ausschlaggebende Prämisse für Anschlussoperationen« (Luhmann 1994, S. 334).

2.1.2 Selbstorganisation

Selbstorganisation bedeutet, dass eine Ausdifferenzierung von Systemen durch Selbstreferenz zustande kommt, indem die Elemente des Systems und ihre Funktionsweisen (Operationen) auf sich selbst wieder Bezug nehmen (Luhmann 1994). Einfacher ausgedrückt könnte man sagen, dass ein System sich selbst im Rahmen der eigenen Möglichkeiten erschafft, aufrechterhält und verändert.

Die *biologische Systemtheorie* (Maturana, Varela) beschreibt die Vorgänge der Selbsterzeugungsprozesse zunächst auf der Ebene von Zellen und wurde in weiterer Folge – oft auch kritisch kommentiert – auf psychische und soziale Systeme übertragen. Dabei wird die innere Organisation eines lebenden Systems als strukturdeterminiert gesehen, was bedeutet, dass lebende Systeme niemals die Umwelt »erkennen« können, sondern in einem inneren Prozess Umwelteinflüsse abhängig von ihrer gegebenen Struktur interpretieren (Maturana u. Varela 1987). Anders ausgedrückt: ein lebendes System ist energetisch offen und informatorisch geschlossen.

Dies lässt die Schlussfolgerung zu, dass sich diese sogenannten *autopoietischen Systeme* als autonome Systeme beschreiben lassen, die keinen direkten Zugang zu ihrer Umwelt haben, sondern diese lediglich aufgrund ihrer gegenwärtigen Struktur »erkennen« können. Das bedeutet für die praktische Arbeit, dass wir mit Systemen (Menschen, Gruppen, Organisationen) arbeiten, »deren gesamte Veränderungsmöglichkeiten durch ihre wie auch immer geartete Struktur determiniert sind und in denen diese strukturellen Änderungen aus ihrer eigenen Dynamik resultieren beziehungsweise von ihren Interaktionen mit dem Milieu ausgelöst werden« (Maturana u. Varela 1987, S. 107). Dies gilt auch aus der Perspektive der *soziologischen Systemtheorie* (Luhmann 2002): Ein System kann als selbstreferenziell bezeichnet werden, da ihm nur die eigenen Operationen zur Verfügung stehen, aus denen es seine Strukturen bilden kann. Selbstreferenzielle Systeme sind somit geschlossene Systeme, denn sie lassen in ihrer Selbstbestimmung keine anderen Formen des Prozessierens zu. Mit dieser Sichtweise schließt Luhmann an die Autopoiesekonzeption von Maturana und Varela an und erweitert sie auf soziale Systeme.

Gleichzeitig gibt es eine Intersystembeziehung zwischen den Systemen, die wechselseitig füreinander zur Umwelt gehören. Diese Kokreation nennt Luhmann *Interpenetration* (Luhmann 1994): Zwei Systeme ermöglichen sich wechselseitig, indem sie in das jeweilig andere ihre vorgegebene Eigenkomplexität einbeziehen. So wirkt das aufnehmende System sich ebenfalls auf die Strukturbildung des penetrierenden Systems aus. Demnach ist gegenseitige Veränderung – auch im Sinne der Inspiration und Irritation – nur im Rahmen der wechselseitigen Bedingtheit der gegebenen Strukturen möglich. Damit sind »Körper, Psyche und Kommunikation / soziale Interaktion strukturell gekoppelt oder bildlich gesprochen für immer aneinandergekettet. Sie sind nur miteinander überlebensfähig« (Lieb 2014, S. 45).

Diese Überlegungen haben für die beraterische Praxis und für die Aufstellungsarbeit zur Folge, dass neue Perspektiven/Ideen, die »von außen« angeboten werden, nur dann hilfreich wirksam werden, wenn sie an die bisherige Struktur des Systems anschlussfähig sind. Die Auswirkung von jeder »Intervention« im aufgestellten System kann nur in Relation zu der bisherigen Konstellation verstanden werden.

2.1.3 Zur Frage des Erkennens

Erkenntnisvorgänge von Beobachterinnen lassen sich nur als subjektive Vorgänge beschreiben, da Beobachterinnen ihre »Welt« ausschließlich aufgrund ihrer bisher entwickelten internen Strukturen (abhängig von ihrer Lebensgeschichte, ihren Werten und Überzeugungen, ihren Wünschen und Sehnsüchten) erkennen können. Letztlich bleibt das Ergebnis der Weltbeobachtung (auch das der Selbstbeobachtung) subjektiv. Maturana fasst diese Sichtweise prägnant in einem Satz zusammen: »Alles, was gesagt wird, wird von einem Beobachter gesagt« (Maturana 1998, S. 25).

Eine zentrale Theorie, die sich mit dieser Frage des Erkennens beschäftigt, ist der *Konstruktivismus* (von Foerster, von Glasersfeld). Diese vielfältige Theorienbildung geht zentral von der These aus, dass wir keinen direkten Zugang zur Wirklichkeit haben, sondern abhängig von unseren Möglichkeiten des Erkennens ein »Bild« von ihr konstruieren – oder in den Worten eines der prominentesten Vertreter dieser Theorie, Heinz von Foerster: »Diese Welt existiert nur in unserer Vorstellung, und die einzige Realität ist das Vorstellen selbst«[3] (von Foerster 1995, p. 222; Übers.: M. M.). Auch von Glasersfeld (1990) bezeichnet Konstruktivismus als ein Mosaik von Ideen in der Philosophiegeschichte, die liegen geblieben waren und die er wie ein epistemologischer Lumpensammler aufgeklaubt und neu zusammengestellt hat.

Trotz der Ablehnung von objektiver Erkenntnisfähigkeit wird die Frage, ob der Zugang zur Wahrheit damit unerkennbar bleiben muss, von Heinz von Foerster als unentscheidbar beantwortet (Pörksen 2018). Diese Sichtweise macht deutlich, dass in der Logik des Konstruktivismus jede Aussage wiederum selbst als Konstrukt gesehen wird.

Die Perspektive, dass wir unsere Welt nur konstruieren, aber nicht im hergebrachten Sinn »wirklich erkennen« können, eröffnet die Möglichkeit, vielfältig zu denken und bisher vertraute Erklärungen, zum Beispiel für Probleme, infrage zu stellen. Wenn ein Problem als Konstrukt betrachtet wird, kann es mit sehr unterschiedlichen

3 Im Original: »This world is only in our imagination and the only reality is imagining.«

Bedeutungen und Bewertungen versehen werden und ist als solches nicht per se »gegeben«. Von Glasersfeld meint dazu: »Die konstruktivistische Sicht macht – zumindest ist das meine Erfahrung – Möglichkeiten der Existenz offenbar, die vorher undenkbar waren« (von Glasersfeld 2018, S. 58).

Diese Sichtweise auf die Erweiterung des Erkenntnishorizonts führt aber auch zu einem oft genannten Vorwurf der Beliebigkeit, wenn die Theorie nämlich so verstanden wird, alles sei wahr und falsch zugleich, womit es beliebig wäre, wie man sich positioniert oder entscheidet. In einem neueren Artikel wird unterstellt, dass man sich mit dieser Konzeption – in Anlehnung an Pippi Langstrumpf – eine Welt »widdewiddewit wie sie mir gefällt« konstruieren könne (Schneider 2022, S. 363). Bei dieser Kritik wird ausgelassen, dass die Theorie nur etwas über die Möglichkeiten des Erkennens, nichts aber über ethische, moralische oder politische Bewertungen und Einordnungen aussagt. Die konstruktivistische Theorie gibt daher keine Rechtfertigung, sich beliebig oder – schlimmer noch – willkürlich zu positionieren. Das würde schon der Konzeption nicht entsprechen. Maturana äußert sich in einem Interview dazu folgendermaßen: »Nationalsozialismus ist eine Weltanschauung, die vorhanden ist, so wie viele andere auch, aber ich WILL sie nicht, weder für mich, noch für meine Kinder.«[4] Es ist ein Wagnis und eine große Verantwortung, eine Position einzunehmen oder eine Entscheidung zu treffen, auch wenn es keine Sicherheit geben kann, was »objektiv« richtiger oder weniger richtig wäre. Die Orientierung in Bezug auf sich selbst, auf andere und damit auf die Welt kann daher nur in der Beachtung der Relation zu anderen gelingen, indem auf Unterschiede und Ähnlichkeiten fokussiert und diese in Kommunikation gebracht werden. Das ermöglicht, eine etwas stabiler erlebte Form von Wirklichkeit aufzubauen, als dies für die Person alleine möglich wäre (von Glasersfeld 1990). Vielleicht wird damit nachvollziehbar, warum der Fokus der Aufmerksamkeit auf Kommunikation in der systemischen Theorie eine so zentrale Bedeutung bekommen hat.

2.1.4 Kommunikation

Wie also erfolgt eine gemeinsame Konstruktion der Welt? Die Antwort der soziologischen Systemtheorie darauf lautet: durch Kommunikation (Luhmann 1994). Da uns Denken und Fühlen anderer Menschen

4 Aus dem Film *Suspicious Minds (Die Ordnung des Chaos)* von Peter Krieg (1991).

letztendlich verborgen bleiben, sind wir in unserem Zusammenleben auf Kommunikation angewiesen. Nur damit können wir uns orientieren und uns selbst und die Welt der anderen verständlicher machen. Die soziologische Systemtheorie definiert *Kommunikation* als Synthese dreier Selektionen: von Information, Mitteilung und Verstehen (Luhmann 1994). Kommunikation ist ein Prozessieren von Selektionen, indem bestimmte Informationen ausgewählt, in der Kommunikation angeschlossen und anderes beiseitegelassen wird. Aus den manchmal unendlichen Möglichkeiten in Betracht kommender Informationen wird eine bestimmte Information *(1. Selektion: Auswahl von Information)* ausgewählt, gleichzeitig wird selektiert, ob daraus eine Mitteilung werden soll oder nicht *(2. Selektion: Mitteilungsverhalten)*. Die Auswahl wird von »Erwartungen« geleitet, die abhängig von den bisherigen Erfahrungen im Leben sind, die zum Beispiel als beglückend oder aber belastend erlebt wurden. Die Theorie fokussiert jedoch nicht auf solche möglichen Motive der Selektion, sie bezieht sich nur auf die beobachtbaren Phänomene, hier auf die Mitteilung. Auch die Wahl des Mitteilungsverhaltens wird lediglich festgestellt, und es wird nicht danach gefragt, ob etwas »bewusst« oder zufällig oder aus anderen Gründen gewählt wurde.

Die Unterscheidung, ob es sich um eine Information oder Mitteilung handelt *(3. Selektion)*, betrifft die Frage, wie das Kommunizierte verstanden und damit der Kommunikationsakt abgeschlossen wird. Diese Überlegung gibt dem Adressaten/Empfänger der Kommunikation insofern eine besondere Bedeutung, als die folgenden Anschlussoperationen in der Kommunikation erst zeigen, ob die vorausgehende Kommunikation verstanden worden ist. Logischerweise nennt ihn Luhmann daher auch »Ego« und den Mitteilenden »Alter« (Luhmann 1994).

Mit dieser Konzeption von Kommunikation erfolgt ein Abschied von der Metapher, sie als »Übertragung« zu verstehen, in der dem sogenannten »Sender« eine wesentliche Verantwortung in der Gestaltung von gelingender Kommunikation zugeschrieben wurde. Im Unterschied dazu kommt hier dem Verstehen des Empfängers, dem sogenannten »Ego«, die wesentliche Bedeutung zu, da die nächsten Anschlussoperationen in der Kommunikation davon abhängig sind, auf welche Art und Weise verstanden worden ist. Kommunikation ist somit nicht steuerbar, sondern wechselseitig kontingent, im Sinne von unberechenbar und unerwartbar *(doppelte Kontingenz)*.

Kommunikation meint übrigens nicht nur sprachliche Kommunikation, auch wenn dies oft so verstanden wird. »Wir können mithin Intentionalität und Sprachlichkeit nicht zur Definition des Kommunikationsbegriffs verwenden« (Luhmann 1994, S. 209). Mitteilung ist eine Selektionsofferte, und das kann auch etwas ganz anderes als Worte sein – ein Zeichen, eine Bewegung, ein Blick, ein Lächeln … Worte differenzieren lediglich die Komplexität der Selektionsmöglichkeiten, aber haben das Risiko, dass vieles andere beiseitegelassen wird.

2.1.5 Folgerungen für die Aufstellungsarbeit

Nach diesen theoretischen Überlegungen kann man die Frage stellen, woran sich zeigen könnte, ob die Aufstellungsleiterin mit einem systemtheoretischen Hintergrund gearbeitet hat. Zur Beantwortung dieser Frage mögen die folgenden Überlegungen helfen.

Veränderung innerer Bilder

Hüther hat die Macht der inneren Bilder betont: Mit ihrer Hilfe »entscheidet ein Mensch, was ihm wichtig ist, womit er sich beschäftigt, wofür er sich einsetzt, worauf er seine Aufmerksamkeit fokussiert und wie er seine Vorstellungen umsetzt« (2004, S. 11). Davon ausgehend, dass szenische Methoden dazu einladen, innere Bilder zu externalisieren, wird als wesentliches Ziel der Arbeit die Veränderung der inneren Bilder gesehen.

Durch eine Aufstellung wird kein reales System abgebildet, sondern ein System erschaffen, das dann in seiner eigenen Art und Weise zu operieren beginnt. Innere Bilder von Problemen, Wünschen oder Zielen werden externalisiert und können damit sowohl auf eine andere Art und Weise als bisher beobachtet als auch in der Weiterentwicklung »neu« betrachtet werden. Dabei kann sich eine neugierige Haltung des Beobachtens und Forschens entwickeln und es werden oft neue Aspekte »sichtbar«, die bisher in der Suche nach Veränderung verborgen geblieben sind. Allein die Technik der räumlichen Externalisierung lädt zu einer neuen Beobachtungsperspektive und zu einer Unterschiedsbildung ein, da das psychische System in Analogie zu einem sozialen System betrachtet werden kann. Damit lassen sich auch Gefühle, Überzeugungen, Wünsche, innere Hindernisse und anderes als Beteiligte an der Kommunikation repräsentieren.

Oft erscheint den aufstellenden Personen schon allein das Vorgehen »angemessen ungewöhnlich« und macht einen Unterschied zu den bisherigen Bemühungen, eine Lösung für ihr Problem zu finden. Das kann zu anderen Erkenntnis- und Suchprozessen führen, die sich von den bisherigen unterscheiden, und, metaphorisch ausgedrückt, auch »unter die Haut gehen«. Die besondere Qualität dieser Vorgehensweise haben Vertreter*innen der systemischen Therapie (und davor Jacob Levy Moreno mit dem Psychodrama) schon früh erkannt und z. B. mit der Skulpturarbeit und Familienrekonstruktion (Virginia Satir) umgesetzt.

Ein ganz besonderer und die Möglichkeiten klassischer Beratungsansätze erweiternder Aspekt bei der Aufstellungsarbeit besteht in der Einbeziehung von Informationen des biologischen Systems. Sie bietet aufgrund der Präsenz von »Körpern« im Bild unzählige Möglichkeiten, diese für Anschlussoperationen zu nutzen und zusätzliche Informationen zu generieren, die bei anderen Verfahren nicht in dieser deutlichen Art und Weise zugänglich sind. Aufstellungsleiterinnen mit einem systemischen Hintergrund werden also einen besonderen Fokus der Aufmerksamkeit darauf legen, welche neuen, überraschenden und manchmal auch irritierenden Unterschiedsbildungen sich im fortlaufenden Prozess der Aufstellung für die »Auftraggeberin« eröffnen und welche Bedeutung und Auswirkung (auf der kognitiven und emotionalen Ebene) das auf sie hat. Möglicherweise wird sie auch während des Prozesses diesbezügliche Fragen stellen und von der Möglichkeit der Beobachtung von »außen« und von »innen« (bei der Einnahme eines bestimmten Platzes in der Aufstellung) Gebrauch machen.

Aufstellung als Konstruktion

Die bisherigen Überlegungen zur Systemtheorie postulieren, dass niemand einen besonderen Zugang zur Wirklichkeit und Wahrheit haben kann. Somit ist alles, was im Kontext von Aufstellungsarbeit beobachtet und analysiert wird, sogenannte »Hinbeobachtung« auf Grund der vorhandenen Wahrnehmungsmöglichkeiten der Personen, die an der Aufstellung beteiligt sind. Daher schlägt Gunther Schmidt auch vor, nicht von »Wahrnehmung«, sondern mehr von »Wahrgebung« zu sprechen (Schmidt 2004). Aus einer systemischen Perspektive wird bei einer Aufstellung kein reales System abgebildet, und daher kann sich auch nichts zeigen, was »wirklich« und »wahr« ist. Das wäre eine ontologische Sichtweise, ein Bezug zu sogenannten Wirklichkeiten, die Systemtheorien fremd ist. Daher wird mit Erklärungen über die sich entwickelnden neuen Perspektiven so umgegangen, dass es sich um neue Möglichkeiten handelt und nicht Erkenntnisse »an sich«. Denn schon eine Formulierung wie z. B. »es zeigt sich« könnte auf etwas als »gegeben« oder als Ursache hinweisen, was systemtheoretisch nicht möglich ist. Die sogenannten Strukturaufstellungen verzichten ganz auf Inhalte und können insofern als besonders konstruktivistisch bezeichnet werden, als hier die Verführung zu einer ontologischen Sichtweise reduziert wird.

Aufstellungsleiterinnen mit einem systemtheoretischen Hintergrund werden auf die Benennung von möglichen Ursachen eines Konflikts oder die Äußerung von Prognosen verzichten und damit vermutlich auch auf die Ableitung eindeutiger und eindrücklicher Erkenntnisse aus dem Prozessgeschehen. Eine systemische Vorgehensweise drückt sich eher in einer zu Vorsicht und Bescheidenheit mahnenden Haltung gegenüber dem Ergebnis und den neuen »Erkenntnissen« der gemeinsamen Arbeit aus.

Bedeutung von Kommunikation

Wird also eine Aufstellung als gemeinsame Konstruktion der Beteiligten gesehen, dann wird der Fokus der Aufmerksamkeit auf den Prozess der Kommunikation gelegt. Es wird erforscht, wie schwierige Situationen und leidvolle Erfahrungen sich im kommunikativen Austausch im System entwickelt haben und welche Anregungen (Fragen, Vorschläge, Hinweise, Kommentare) angeboten werden können, um hilfreiche Veränderungen einzuleiten. Auch die Erzählungen innerhalb von Familie sind eingebettet in soziale Kontextbedingungen (politische und kulturelle Rahmenbedingungen, Religion, unerwartete/traumatisierende Veränderungen des sozialen Kontextes) und eine soziale Konstruktion, die zu einer dominanten Rahmung für die familieninterne Kommunikation und das Erleben der Familienmitglieder in der Gegenwart werden kann. Wenn einem Thema wie zum Beispiel Ohnmacht, Scheitern, Krankheit in der Familiengeschichte eine besondere Bedeutung verliehen wird, kann die Wiederholung dieser dominanten Erzählung auch in folgenden Generationen eine (leidvolle) Wirkung entfalten, für die man in der aktuellen Lebenssituation wenig Erklärungen findet. Für eine transgenerationale Perspektive bedeutet das, dass die Hypothese der übernommenen Konflikte zwar eine mögliche Erklärung bleibt, dass aber erst überprüft werden muss, ob sie eine hilfreiche neue Information darstellt. Daraus lassen sich aber keine Prognosen oder sogar ein »Heilsversprechen« für die Zukunft ableiten. Es sind lediglich Erkenntnisse von Beobachterinnen, die in Kokreation zwischen Aufstellungsleiterin, Repräsentantinnen und der Gruppe entwickelt wurden und oft einen deutlichen Unterschied zu den bisherigen Erklärungen darstellen. Das kann viel verändern, vor allem auf der emotionalen Ebene.

Gestaltung der Vorgehensweisen

Wenn Veränderungsprozesse von »außen« nicht steuerbar sind, wenn ein »Intervenieren« in der ursprünglichen Bedeutung des Wortes aus einer systemischen Perspektive nicht möglich ist, dann stellt sich die Frage, was Aufstellungsarbeit zum Gelingen von ersehnten Veränderungsprozessen beizutragen vermag. Auch sie schafft, wie viele andere Verfahren, professionelle Rahmenbedingungen, in denen Unterschiede zu bisherigem Problemerleben und unerfüllten Lösungsversuchen erkannt werden können. Letztendlich geht es um ein gemeinsames Erkunden, es ist ein »koordinierter Vorgang ständigen Aufeinander-Reagierens und Einwirkens, das Austauschen und Erörtern von Ideen, Meinungen, Beobachtungen, Empfindungen, Gefühlen usw. Gemeinsames Erkunden ist ein Prozess, bei dem die Beteiligten sich im Fluss, in Bewegung befinden« (Anderson 1997, S. 135). Diese Sichtweise legt nahe, dass Klientin und Expertin für ihre Sicht der Probleme und gleichzeitig auch für die angestrebte Veränderung verantwortlich sind (Anderson u. Goolishian 1992). Aufstellungsleiterinnen als sogenannte »Expertinnen« sind nur die wachsamen Begleiterinnen im Sinne von Moderatorinnen des sich entwickelnden Kommunikationsprozesses. Ihre Aufgabe ist es, sich ganz in den Dienst des Anliegens um Veränderung zu stellen und mit allen Sinnen zu versuchen zu erfassen, worum es gehen könnte. Das bedeutet, dass die Gestaltung des Prozesses nicht von eigenen Konzeptionen, von Vorgaben der Methode oder von der Überzeugung, was die Klientin braucht, geleitet wird, sondern dass dieses »Wissen« zugunsten der Expertinnenschaft der Klientin für sich selbst hintangestellt wird. Gleichwohl werden wie aus einer Hintergrundfolie Fragen, Kommentare, Sätze angeboten und auf ihre Auswirkung im aufgestellten System überprüft.

In diesem Sinn obliegt der Aufstellungsleitung dann doch eine Expertinnenschaft, nämlich für die Gestaltung der Kommunikationsprozesse, im Rahmen derer erkannt wird, an welche Prozesse der Wiederholung des Problemsystems nicht mehr und an welche der sich entwickelnden Veränderungen sehr wohl angeschlossen werden soll.

Haltung der Leitungsperson

Eine systemische Perspektive in der Aufstellungsarbeit würde sich somit in der Art und Weise zeigen, wie der Prozess geleitet wird. Die beschriebene Vorgehensweise wird in der systemischen Konzeption als *Haltung des Nicht-Wissens* beschrieben (Anderson u. Goolishian 1992). Sogenannte »Interventionen« würden sprachlich als Möglichkeiten, Vorschläge, Angebote und nicht als Vorgaben und Aufforderungen formuliert. Das zeige sich unter anderem vor allem darin, dass sprachlich eher der Konjunktiv als der Indikativ verwendet werde. Aufstellungsleiterinnen mit einem systemischen »Hintergrund« werden eigene Bewertungen und Positionierungen vermeiden und all dem, was sie selbst beobachten und was durch die Repräsentantinnen gezeigt oder geäußert wird, mit einer interessierten, aber neutralen Haltung entgegentreten. Das bedeutet auch, dass alles »Wissen« über Ordnungen, Lösungsbilder und hilfreiche Strukturangebote lediglich als *Hypothese* angeboten wird, und es wird gleich wieder fallengelassen, wenn es im aufgestellten System keinen Anschluss findet.

Neutralität als Ausdruck des »Nicht-Wissens« folgt der systemischen Konzeption, dass die Art und Weise, wie Repräsentantinnen und »Auftraggeberinnen« an die Vorgehensweise der Aufstellungsleiterin anschließen, zwar beobachtbar ist, dass diese aber nicht intendiert werden kann, da sich Verstehensprozesse in ihrer eigenen Logik organisieren und sich nicht an Interventionen z. B. einer Aufstellungsleitung halten, seien diese auch noch so überlegt und eindrucksvoll. Luhmann spricht hier von *»doppelter Kontingenz«* zwischen »Alter« und »Ego«. Unberechenbarkeit, Verunsicherung und Zweifel sind keine aufhebbaren Unannehmlichkeiten, sondern der Normalfall der Kommunikation. Die »doppelte Kontingenz« stellt die Aufstellungsleiterin insofern vor eine große Herausforderung. Sie muss mit dem Dilemma »Handele wirksam, ohne im Voraus zu wissen, wie und was dein Handeln auslösen wird!« (Ludewig 1997, S. 107) umgehen lernen. Das bedeutet auch, auf »Wissen« oder einen Plan für den nächsten Schritt zu verzichten, denn systemische Konzeption verlangt, an die Informationen des aufgestellten Systems und nicht an die eigenen Konzeptionen anzuschließen. Dies beinhaltet einen Verzicht auf Sicherheit und erfordert ein mutiges Wagen, sich Unbekanntem anzuvertrauen.

Auf die Frage, was hilfreich und unterstützend sein könnte, um diese Verunsicherung (aus)zuhalten und zu balancieren, gibt es vermutlich keine eindeutige Antwort. Der Hinweis der Systemtheorie, dass wir nur im Rahmen unserer Möglichkeiten einen Zugang zur Wirklichkeit der Klientinnen haben und unser Wissen nur so gut ist, wie es von ihnen verstanden wird, birgt vermutlich die größte Verunsicherung im praktischen Arbeiten. Um diese oft eintretende Situation bewältigen zu können, gibt es keine methodischen »Hilfsmittel«, sondern nur ausreichend Selbsterfahrung über den eigenen Umgang mit Unsicherheit, Unberechenbarkeit und Zweifel. Gleichzeitig zeigt sich, dass genau diese Momente, in denen niemand weiß, wie es weitergeht, aber die unsichere, manchmal auch bedrohlich erscheinende Situation gehalten und durchgegangen wird, oft erstaunliche und unerwartet gute Wendungen einleiten. Manchmal lässt sich im Nachhinein (re) konstruieren, wie es dazu gekommen ist, aber manchmal bleibt die Veränderung auch ein Geheimnis.

Zusammenfassend bietet Aufstellungsarbeit aus einer systemischen Perspektive die Möglichkeit, die unglaubliche Vielfältigkeit der ununterbrochen ablaufenden Operationen in sozialen, psychischen und biologischen Systemen durch räumliche Repräsentation in ihrer Komplexität zu reduzieren und dadurch beobachtbarer zu machen. Unser Wahrnehmungssystem scheint mit der Beobachtung der Vielfalt der gleichzeitig ablaufenden Prozesse im Ablauf der Zeit überfordert zu sein. Ein »Bild« von etwas zu haben, einen Eindruck, eine Anmutung nimmt die ablaufenden Operationen aus der zeitlichen Abfolge und verdichtet sie. Aufstellungsarbeit kommt den strukturell gegebenen Möglichkeiten der menschlichen Wahrnehmung entgegen und versucht durch die räumliche Repräsentation das Essenzielle der ablaufenden, das Problem aufrechterhaltenden Prozesse zu verdeutlichen. Diese Vorgehensweise kreiert einen Unterschied – von »in etwas eingebunden« oder diesem sogar ausgeliefert zu sein hin zu etwas, was beobachtbar und analysierbar ist. Das vermehrt die Möglichkeiten zur Entwicklung von Ideen im Sinn der persönlichen Einflussnahme in eine erwünschtere Richtung.

Für die Vorgehensweisen in der Praxis bleibt es relevant, mit welcher theoretischen Konzeption die Prozesse gestaltet werden. Damit wird Aufstellungsarbeit zu einer – vermutlich besonderen – Vorgehensweise im Rahmen einer psychotherapeutischen oder beraterischen Methode.

2.2 Phänomenologie

Thomas Latka und Diana Drexler

Der Grundstein für die Phänomenologie als eigenständige philosophische Richtung wurde Anfang des 20. Jahrhunderts von Edmund Husserl (1859–1938) gelegt. Die historischen, geografischen und disziplinären Entwicklungsstränge sind mit zahlreichen Namen verbunden und lassen sich nicht linear nachvollziehen. Der einflussreichste Schüler von Husserl in Deutschland war Martin Heidegger (1889–1976), in Frankreich knüpfte Maurice Merlau-Ponty (1908–1961) an Husserls Überlegungen an. Wichtiger Vertreter einer phänomenologischen Psychiatrie und Psychotherapie heute ist der Psychiater und Philosoph Thomas Fuchs.

In diesem Abschnitt werden Aspekte phänomenologischer Theorien und theoriegeleiteter Vorgehensweisen zusammengefasst, die wir für die Konzeptionalisierung der Aufstellungsarbeit als nützlich ansehen. Dazu gehören auch Ideen des Neophänomenologen Hermann Schmitz (1928–2021), die Thomas Latka für die Aufstellungsarbeit nutzbar zu machen versucht (Latka 2023, S. 531–559). Wenn wir uns in der folgenden Darstellung vor allem auf Begrifflichkeiten von Husserl, Heidegger, Merleau-Ponty, Schmitz und Fuchs beziehen, ist diese Auswahl wie schon bei den Systemtheorien subjektiv, und wir möchten die interessierte Leserin ermutigen, sich selbst vertiefend mit dieser Geistesrichtung zu befassen. Hierfür seien die Einführung von Fellmann (2006) in die Phänomenologie und die Einführung von Rappe (2018) in die moderne Phänomenologie empfohlen.

Der Begriff Phänomenologie stammt vom altgriechischen Wort *phainomenon* und meint Sichtbares, sich Zeigendes. Phänomenologische Ansätze, die sich auf die Gründerfigur Husserl beziehen, sehen den Ursprung der Erkenntnisgewinnung in allem, was sich der sinnlichen Wahrnehmung unmittelbar zeigt *(Phänomene)*. Diese Phänomene werden als gegeben angenommen. Sie sind als solche prinzipiell zugänglich und können uns in ihrem Wesen begegnen. Damit setzt sich diese Denkrichtung von Annahmen ab, nach denen der Mensch zu den Phänomenen selbst keinen Zugang hat, z. B. weil diese nur vom Gehirn produziert werden (Systemtheorien, Neurokonstruktivismus). In früher Abgrenzung dazu lautet das Forschungsprogramm der Phänomenologen mit den Worten von Husserl: »Zurück zu den Sachen selbst« (Husserl 1984, S. 10).

Ziel phänomenologischer Erkenntnisgewinnung ist es, sich ganz auf die Erscheinung zu konzentrieren und das Wahrgenommene möglichst störungsfrei und bei weitreichender Abschaltung von Umwelteinflüssen, Vorurteilen, subjektiven Erfahrungen, gelerntem Wissen etc. zu beschreiben *(Epoché)*. Epoché meint, Dinge »mit neuen Augen« zu sehen, Vorannahmen zu erkennen, »einzuklammern« und vorläufig beiseite zu legen - in Ziel, das aber eher ein Weg ist, denn zum einen wird auf Annahmen über die tatsächliche Existenz der Phänomene verzichtet, zum anderen sind die zahlreichen Störeinflüsse auf diesem Weg nicht kontrollierbar. Damit grenzt sich die Phänomenologie von den Naturwissenschaften und dem damit verbundenen Technizismus ab, sofern sie objektive Erkenntnisse losgelöst von der subjektiven Perspektive des Untersuchenden postulieren und anstreben. Husserl stellt diesem Anspruch einen erkenntnistheoretischen Kompromiss gegenüber: Das Wesen der Dinge ist theoretisch erkennbar (objektiv) *und* die Wirklichkeit kann nie so erfahren werden, wie sie ist, da Wahrnehmung immer durch den Filter der Erfahrung relativiert werden muss (subjektiv). Das Bewusstsein von »Etwas« wird also je nach Intention inklusive der damit einhergehenden Erwartungen, Erinnerungen, Vorbehalte immer ein jeweils anderes sein.

Bedeutsamer als die Wahrnehmung des Gegenstands an sich ist die Art der Erkenntnis über den Gegenstand: »Anders wahrnehmen ist Anderes Wahrnehmen« (Levinas in Waldenfels 1992, S. 19). Mit dieser Kompromisshaltung wird der starre Dualismus von subjektiver Konstruktion oder Objektivität der Wirklichkeit aufgehoben: »Indem jemand etwas erlebt oder erfährt, ist er in sich selbst bei anderem, ist er außer sich, überschreitet er sich« (Waldenfels 1992, S. 16).

Die zentrale Frage der von Husserl konzipierten Phänomenologie ist also nicht, *ob* wir die Realität der Außenwelt erkennen können, sondern *wie* uns die Dinge in Erscheinung treten und welche Schlüsse wir daraus ziehen, also letztlich, wie subjektives Erleben und Urteilen entstehen. Phänomenologie in diesem Sinn ist eine *Grundlagenwissenschaft der subjektiven Erfahrung*. Als Wissenschaft und Haltung konzentriert sie sich ganz auf den Wahrnehmungsakt selbst, auf das Pendeln zwischen Selbst- und Fremdwahrnehmung, auf eine Schulung des Sehens. Zentrale Aspekte dieser Erfahrung sind Raum, Zeitlichkeit, Leiblichkeit und intersubjektive Beziehungen. Ein Hauptanliegen der modernen Phänomenologie ist also die Aufhebung der klassischen Trennung zwischen einer inneren

Bewusstseinswelt und der äußeren Objektwelt. Im Folgenden werden die Auffassungen und Begrifflichkeiten einiger bedeutender Phänomenologen dazu zusammengefasst.

2.2.1 Jenseits von Innen- und Außenwelt: Lebenswelt

Husserl möchte die platonisch-kartesische Vorstellung von einem geschlossenen Bewusstsein, das keinen Kontakt mit der Außenwelt hat, überwinden. Dazu fokussiert er auf die Fähigkeit des Bewusstseins, sich auf Dinge in der Welt auszurichten *(intentionale Ausrichtung):* »Jedes Bewusstsein ist Bewusstsein von etwas« (Husserl 1966, S. 126). Das meint, dass wir die Dinge zwar außerhalb von uns selbst, als getrennt, verschieden und unabhängig von unserem Bewusstsein wahrnehmen, dass aber unsere Auffassung von diesen Dingen immer auch etwas von uns, nämlich eine subjektive Perspektive beinhaltet und somit Subjekt und Objekt untrennbar miteinander verbunden sind. Alles Handeln und Sagen entsteht in Kontakt mit einer Welt, die sich wiederum nur in begrenzten Perspektiven erschließen lässt. Sehen spielt sich immer zwischen Sehendem, Sichtbarem und Mitsehendem ab. Welt und Erfahrung bleiben unabgeschlossen (siehe Waldenfels 1992). Diese Aufhebung des Dualismus von innen und außen, von »in sich« oder »beim anderen« sein deckt sich mit seinem Begriff der *Lebenswelt,* der als Überwindung der Spaltung in subjektiver Innen- und objektiver Außenwelt gelesen werden kann.

Heidegger versucht, die Spaltung zwischen *Innen* und *Außen* durch seinen zentralen Begriff des *In-der-Welt-Seins* zu überwinden und verabschiedet sich ganz von der Gegenüberstellung beider Aspekte, wie er dies am Beispiel von Stimmungen expliziert:

> »Die Stimmung überfällt. Sie kommt weder von ›Außen‹ noch von ›Innen‹, sondern steigt als Weise des In-der-Welt-seins aus diesem selbst auf. […] Die Stimmung hat je schon das In-der-Welt-sein als Ganzes erschlossen und macht ein Sichrichten auf … allererst möglich. Das Gestimmtsein bezieht sich nicht zunächst auf Seelisches, ist selbst kein Zustand drinnen, der dann auf rätselhafte Weise hinausgelangt und auf die Dinge und Personen abfärbt« (Heidegger 1967, S. 136–137).

Auch *Merleau-Ponty* sucht Alternativen zu der Gegenüberstellung von Innen- und Außenwelt. Man dürfe weder eine objektiv fertig bestimmte Welt voraussetzen, wie die Wissenschaft sie ausmale, noch das Feld der unbestimmten Phänomene als Bewusstseinszustände in eine psychische Innenwelt introjizieren.

Noch stärker wendet sich *Schmitz* gegen die Vorstellung einer Trennung in Innen und Außen, die er »Weltspaltung« nennt. Mit dieser gehe eine Introjektion des Erlebens in psychische Innenwelten und das Postulat einer objektiv bestehenden Außenwelt einher. Er verurteilt dieses Denken als Introjektionismus und versteht darunter die übertriebene Vorstellung, dass alles qualitative Erleben des Menschen in einem abgeschlossenen Container stattfindet, aus dem er nicht hinaus zu den »Sachen« und zu anderen Menschen komme. »Die Lehre, dass für jeden Bewussthaber seine Innenwelt so abgeschlossen ist, dass er nicht aus ihr heraustreten kann« (Schmitz 2007, S. 824), verurteilt er als zu überwindendes »Innenwelt-« bzw. »Immanenzdogma« (Schmitz 1996, S. 90). Demgegenüber verstärkt er die These des In-der-Welt-seins von Heidegger und geht davon aus, dass wir uns immer schon als lebendige Wesen in der Welt erfahren und eine Trennung zwischen innen und außen erst nachträglich möglich sei.

Fuchs (2013) stellt mit seinem Konzept des *Lebensraums* explizit Verbindungen zu Psychologie und Psychotherapie her und beschreibt Letzteren als »Gesamtheit der leiblichen und sozialen Beziehungen«. Er fungiere wie eine persönliche, ökologische Nische, in die das Individuum eingebettet ist und die alle belebten oder unbelebten Aspekte der Umgebung umfasst, mit der eine Person im zirkulären Austausch steht. Psychische Störungen sieht Fuchs als Einschränkung oder Einengung dieses Lebensraums, und die Aufgabe von Psychotherapie sei es, den Möglichkeitshorizont des Lebensraums wieder zu öffnen und den Aktionsradius des Patienten in seinem Lebensraum zu erhöhen.

2.2.2 Körper, Psyche, Leib

Im abendländischen Denken wiederholt sich seit Beginn der Philosophie vor über 2000 Jahren auch die Vorstellung einer konzeptionellen Spaltung des Menschen in Körper und Psyche. Alles Messbare, Lokalisierbare und Räumliche wird dem Körper zugerechnet, die Psyche verbleibt nicht lokalisierbar, unräumlich und entzieht sich der Verkörperung und Vermessung. Auf der Grundlage dieser methodischen Trennung sind große naturwissenschaftliche und medizinische Fortschritte erzielt worden, aber zugleich sind zahlreiche Phänomene durch diesen konzeptionellen Spalt gefallen. Auch wenn Husserls Hauptinteresse das intentionale Bewusstsein ist, so bemerkt auch er schon, dass zwischen Körper und Bewusstsein noch etwas anderes zu finden sei:

> »Unter den eigentlich gefassten Körpern dieser Natur finde ich dann in einziger Auszeichnung meinen Leib, nämlich als den einzigen, der nicht bloßer Körper ist, sondern eben Leib« (Husserl 1950a, S. 128).

Der Leib bildet den »Nullpunkt« (Husserl 1952, S. 158), von dem alle Orientierung ausgeht, sei es nun in Bezug auf Richtungen wie »oben« und »unten« oder auf Distanzen wie »fern« und »nah«.

Heidegger übernahm die subjektive Dimension des Körpererlebens als Leib, wenn er bemerkte, dass der Leib »jedenfalls kein Ding, kein Körper« (Heidegger 1987, S. 113) sei, sondern »je mein Leib«. Im Unterschied zum Körper sind die Grenzen des Leibes flexibel und von qualitativ anderer Art, d.h. sie können auch über den Körper hinausgehen, z. B. wenn ich auf etwas zeige: »Beim Zeigen mit dem Finger auf das Fensterkreuz dort drüber höre ich nicht bei den Fingerspitzen auf.« (Heidegger 1987a, S. 113). Der Leib ist immer in Aktion, d.h., »der Leib ist nur insofern er leibt: Leib« (Heidegger 1987a, S. 113).

An Heidegger anschließend charakterisiert *Merleau-Ponty* den »Leib als Subjekt der Wahrnehmung« und positioniert ihn als Medium zwischen Psyche und Körper, zwischen Ich und Welt und damit als Mittel des »Zur-Welt-Seins« (Merleau-Ponty 1966, S. 263).

Zwar bieten Husserl, Heidegger und Merleau-Ponty noch keine klaren begrifflichen Unterscheidungen zwischen Leib und Körper an, doch zeigt die Nutzung ihrer Begriffe deutlich den allmählichen Übergang von einer dichotomischen Körper-Psyche-Terminologie zur integrierenden Leib-Perspektive.

Schmitz bemüht sich um eine weitere begriffliche Klärung und bezeichnet den Leib als das,

> »was jemand in der Gegend (nicht immer in den Grenzen) seines Körpers von sich selbst, als zu sich selbst gehörig, spüren kann, ohne sich der fünf Sinne, namentlich des Sehens und Tastens, und des aus deren Erfahrung gewonnenen perzeptiven Körperschemas (der habituellen Vorstellung vom eigenen Körper) zu bedienen« (Schmitz 2009, S. 35).

Er kritisiert die Vorstellung, dass Wahrnehmung nur über physische Reize der Sinneskanäle zustande kommt, als »Physiologismus« und legt Wert darauf, dass leibliche Wahrnehmung darüber hinaus geht, da wir ganzheitliche Eindrücke haben: »Wahrnehmen ist nicht ein Registrieren von Empfindungen, sondern ein Bemerken, was los ist«

(Schmitz 2003, S. 334). Leibliches Erleben wird also immer als »zu mir gehörig« erlebt. Die Vorstellung, dass der Ausdruck »sinnliche Wahrnehmung« schon ein Risiko der Reduktion im naturwissenschaftlichen Sinne birgt und dass es womöglich Formen der Wahrnehmung gibt, die über die Einteilung der »klassischen« Sinne hinausgehen, erscheint aus physiologischer Sicht zunächst schwer nachvollziehbar. Allerdings scheinen Wahrnehmungen ohne äußere Sinnesreize durchaus möglich, wie z. B. im Traum, in der Imagination oder auch in Aufstellungen, wenn Stellvertreter Aussagen treffen wie: »Ich höre eine Stimme oder ein Geräusch (den Tinnitus)«, »hier riecht es nach ...«.

Die Herausforderung bei solchen Aussagen besteht darin, diese als subjektive Tatsachen gelten zu lassen, ohne nach objektiven Ursachen im Außen zu suchen. Besonderen Wert legt Schmitz auf die Möglichkeit, leiblich in Kontakt zu gehen, ohne dass es dafür Körperkontakt braucht, denn leibliche Wesen sind aus seiner Sicht keine abgeschlossenen Monaden, sondern können sich mit anderen Gegenständen oder Lebewesen »einleiben«, d.h. zusammen übergreifende Quasi-Leiber bilden. Mit »Einleibung« ist eine Art der leiblichen Verschränkung bzw. Resonanz gemeint, die einseitig oder wechselseitig stattfinden kann. Ein Beispiel dafür ist die *einseitige Einleibung* des Blinden in einen Blindenstock, mit dem er sein leibliches Dasein in der Welt so erweitert, dass sein leibliches Erleben nicht an der Hand, sondern am Ende des Blindenstocks aufhört.

Ähnliche Phänomene sind die Einleibung in das eigene Auto, die ein effizientes und elegantes Parken in Parklücken ermöglicht, weil das ganze Gefährt fast wie ein integrierter »Körperteil« erlebt wird. Auch das Lesen eines fesselnden Kriminalromans oder das Beobachten eines Lagerfeuers kann als einseitige Person-Ding-Einleibung beschrieben werden, bei der man in einen besonderen, leiblich ausgerichteten Zustand kommt, der durch übergreifende Resonanzen bestimmt ist. Beispiele für *wechselseitige Einleibung* sind z. B. gemeinsames Singen, Musizieren, Tanzen oder auch nur ein flüchtiger Blickwechsel, der einem nahegeht. Gerade auch Großveranstaltungen (im Fußballstadion oder im Konzert) können dazu führen, dass man eine aufkommende Atmosphäre als ganz besonders am eigenen Leib erlebt. Schmitz betont, dass diese grundlegende Fähigkeit, in leibliche Resonanz zu gehen, ontogenetisch früh angelegt wird:

> »Einleibung ist nichts Nachträgliches, sondern wahrscheinlich schon zwischen der werdenden Mutter und dem Embryo wirksam und nach der Geburt dem Neugeborenen verfügbar, wofür dessen wunderbare Leistungen in mimischer Nachahmung Zeugnis geben« (Schmitz 1997, S. 100).

Fuchs betont die komplementären Aspekte zwischen dem »Leib, der wir sind, und dem Körper, den wir haben« und spricht von einer *personalen Aspektdualität und Verschränkung* zwischen Körper und Leib:

> »Der objektive Raum des physischen Organismus und der subjektive Raum des leiblichen Erlebens sind ineinander verschränkt und modifizieren sich ständig wechselseitig« (Fuchs 2011, S. 353).

Er definiert Lebendigkeit als leibliches In-der-Welt-Sein und als präreflexiven Hintergrund aller Erfahrung. Sie äußert sich in basalen Emotionen von Ruhe–Unruhe, Behagen–Unbehagen, Vitalität–Ermüdung, Spannung–Entspannung. Diese organismischen Zustände manifestieren sich nicht in bestimmten Körperteilen, sie sind übergreifend und »implizit«, können nicht gemacht, sondern nur erfahren und gelebt werden (Fuchs 2024).

Zusammengefasst wird mit dem leiblichen Spüren ein »weiteres« In-der-Welt-Sein beschrieben, als dies mit dem betastbaren Körper möglich ist. Es bleibt eine Herausforderung, das Verhältnis von physischem Körper und spürbarem Leib so zu bestimmen, dass daraus nicht ein neuer Dualismus entsteht. Statt des »Entweder-oders« von Körper und Leib bietet sich ein »Sowohl-als-auch« an, insbesondere wenn man auf der Suche nach einer ganzheitlichen, therapeutisch nutzbaren Anthropologie ist.

2.2.3 Eine Konstruktion aus Einzelnen und die Situation im Hintergrund

Die Phänomenologie sieht traditionell das einzelne wissenschaftliche Faktum im Kontext der Lebenswelt und sucht hinter jedem Einzelnen immer das Umfassende und Durchdringende, vor dessen Hintergrund es als solches erst explizierbar wird. *Husserl* (1954, S. 229) bleibt zunächst noch der Vorstellung verhaftet, »... dass das Universum vorgegeben ist als ein Universum von ›Dingen‹«. Erst in seinem letzten Lebensjahrzehnt fokussiert er auf die Koexistenz alles Einzelnen:

> »Kein Absolutes kann sich der universalen Koexistenz entziehen, es ist Unsinn, dass etwas ist und mit keinem Sein in Konnex steht, dass es allein ist« (Husserl 1973, S. 371).

Heidegger distanziert sich explizit von der ontologischen Vorstellung, dass die Welt primär aus zusammengesetzten Einzelelementen bestünde, die erst durch den menschlichen Geist zu größeren Konstellationen konstruiert würden. Demgegenüber spricht er von »Bewandtnisganzheit«, »Verweisungszusammenhang« bzw. »Situationszusammenhang« (Heidegger 1987b, S. 206) und meint damit, dass Menschen direkten Zugang zu bedeutsamen, ganzheitlichen Eindrücken haben und nicht lediglich wahrnehmende Konstrukteure durch additive und synthetische Leistungen sind. Auch stehen wir als Lebewesen nicht wie ein Gegenstand der Welt entgegen, sondern sind eingebettet in der Welt und immer schon mit ihr situativ verstrickt. Es braucht daher ontologisch ein Verständnis des »In-der-Welt-seins« und des »Eingebettet-seins« in Situationen.

Auch *Merleau-Ponty* betont, dass einzelne Wahrnehmungen des Subjektes nicht von der Situation losgelöst werden können, in der es sich befindet: »Das Subjekt ist aber in Situationen, es ist selbst nichts anderes als eine Möglichkeit von Situationen« (Merleau-Ponty 1966, S. 464). Mit »Situation« meint er nicht nur die physische Umgebung, sondern auch die sozialen, kulturellen und persönlichen Aspekte, die die Wahrnehmung beeinflussen, lässt aber zugleich unbestimmt, was eine »Situation« von einer Menge von einzelnen Faktoren unterscheidet.

Die vorgenannten Philosophen weiterführend bezeichnet *Schmitz* den in der abendländischen Philosophiegeschichte vorrangigen Fokus auf Vereinzelung als »Konstellationismus« und stellt dem explizit die *Situation* als »Grundgegebenheit des In-der-Welt-seins« (Schmitz 2010, S. 42) gegenüber. Er verwendet diesen Begriff ganz anders als im täglichen Sprachgebrauch üblich, also nicht nur für kurze Ereignisse, wie z. B. eine Gefahrensituation, sondern auch und gerade für lang anhaltende Gegebenheiten wie »Familie«, »Sprache« oder allgemein »Lebenswelt« (nach Husserl), in die man hineingeboren wird oder (über Jahre) hineinwächst. Er meint mit »Situation« jede mannigfaltige Ganzheit, in der es auf Einzelheit, Identität oder Verschiedenheit gar nicht ankommt, ja an diesen Merkmalen sogar mangelt, z. B. beim Schwimmer im Wasser oder beim Muttersprachler, der – im Unterschied zu jemandem, der eine »Fremdsprache« lernt, – die Regeln seines Sprachgebrauchs nicht benennen kann. Auch der Eindruck, den wir uns von einem Menschen oder einer Landschaft machen, ist eine Situation in diesem Sinne, da wir ein ganzheitliches Bild von diesen haben, ohne uns an Einzelheiten erinnern zu müssen. Als *allen Situationen gemeinsame Merkmale* definiert Schmitz (1999, S. 219) die folgenden: Sie sind

- ganzheitlich, da sie nach außen abgehoben und in sich zusammengehalten sind. Der Eindruck eines Menschen hebt sich von dem anderer ab und ist in sich eine zusammenhängende Gestalt,
- bedeutsam in dem Sinn, dass sie nicht erst nachträglich von einem Beobachter hinzugefügt zu werden brauchen,
- binnendiffus, d.h., sie lassen sich nicht vollständig auf einzelne Elemente reduzieren und sind immer etwas anderes bzw. mehr als die Summe von Einzelheiten.

2.2.4 Die Räumlichkeit des In-der-Welt-Seins

Solange im dualistischen Weltbild alles Räumliche dem Körper zugeordnet wurde, konnte die Psyche nicht mit räumlichen Kategorien begriffen werden. Mit dem Leibbegriff kann räumliches Erleben jenseits der Körper-Psyche-Trennung konzeptionell gedacht werden.

Husserl (1954, S. 385) argumentiert, dass das Raumerleben durch die Wissenschaften zunehmend mathematisiert und Raum schließlich nur noch als geometrischer Raum verstanden wurde. Dagegen bezieht er Stellung, wenn er darauf hinweist, dass der Raum ein intentionales Objekt ist, das nicht primär körperlich messbar ist, sondern in unserem Bewusstsein als Struktur erscheint. Raum sei keine unabhängige, objektive Realität, sondern werde in unserer Wahrnehmung und Vorstellung »konstruiert«. Wir erleben Raum durch unsere intentionalen Akte, indem wir uns auf räumliche Objekte beziehen. Raum ist demnach eine eigenständige Dimension des bewussten Erlebens und etwas, was der dualistischen Trennung von Körper und Psyche entgegensteht.

Heidegger (1979, S. 111–114) versucht, die traditionelle Gegenüberstellung von »unräumlichem Subjekt« und subjektlosem Raum durch die Bestimmung der Räumlichkeit als *Existenzial* zu überwinden. Danach ist Raum nicht etwas, in dem wir selbst nur »vorkommen«, und Dasein kann nicht lediglich als das Vorhandensein eines Körpers im Raum gedacht werden. Das »In« des »In-der-Welt-seins« ist kein »Sich-befinden-im-Behälter«, also im Sinne eines »Ineinander« zweier Gegenstände, sondern ein ursprüngliches Bewohnen der vertrauten und in Bedeutungen erschlossenen Welt. Er postuliert damit einen ontologischen Vorrang des sowohl Subjekt- als auch Objektseite übergreifenden Seins in der Welt vor der subjektiven Konstruktion einer Welt als Objekt.

Merleau-Ponty (1966) betont, dass der Raum nicht unabhängig von unserem Leib existiert, sondern vielmehr, dass der Leib der Ursprung der Raumwahrnehmung ist. Der Raum wird durch die Art und Weise, wie unser Leib sich im Raum ausdehnt und bewegt, geprägt. Für ihn ist Raum daher nicht nur – wie für Husserl – eine Struktur im Bewusstsein, sondern eine leiblich konkret erfahrene Dimension.

Schmitz (2003, S. 54–62) versucht, die konkret erfahrbare Räumlichkeit des In-der-Welt-Seins über die gespürte Enge und Weite am eigenen Leib zu erkunden. Er geht davon aus, dass das Erleben von Enge und Weite als primäre, leibliche Raumerfahrungen noch vor der Erfahrung von körperlichen Flächen und dem daraus abgeleiteten dimensionalen Raum möglich ist, d.h., dass der gefühlte leibliche Enge- und Weiteraum grundlegender ist als der abtastbare Raum des Körpers. Er sieht Räumlichkeit eng verknüpft mit der Qualität der Gefühle und entwickelt das Konzept von einer *Räumlichkeit der Gefühle,* nach dem diese nicht in uns, sondern wir in ihnen sind. Am Beispiel von *Atmosphären* versucht er zu zeigen, wie es sich anfühlen kann, in bestimmte Gefühle einzutreten und davon affektiv betroffen zu sein. Damit rücken auch Phänomene wie z. B. eine schlechte Stimmung in einer Gruppe oder eine gesellige Atmosphäre auf einem Fest in den Blick, denen man sich in seiner leiblichen »Ex-istenz« ausgesetzt fühlen kann.

Fuchs (2003, S. 191) teilt die phänomenologische Aufwertung des Raumes, ist jedoch skeptisch gegenüber der Schmitz'schen Behauptung, dass man prinzipiell in Gefühle hineingeraten könne:

> »Ich würde sagen, dass Gefühle (im Unterschied zu Atmosphären) primär aus meiner subjektiven, persönlichen Situation resultieren, nicht aber aus einer Situation, in die ich ›hineingerate‹« (Fuchs 2003, S. 191).

Er bietet an, zwischen der Räumlichkeit von Gefühlen, Stimmungen und Atmosphären zu unterscheiden und diese Unterscheidung auch für die therapeutische Praxis zu nutzen.

Japan: mein persönlicher Zugang zur Neuen Phänomenologie
Thomas Latka

Als Philosophiestudent in den 1990er-Jahren verbrachte ich einen 18-monatigen Studienaufenthalt in Japan. Damals war ich so begeistert von der westlichen Systemtheorie, dass ich nachforschen wollte, ob und wie diese auch in Japan rezipiert wurde. Über Zufälle und Umwege lernte ich die Kyoto-Schule der Philosophie kennen, und in meiner Dissertation »Topisches Sozialsystem« (Latka 2003) versuchte ich, diesen Denkansatz mit den Systemtheorien zu vergleichen.

Viele Jahre später in Deutschland begegnete ich dann der »Neuen Phänomenologie« von Hermann Schmitz und fand bei ihm viele Denkfiguren, die ich nur aus Japan kannte. Die Lektüre half mir, meine Erfahrungen dort und das Denken japanischer Philosophen verständlicher zu formulieren und auch in der westlichen Philosophie anschlussfähiger zu werden. Es fühlte sich an, als habe ich endlich eine philosophische Sprache für meine Erfahrungen in einer für viele fremden Kultur gefunden. Zentral sind dabei Begriffe wie »Atmosphäre«, »Stimmungen«, »Raum«, »Klima« und »Ort« geworden, die ausdrücken, dass man sich immer in etwas Durchdringendem befindet, noch bevor einem etwas als Gegenstand entgegensteht.

Ich kann mich nach wie vor für beides begeistern: für die westliche Art, in systemischen Wechselwirkungen operational geschlossener Systeme zu denken, wie auch für die japanische Art des Darin- oder Durchdrungenseins von Situationen und Atmosphären. Seither kann ich nicht anders, als immer mit beiden Brillen zu denken, gerade auch, weil ich im Alltag regelmäßig zwischen den Sprachen und Kulturen hin- und herwechsle. Ich möchte den Umweg über Japan in meinem Denken nicht mehr missen, da er mir gezeigt hat, wie sehr wir durch Sprache, Kultur und Modelle geprägt sind und dass uns immer etwas entgeht, wenn wir nicht den Mut haben, uns auf unsere unmittelbare Erfahrung einzulassen und unsere gewohnten Modelle selbst in Frage zu stellen.

2.2.5 Folgerungen für die Aufstellungsarbeit

Die Verbindung von Psychotherapie und Phänomenologie hat eine reiche Geschichte. Viele psychotherapeutische Leitfiguren der 1950er- bis 70er-Jahre haben sich in Abgrenzung zu den »objektiven Wissenschaften« auf die Phänomenologie bezogen (König 2004a, S. 199). Allerdings hat die phänomenologische Orientierung in der Psychologie keine eigenständige, in sich geschlossene Schule hervorgebracht, sondern es wurden Vorgehensweisen im Sinne einer Haltung der Unvoreingenommenheit und Achtsamkeit zur Ergänzung vorhandener Methoden eingesetzt. Diese findet man zum Beispiel in der Gestalttherapie (Fritz Perls), der Gesprächstherapie (Carl Rogers) und der Logotherapie (Viktor E. Frankl) sowie in existenzialistischen Therapietraditionen (Ludwig Binswanger, Medard Boss, Irvin D. Yalom). Gemeinsam ist diesen Ansätzen die Vorsicht bezüglich schneller Erklärungen und Deutungen, die Warnung vor allgemeinen Theorien und die Achtung vor der jeweils anderen, subjektiven Erfahrung. Karl Jaspers begründete eine phänomenologische Psychopathologie, deren Hauptziel ein vertieftes und wissenschaftlich entwickeltes Verständnis der subjektiven Erfahrung psychisch Kranker ist. Der Psychiater und Philosoph Thomas Fuchs setzt sich – in Abgrenzung sowohl zum »reduktionistischen« als auch zum »biopsychosozialen Modell« – für ein »integratives ökologisches Paradigma« (Fuchs 2023, S. 166) in der Psychiatrie ein, das verschiedene Dimensionen miteinander verknüpft, statt diese nur nebeneinander zu stellen oder sogar gegeneinander auszuspielen. Er betont die »Komplementarität der Theorien und Methoden einerseits der Biologie und Systemtheorie (3. Personenperspektive), andererseits der Phänomenologie (1. Personenperspektive)« (Fuchs 2023, S. 48).

Im Folgenden werden einige grundlegende Aspekte der Phänomenologie als erkenntnistheoretisches »Werkzeug« im Sinn einer therapeutischen Haltung und als handlungsleitend für methodische Vorgehensweisen zusammengefasst, die für die Aufstellungsarbeit besonders bedeutsam erscheinen:

- Ursprung von Erkenntnisgewinnung ist alles, was sich in der Wahrnehmung unmittelbar zeigt *(Phänomene)*. Dabei geht es nicht um die Erfassung einer ontologischen Wirklichkeit, sondern ganz um den *Wahrnehmungsakt* selbst, das Pendeln zwischen Selbst- und Fremdwahrnehmung und die Minimierung von Einflüssen, unter denen wir unsere Wirklichkeit konstruieren. Wichtige Aspekte dieser streng an Phänomenen orientierten Beschreibung sind *Epoché* (Enthaltung, Innehalten) und nachfolgend *eidetische Reduktion* (zum Eigentlichen, zum Wesen kommen). Die Therapeutin wird möglichst vermeiden, subjektive Erfahrungen des Gegenübers mit eigenen, vorgefassten Bedeutungen oder Erklärungen zu versehen. Sie nimmt das Erleben der Teilnehmenden (auch der Repräsentanten in Aufstellungen) ernst und lässt es als subjektive Tatsachen gelten.

- Epoché und eidetische Reduktion sind anzustreben, aber in der Praxis letztlich nicht erreichbar. Deshalb erfolgt Verstehen nicht aus einer vermeintlich objektiven Beschreibung der Phänomene aus zweiter Hand (der Beobachterin), sondern immer vorläufig und aus einem ständigen (selbst)kritischen Sicheinlassen auf das, was im zwischenmenschlichen Raum gerade auftaucht. Verstehen entsteht auch nicht als einseitige »Eingebung«, sondern als aktiver, kontinuierlicher Abstraktionsvorgang. Merkmale dieses Vorgehens sind im phänomenologischen Dreischritt (in Anlehnung an Heidegger 1975) beschrieben: Reduktion und Voraussetzungslosigkeit (»Ich weiß nichts, ich will nichts«), Destruktion als Hinterfragung aller Annahmen (»Ist es wirklich so?«) und Konstruktion (»Was zeigt sich, wie wirkt es auf mich, womit hängt das zusammen?«).
- Phänomenologische Wahrnehmung geht insofern über Beobachten hinaus, als möglichst nicht nur alle zur Verfügung stehenden Sinne, sondern auch das eigenleibliche Spüren einbezogen und ernst genommen werden. Die Therapeutin wird

> »versuchen, soweit als möglich zu verstehen, wie es ist, der Patient zu sein, und zwar gerade anhand der eigenen Reaktionen auf sein Verhalten, und dieses Erleben dem Patienten auf verbalem und nonverbalem Weg mitzuteilen« (Fuchs 2013, S. 129).

Allerdings reichen empathische Wahrnehmungsprozesse und deren Benennung nicht aus, um Veränderungsprozesse anzustoßen. Vielmehr gilt es, auch herausfordernde Wahrnehmungen nachvollziehbar mitzuteilen, dem Gegenüber mögliche blinde Flecken »sichtbar« zu machen und ihm dadurch neue Sichtweisen und Handlungsspielräume zu eröffnen.

Die phänomenologische Vorannahme einer *Nichtdualität des Innen- und Außenraums* erlaubt es der Aufstellerin, Personen, innere Anteile und abstrakte Elemente gleichermaßen aufzustellen und die Wirkungen über Stellvertreterinnen zu testen. Wenn davon ausgegangen wird, dass wir uns in einem umfassenden leiblichen Raum befinden, in dem die Grenzen von Innen- und Außenwelt potenziell und im doppelten Sinn aufgehoben sind, erscheint es auch nicht mehr verwunderlich, dass Stellvertreter in Aufstellungen in fremde Gefühle »eintreten« können. Befindlichkeiten und Gefühle werden dann nicht als innere, »private« Seelenzustände verstanden, die von unbekannten Menschen auf noch ungeklärte Weise im Außen erlebt werden können, sondern als Atmosphären jenseits von Subjekt- und Objektpol. Bei der Rede von »meinem Gefühl« wird das adjektivistische Personalpronomen »mein« nicht im possessiven Sinn als Besitzanzeige verstanden, sondern im subjektivierenden Sinn, dass das Gefühl mir nahe geht. In diese Richtung kann auch die Aussage von Insa Sparrer (2005, mündliche Mitteilung) interpretiert werden, wenn sie die Metapher der Verbindung für grundlegender als die Metapher der Trennung ansieht und sinngemäß feststellt, dass wir womöglich die falschen Fragen stellen, wenn wir davon ausgehen, dass wir getrennt sind, und uns fragen, wie die Verbindung zustande kommt. Vielleicht sollten wir lernen, öfter auch die umgekehrte Frage zu stellen.

Es erscheint unmittelbar plausibel, dass Leib und räumliches Erleben eng miteinander gekoppelt sind und dass wir leiblich nicht anders können, als uns im Raum situativ zu verorten. Die These von der *Räumlichkeit der Gefühle* nach Hermann Schmitz erscheint in ihrer Absolutheit anfechtbar, für einige Phänomene der Aufstellungsarbeit jedoch aus mehreren Gründen nützlich:

- Man kann durch die Einnahme eines Platzes fast direkt in bestimmte Gefühle »eintreten« und zum Beispiel durch eine Bewegung zur Seite wieder heraustreten.
- Durch das Bewegen im Ortsraum einer Aufstellung können Stellungsänderungen große Auswirkungen auf das unwillkürliche Erleben der Stellvertreter haben.
- Verschiedene Stellvertreter können auf demselben Platz ähnliche Gefühle erleben und somit am eigenen Leib spüren, dass diese nicht nur subjektiver Natur sind, sondern auch eine quasi objektive Qualität haben (siehe Schlötter 2005). Allerdings können keine einfachen Analogien von räumlichen Metaphern und Befindlichkeiten vorgenommen werden: Zwei Stellvertreter stehen ganz nah beieinander und fühlen sich jeweils mutterseelenallein oder eine weit weg gestellte Person wird als »am nächsten« empfunden.

Zusammenfassend würde aus unserer Sicht eine generalisierte Räumlichkeitsthese von Gefühlen in die Irre führen, dennoch bleibt zu untersuchen, wie Gefühle in Aufstellungen räumlich und zur Atmosphäre werden, die sich verdichten, ausbreiten oder ergreifen und sich durch Umstellungen wieder verflüchtigen kann. Ausgehend von der Annahme, dass sich der Leib als Resonanzorgan in Situationen (im Sinne von Schmitz, s. o.) einfühlen und mit einzelnen Elementen dieser Situationen in Wechselwirkung gehen kann, ist es für Aufsteller plausibel, dass eine leibliche Stellvertreterrolle auf den Repräsentanten zu wirken vermag und körperliche Reaktionen, Gedanken, Gefühle und Bewegungsimpulse erzeugen kann. Bei einer Aufstellung in diesem Sinn handelt es sich um eine Einleibung in die Situation des Klienten, ähnlich dem Singen eines Liedes, bei dem man sich gemeinsam auf eine Melodie einschwingt und sich in einem Resonanzraum befindet. Neophänomenologisch formuliert wäre Aufstellungsarbeit deshalb möglich, weil alle leiblichen Wesen in der Lage sind, in diesen gemeinsamen Resonanzraum einzutreten und mitzuschwingen. Nimmt man diese Möglichkeitsannahme von Aufstellungen ernst und besinnt sich außerdem darauf, wie leicht sich das Stellvertreterphänomen auch für Unerfahrene einstellt, dann gelingt der Eintritt in gemeinsame Resonanzräume durch unsere Kompetenz zur leiblichen Kommunikation womöglich leichter, als wir uns das gewöhnlich vorstellen. Die Verbindung leiblicher Wesen über leibliche Kommunikation scheint grundlegender und selbstverständlicher zu sein als deren physische und psychische Trennung.

Allerdings hat jede Person *leibliche Dispositionsgeflechte,* die sich im Leib- und Körpergedächtnis niederschlagen und sich als Spür- und Reaktionsgewohnheiten bzw. -vorlieben äußern. Das Erleben von Resonanzen ist nicht frei von solchen dispositionalen und stimmungsabhängigen Filtern sowie kulturellen Imprägnierungen (siehe Rappe 2012, S. 214 f.). Aufsteller sollten sich deshalb davor hüten, von einem »reinen« Leiberleben auszugehen, das frei von Konditionierungen oder körperlichen Restriktionen ist. Jede leibliche Wahrnehmung ist als subjektive Tatsache zu respektieren, ohne dass daraus Generalisierungen ableitbar wären. Auch bleibt offen, welche Wechselwirkungen sich mit anderen Beteiligten zeigen. Neben Resonanzen mit dem repräsentierten Element gibt es diese auch zwischen den Stellvertretern, dem jeweiligen »Heimatsystem« der Stellvertreter und mit den Erwartungen des Aufstellungsleiters. Das, was in Aufstellungen als leibliche Resonanz wirkt, kann also ganz verschiedene Quellen haben.

Aus der phänomenologischen Unterscheidung von *Konstellation und Situation* kann für die praktische Arbeit beim Aufstellen die Aufgabe abgeleitet werden, aufmerksam auf der Ebene der Konstellation mit den einzelnen Stellvertretern zu sein und sich zugleich auf die zugrunde liegende Situation des Klienten mit seinem Anliegen auszurichten. Es ist eine besondere Herausforderung, die Aufstellung als Konstellation nicht mit der zugrunde liegenden Situation zu verwechseln, sondern immer beide Ebenen im Blick zu haben und deren Stimmigkeit gemeinsam mit dem Klienten zu prüfen, das meint, die Sinneskanäle offen für die Stellvertreter in der Konstellation zu haben *und* in leiblicher Resonanz mit dem Anliegen und der Situation des Klienten zu sein. Wenn die Leitung den Fokus der Aufmerksamkeit auf beiden Ebenen gleichzeitig halten kann, dann erhöht das die Chancen für eine wechselseitige Anbindung zwischen Konstellation und Situation, was den Aufstellungsprozess entscheidend voranzubringen vermag. Umgekehrt könnte eine mögliche Erklärung für Aufstellungen, in denen es »nicht weitergeht«, die sein, dass die Konstellation von der zugrunde liegenden Situation abgehängt ist. Es braucht dann eine besondere hermeneutische Kompetenz der Aufstellerin, diese Verbindung wieder zu etablieren.

Zusammengefasst ermöglicht eine phänomenologische Sicht auf Aufstellungen differenzierte Interpretationen der dort auftretenden Wahrnehmungsphänomene, wie sie schon früh von Fuchs (2000) versucht wurden, aber unseres Wissens erst in jüngerer Zeit von Latka (2023) wieder aufgenommen werden.

2.3 Aufstellungsarbeit systemisch-konstruktivistisch-phänomenologisch: Geht das?

Wie in den vorherigen Abschnitten gezeigt, ist eine einheitliche Definition der Begriffe »Phänomenologie« und »Systemtheorie« nicht möglich. Es sei daran erinnert, welche Kontroversen Bert Hellinger mit seiner Verwendung des Phänomenologiebegriffs und Gunthard Weber (1993) mit dem Untertitel des ersten Buchs über das Familienstellen *(Zweierlei Glück. Die systemische Psychotherapie Bert Hellingers,* 1993) ausgelöst haben.[5]

In Folgenden wird noch einmal die Verwendung von »systemisch«, »konstruktivistisch« und »phänomenologisch« im Aufstel-

5 Der Untertitel wurde später geändert in: *Das Familienstellen Bert Hellingers* (Anm. d. Red.).

lungsfeld reflektiert und dann versucht, einen Standpunkt zur Frage im Titel zu formulieren. Für eine weitergehende Auseinandersetzung sei auf Weber, Schmidt u. Simon (2005), Levold u. Wirsching (2014) sowie Kollar (2023) verwiesen.

2.3.1 Begriffsverwirrungen

Der Begriff »Systemische Therapie« im deutschsprachigen Raum markierte den Übergang von psychoanalytischen zu kommunikationstheoretischen Modellen in der Familientherapie. Im systemischen Feld sind zwei Entwicklungslinien prägnant: Die eine ist die individuum- und familienzentrierte, deren theoretische Wurzeln teilweise auf die humanistischen Ansätze der Psychotherapie zurückgehen und die in Deutschland u. a. von den Vertretern des Weinheimer Familientherapeutischen Instituts (IFW) vertreten wird. Die eher epistemologisch ausgerichtete sogenannte Heidelberger Schule hingegen versucht seit den 1980er-Jahren, vor allem die Theorie sozialer Systeme Niklas Luhmanns für eine klinische Praxis nutzbar zu machen. Schon diese Binnendifferenzierung zwischen entwicklungsorientierten Ansätzen à la Satir und Luhmann'scher Systemtheorie eröffnete in den 1980er-Jahren Raum für kontroverse Diskurse, was denn genau unter »systemisch« zu verstehen sei. Vor diesem Hintergrund führte dann die Betitelung der Hellinger'schen Aufstellungen als »systemisch« erst recht zu einem massiven Konflikt.

Bis heute gibt es Verwirrung darüber, was mit »systemischer Arbeitsweise« in der Aufstellungsarbeit (und auch sonst im therapeutischen Feld) gemeint ist. Geht es lediglich um Wechselwirkungen zwischen Einzelnen und Gruppen oder darum, dass die Arbeit auf einer systemisch-konstruktivistischen Grundhaltung basiert? Die unscharfe Verwendung des Begriffs mag auch daran liegen, dass es keine einheitliche theoretische Grundlage und daher viele Ausprägungen systemischer Therapie gibt und dass die gleichzeitige Popularisierung systemischer Semantik den Ansatz bis zur Beliebigkeit hat verkommen lassen (»Hauptsache Ressourcen und Wunderfrage«, Kommentar eines Seminarteilnehmers).

Da ist die Frage berechtigt, was »systemische Qualitätsmerkmale« für Aufstellungen sein sollen, wie sie zum Beispiel in Arbeitsgruppen systemisch-konstruktivistischer Dachverbände festgelegt wurden (siehe etwa Lier u. Lier 2019). Um es vorweg zu sagen: Mir scheint es fraglich, ob Qualitätsmerkmale einer Aufstellung aus systemtheoretischen (oder anderweitigen) »Vorgaben« abgeleitet werden können, und wenn ja, ob dies nützlich wäre. Das würde nach 30 Jahren Abgrenzung nun eine Vereinnahmung der Methode durch eine »Schulrichtung« (wie sich die systemisch-konstruktivistische seit ihrer Anerkennung als Richtlinienverfahren 2018 nennen darf) bedeuten, dazu noch durch einen Ansatz, dessen Charme darin bestanden hatte, das Denken gegen Normativität und Orthodoxie zu wappnen. Da wäre doch die Hypothese viel systemischer, dass »weniger systemische Praktiken« im Aufstellungsprozess bisweilen durchaus die nützlicheren und qualitativ wertvolleren sein könnten? Fritz B. Simon als Konstruktivist gesteht, dass er für manche Phänomene der Aufstellungsarbeit, speziell die repräsentierende Wahrnehmung, keine systemtheoretischen Erklärungen habe. Dies wiederum bedeute nicht, dass diese Phänomene zu leugnen seien (Simon in: Weber, Schmidt u. Simon 2005, S. 45). Konstruktivistische Theorien laden ja eigentlich dazu ein, für gleiche Beobachtungen unterschiedliche Erklärungen für möglich zu halten, und eröffnen damit den Raum für verschiedene praktische Zugänge.

Ähnlich kompliziert ist es mit der Verwendung des Begriffs »phänomenologisch«: Aufstellungsarbeit wird vorrangig sowohl von »klassisch« (Hellinger 2012; Weber, Schmidt u. Simon 2005, S. 137; Schneider 2016, S. 246) als auch von systemisch-konstruktivistisch (Sparrer 2016a, S. 25) orientierten Aufstellerinnen mit unterschiedlichen Begründungen als »phänomenologisch« bezeichnet, sich jeweils auf andere philosophische Vertreter berufend. Gleichzeitig betonen Varga von Kibéd und Sparrer ihre explizit systemisch-konstruktivistische und lösungsfokussierte Vorgehensweise und benutzen dafür einen geschützten Begriff: Systemische Strukturaufstellung (SySt®) (siehe Sparrer 2010).

Bei Diskussionen sollte also immer vorab geklärt werden, welches Verständnis von »systemisch« oder »phänomenologisch« die Beteiligten jeweils zugrunde legen und auf welcher Diskussionsebene (Beobachten, Erklären, Bewerten) sie gerade unterwegs sind. Womöglich kann man ja gar nicht systemisch oder phänomenologisch handeln? »Systemisch ist die Theorie, nicht das Werkzeug« und es ist »ein Attribut, das allein Erklärungen zusteht« (Simon 2017, S. 14), und an anderer Stelle weiter: »Man vollzieht eine Intervention oder Handlung. Aber was an dieser Handlung sollte systemisch sein? Sie ist ja auch nicht grün oder katholisch« (Simon in: Weber, Schmidt u. Simon 2005, S. 45).

Varga von Kibéd und Sparrer haben schon früh von der Beschreibung eines Ansatzes als »systemisch« abgeraten und schlagen statt einer solchen Eigenschaftszuschreibung vor, den Begriff des Systemischen als einen »komparativen« zu verwenden: »... wir sollten berücksichtigen, in Bezug auf welche Aspekte etwas systemischer ist als etwas anderes« (Sparrer 2004, S. 40). Eine Methode sei unter anderem dann systemischer als eine andere, wenn die Beobachterperspektive weniger als absolut gegeben angesehen werde und wenn eher Unterschiede als Eigenschaften fokussiert würden.

2.3.2 Ja, es geht – und noch einiges mehr

Im Folgenden werden zunächst Gemeinsamkeiten und Besonderheiten von sog. systemisch-konstruktivistischen und sog. systemisch-phänomenologischen Aufstellungsansätzen aufgeführt.

- Die Frage nach einer *beobachterunabhängigen Wirklichkeit* wird von den Konstruktivisten verneint, von den Phänomenologen (hier Husserl) als sinnlos verworfen. Erstere gehen davon aus, dass aufgrund der erkenntnistheoretischen Grundannahmen niemand einen besonderen Zugang zur Wirklichkeit oder Wahrheit haben kann. Jeglicher Wahrnehmungsakt sei ein aktiver und höchst subjektiver Vorgang. Auch ein Phänomenologe habe

  > »an die Wahrnehmung und auch an einen beliebig fortgehenden Wahrnehmungszusammenhang keine Frage der Art zu stellen, ob ihm in ›der‹ Wirklichkeit etwas entspricht« (Husserl 1950b, S. 204).

  Damit erübrigt sich die Frage, ob die Wirklichkeit gefunden oder konstruiert wird. Sie muss in der Praxis auch gar nicht entschieden werden. Natürlich machen wir uns letztlich immer einen Reim auf das, was uns gerade widerfährt. Dieser »Reim« (im Sinne einer narrativen Wirklichkeit) ist subjektivrelativ und abhängig von den Bedeutungsgebungen des Beobachters. Auf den Begriff »Beobachter« wird allerdings verzichtet, legt er doch nahe, dass die Art und Weise des In-der-Welt-Seins primär vom Fernsinn des Sehens beurteilt wird. Das ist zu einseitig und vernachlässigt das leibliche Erleben über unsere Nahsinne.
- Es lässt sich weder aus phänomenologischer noch aus konstruktivistischer Sicht rechtfertigen, wenn aus Aufstellungen Rück-

schlüsse auf die Realität gezogen werden. Aufstellungen sind keine Abbildung des realen Systems. Die Bilder verschiedener Mitglieder desselben Systems können höchst unterschiedlich, aber auch ähnlich ausfallen, und ein und dieselbe Person wird zu unterschiedlichen Zeitpunkten verschiedene Bilder stellen, je nach Absicht, Anliegen und Befinden. Die Unterschiedlichkeit der inneren Bilder im Sinne einer Entwicklung hin zu subjektiv empfunden »besseren« Bildern über einen gewissen Zeitraum (z. B. im Rahmen einer Therapie) ist ja gerade Ziel und »Erfolgskriterium« der Aufstellungsarbeit, ohne dass das aufgestellte System selbst sich ändern müsste.

- Sowohl Phänomenologen als auch Systemiker mahnen zur *Urteilsenthaltsamkeit*. Gleich welcher Schule angehörend, laufen Helfer generell schnell Gefahr, »zu wissen«, gerade wenn sie nicht viel (oder aber sehr viel) Erfahrung haben oder unter Handlungsdruck stehen. Die Aufstellungsarbeit als stark leiterzentriertes Verfahren bietet hier je nach Persönlichkeit der Leitung in besonderem Maß Raum und Risiko für ungezügelten Intuitionismus und normatives (Besser)wissen. »Enthaltsam« meint, dass die Therapeutin ihre eigenen Wahrnehmungen zur Verfügung stellt, ohne sie zu Determinanten des Prozesses zu machen, frei nach Gunthard Webers Empfehlung, Hypothesen frei auszusprechen, ohne sie jedoch zu heiraten. Werden sie als Wissen verkauft und mit kausalen Erklärungen für bestimmte Probleme des Klienten oder gar mit normativen Handlungsanweisungen verknüpft und wird dies auch noch mit einem »phänomenologischen« Selbstverständnis begründet, dann wird eine erkenntnistheoretische Position zu Unrecht mit Praktiken gleichgesetzt, denen sie geradezu entgegengesetzt ist.
- In beiderlei Verständnis ist *Welterfahrung subjektiv*, und beide interessieren sich für mögliche Einflussfaktoren auf das Wahrgenommene. Hier erweist sich die Annahme als nützlich, dass wir Neues durch ständiges, nicht endendes Verstehenwollen erzeugen. Phänomenologische Methodik fokussiert in besonderer Weise auf den *Wahrnehmungsakt* selbst und interessiert sich dafür, wie dieser beeinflusst wird und wie wir zu gemeinsamen Erfahrungen kommen *(Evidenz)*. Demgegenüber wird der Evidenzbegriff manchmal von Aufstellern für Absolutheitsaussagen eigener Wahrnehmungen herangezogen. Hier wird

er nur dann genutzt, wenn das Evidenzerlebnis mit anderen Aufstellungsteilnehmenden geteilt wird. Ist dies nicht der Fall, wird das nicht mit »Widerstand« abgetan, sondern als rein individuelle Evidenz respektiert.

- Bedeutungsgebung in der Kommunikation (»Was nehme ich wahr?«, »Welche Fragen stelle ich?«) setzt *Selektion* voraus. Jede Beobachtung ist ein aktiver, bewusster oder unbewusster Vorgang und schließt Ausschluss ein. Auch therapeutisches Handeln setzt den Mut zum Ausschluss voraus. Sich der Frage »was grenze ich gerade aus, was schließe ich ein?« bewusst und fortlaufend zu stellen, bringt die Herausforderung mit sich, sich selbst als Begleiterin in den Wahrnehmungsakt einzubeziehen. Dieser Abschied von der Kybernetik 1. Ordnung fällt nicht nur den Patienten, sondern auch Beraterinnen jedweder Schule immer wieder schwer.

Nun kommen wir zu einigen Unterschieden:

- Konstruktivistische Methoden betonen das *wahrnehmende Subjekt* und die Unterschiede von Wirklichkeitskonstruktionen. Ob sich Wahrheit oder Wirklichkeit zeigen oder nicht, können wir nicht wissen (es wäre aber auch nicht systemisch, dies von vorneherein zu verneinen). Da uns das Denken und Fühlen Anderer grundsätzlich verborgen ist, betonen Systemiker die *Bedeutung von sprachlicher Kommunikation,* um sich einem Verstehen anzunähern. In klassischen systemischen Settings wird mit den Beteiligten eines Systems mittels zirkulärer Fragen (also auf der Metaebene) über ihre Beziehungen »verhandelt«.

  Eine Aufstellung hingegen ist eine *Einzelintervention in der Gruppe.* Die Protagonisten sind nicht Mitglieder des aufgestellten Systems und haben über dieses wenige Informationen. Es wird vergleichsweise reduziert auf der Metaebene im Sinne von »sprechen über« agiert, dieses wird sogar vermieden. Wie bei anderen körperbezogenen Methoden versuchen wir uns dem Denken und Fühlen anderer auch ohne sprachliche Information zu nähern, Erleben und Sprechen werden gewissermaßen parallel aktiviert. Ergänzend oder alternativ zur Versprachlichung wird versucht, mit einer Verräumlichung und Verleiblichung an subjektive Tatsachen heranzukommen. Es geht aber nicht ohne deren Beschreibung – und es ist manchmal herausfordernd, eine Kommunikationsform für dieses Vorhaben (wieder) zu entdecken oder zu erfinden. Bei der »*Zwischenleiblichkeit*« im dyadischen Prozess kommt der subjektiven Stimmigkeit ohne diskursiven Gebrauch des Verstandes eine besondere Rolle zu. Sie entsteht vor allem nonverbal, sinnlich, atmosphärisch, und wenn wir davon zu sprechen suchen, gelingt das manchmal eher metaphorisch (zum Beispiel: Das Herz »geht auf oder zu«).

- Ein weiterer Unterschied zwischen beiden Ansätzen lag (und liegt?) in der traditionellen Betonung von *Techniken* in der systemischen Therapie (z. B. unterschiedserzeugende Fragetechniken und systemische Tools) mit zum Teil bizarren Auswirkungen bei hörigen Jungsystemikerinnen (»Ich habe eine schlimme Diagnose ...« – »Was ist das Gute im Schlechten?«). Hier wurde die *Bedeutung von Beziehung* lange Zeit unterschätzt. Auf der anderen Seite steht die Versuchung bei Aufstellern, Beziehung auf einer Autoritätsebene anzubieten.
- Die typische systemische »Standardeinstellung«, dass Klienten *Regisseure* ihres eigenen Lebens sind, kann eine Zumutung sein und schließt die Beteiligung von Macht in Beziehungen und von politischen, gesellschaftlichen und mehrgenerationalen Dynamiken aus. Auf der anderen Seite nimmt das *»Aufräumen in der Vergangenheit«* bei klassischen Aufstellungsformaten die Klientin aus der Verantwortung für ihre Lebensentscheidungen.

Zusammenfassend bergen beide Ansätze Risiken und Nebenwirkungen *und* sie weisen in ihren konzeptuellen Auffassungen innere Zusammenhänge auf, die sich in der Aufstellungsarbeit idealtypisch ergänzen können (siehe auch Sparrer 2004).

Antworten wir also auf die Frage »Geht das?« mit einer Gegenfrage: »Warum eigentlich nicht?«. Wenn wir »konstruktivistisch« und »phänomenologisch« als Etiketten für Theoriensysteme betrachten, aus denen jeweils sehr unterschiedliche Methoden und Arbeitspraktiken ableitbar sind, erübrigt sich die Frage, ob sich Konstruktivistisches und Phänomenologisches beim Aufstellen verbinden lassen. Umgekehrt lassen sich dieselben Aufstellungspraktiken auf unterschiedliche Theorien rückbeziehen – so geschehen bei Aufstellungsseminaren im WISL, in denen beispielsweise jeweils ein Psychoanalytiker, ein Soziologe, eine Neurobiologin und ein Quantenphysiker versucht haben, u. a. Phänomene der repräsentierenden Wahrnehmung zu »erklären«.

Wozu also die Grabenkämpfe? Dass sich die Vertreterinnen verschiedener Psychotherapieschulen seit den Anfängen der Zunft gegenseitig bekämpfen und dass sich dies auch am Beispiel der Aufstellungsarbeit wiederholt, legt die Vermutung nahe, dass solche Auseinandersetzungen zu einem guten Teil interessengeleitet sind und dass es dabei nicht nur um die praktische Wirksamkeit für den Klienten, sondern eher um Abgrenzung und Absicherung innerhalb der Therapieszene geht.

Aufstellungsarbeit hier wird als eigenständige Methode beschrieben, die je nach Ausrichtung der Anwenderin systemischer, phänomenologischer, körpertherapeutischer, psychoanalytischer oder esoterischer ausfallen kann. Dabei sind es gerade die Unterschiede, die eine Kombination unterschiedlicher Vorgehensweisen im Sinn einer differenziellen Indikation interessant machen.

2.4 Mehrgenerationenperspektiven

»Man muss zunächst einmal wissen, was ›vor uns‹ kommt,
und man muss das, was ›vor uns‹ kommt, aufs Neue zu bejahen wissen,
das also, was wir empfangen, noch bevor wir es wählen
und uns als freie Subjekte verhalten.«
Jacques Derrida[6]

Wir leben nie ganz in der Gegenwart, sind nie frei von der Vergangenheit. Das ist gut nachvollziehbar für die eigene Geschichte und für das, was wir selbst erlebt haben. Konzepte zur Mehrgenerationalität gehen jedoch weit über die Betrachtung der individuellen Lebenszeit hinaus. Sie fokussieren nicht nur auf Beziehungen zwischen den Generationen, sondern auf generationenübergreifende Übertragungen von Beziehungsmustern, Symptomentwicklungen und Konflikten aus früheren auf spätere Generationen. Bei *intergenerationalen Übertragungen* handelt es sich um die Weitergabe an die nächste Generation, bei *transgenerationalen Übertragungen* bleiben bestimmte Problembereiche über mehrere Generationen in einem System erhalten. Demnach können Kinder und Enkel in Dynamiken verstrickt werden, die weit

6 Derrida u. Roudinesco (2006), S. 13.

zurückliegen, mit denen sie nichts zu tun haben, von denen sie bewusst nicht einmal wissen.

Eine zentrale Hypothese mehrgenerationaler Sichtweisen und insbesondere der Aufstellungsarbeit ist, dass sich schicksalsschwere Erfahrungen Einzelner, aber auch sozialhistorische Ereignisse und kulturelle Einflüsse in innerpsychischen Prozessen nachgeborener Familienangehöriger »niederschlagen« können, wenn sie nicht verarbeitet und integriert wurden.

Die Forschung zu generationenübergreifenden Kontinuitäten tangiert je nach Untersuchungsgegenstand viele Disziplinen wie Soziologie, Psychologie, Geschichtswissenschaft und Anthropologie. *Sozialhistorische Dimensionen* transgenerationaler Übertragungsphänomene betreffen z. B. die Tradierung von Ideologien, Erziehungsidealen und Wertvorstellungen sowie die Folgen von Kriegseinflüssen wie Verlust von Angehörigen, Vertreibung, Flucht, Täter- und Opferdynamiken. Über die transgenerationale *Weitergabe klinischer Symptome* bis hin zu schweren psychischen Störungen (z. B. Magersucht, Sucht, Morbus Crohn, depressive Erkrankungen) gibt es eine wachsende Zahl von klinischen und empirischen Befunden (Reich, Massing u. Cierpka 2007; Cierpka 2008; Girrulat u. Stachowske 2012; Debener, Rother a. Job 2024; Brisch 2024).

Mit der Mehrgenerationenperspektive psychotherapeutisch arbeiten heißt, dass Einzelpersonen und Systeme verstärkt im Kontext von Familienereignissen, historischen und sich verändernden gesellschaftlichen Einflüssen gesehen werden. In Erweiterung der ursprünglichen systemischen Praxis, in Beratungen bevorzugt Informationen aus der aktuellen Lebens- und Familiengeschichte heranzuziehen, werden beim mehrgenerationalen Arbeiten Themen des Einzelnen sowohl im Gegenwartssystem (horizontal) als auch in ihren Bezügen zur Vergangenheit (vertikal) betrachtet. Handlungsleitend ist die Überlegung, durch die Bewusstmachung und Würdigung systemisch relevanter Ereignisse bei nachfolgend Betroffenen eine seelische Integration dieser Wirkungen ins eigene Lebensnarrativ zu ermöglichen und damit Wiederholung und Weitergabe zu unterbinden. Das Wissen um das eigene Eingebundensein in mehrgenerationale Kräfte der Familie und sich diesen Kräften im Wortsinn zu stellen, scheint eine selbstverantwortliche Positionierung in der Gegenwart und somit Individuation zu begünstigen.

2.4.1 Einflussfaktoren bei transgenerationalen Übertragungen

Inter- und transgenerationale Übertragungsphänomene sind empirisch vielfach nachgewiesen, und je nach theoretischer Orientierung gibt es unterschiedliche Hypothesen über mögliche Einflussfaktoren bei diesen Vorgängen. Am naheliegendsten ist die Vermittlung von Einstellungen, Kommunikationsstilen und Wertvorstellungen durch Bezugspersonen, sei es durch Erziehung im Sinn einer Modellfunktion oder durch die Weitergabe von Familienlegenden. Im Folgenden geht es um weitere mögliche Transmissionspfade bzgl. der Frage, wie bei späteren Generationen »Wissen ohne Sprache« entstehen kann.

Strukturelle, organismische Veränderungen

Forschungen aus den Neurowissenschaften haben mögliche transgenerative Übertragungsmechanismen für Eigenschaften, Merkmale und Symptome aufgezeigt, die zu einem Paradigmenwechsel bzgl. der klassischen Vererbungsbegriffe geführt haben. Als eigenständige Wissenschaft beschäftigt sich *Epigenetik* mit Einflussfaktoren der inter- und transgenerationalen Weitergabe, die nicht auf Abweichungen der DNA-Sequenz, sondern auf Änderungen der Genregulation und -expression beruhen. Nach der klassischen Vererbungslehre bestimmt der genetische Code die körperlichen Merkmale und wesentliche Eigenschaften eines Menschen, und Veränderungen treten bei der Zellteilung und als Mutation des Datenmaterials auf. Demgegenüber zeigten schon Tierexperimente seit den 1990iger-Jahren, dass zum Beispiel Mäuse, die aufgrund früher Deprivation lebenslang einen erhöhten Stresshormonspiegel hatten, diesen an die nächste Generation weitergaben, ohne dass die Jungen selbst Deprivationserfahrungen gemacht hatten. Intrauteriner Stress oder defizitäres mütterliches Pflegeverhalten in den ersten Lebenswochen der Mäusebabys führten zu Veränderungen in deren DNA. Entsprechende Untersuchungen gibt es inzwischen auch bei höheren Säugetieren und bei Menschen. Von Studien zur Säuglingsforschung und zum Bindungsverhalten wissen wir zum Beispiel, dass desorganisiertes Bindungsverhalten von Kindern nicht ausschließlich auf Misshandlung, sexuellen Missbrauch oder Vernachlässigung zurückzuführen ist, sondern dass entsprechende Erfahrungen bei einer zentralen Bezugsperson ausreichen, um traumatisiertes Verhalten auch beim Kind auszulösen (Brisch 2024).

Traumatische Erfahrungen von Müttern, z. B. während der Schwangerschaft, können bei den Kindern *strukturelle Veränderun-*

gen im Gehirn verursachen. Sie kommen dann – je nach Intensität und Dauer der Belastung – mit einer vergrößerten Amygdala (im Sinne gesteigerter Stressbereitschaft) oder mit einer verkleinerten (als Zeichen von Abstumpfung gegenüber emotionalen Reizen) zur Welt (Sarigedik et al. 2022). Es gilt also als gesichert, dass bestimmte schwerwiegende Lebenserfahrungen bei den Folgegenerationen der Betroffenen die Funktion von deren Genen beeinflussen und dass Gene »lernen« können. Der genetische Code beinhaltet somit sowohl evolutionäre, kollektive Merkmale der Spezies Mensch als auch individuelle Entwicklungsmerkmale. Dies ist sogar bei Menschen mit einer angeborenen Veränderung der Chromosomenzahl wie dem Downsyndrom der Fall, bei dem es sehr unterschiedliche Entwicklungsverläufe gibt.

Die zahlreichen Befunde dafür, dass psychische Traumata epigenetisch vererbbar sind, werfen Fragen auf, die über die Behandlungsmöglichkeiten direkt Betroffener weit hinausgehen. Angesichts der weltweiten politischen, ethnischen und religiösen (kriegerischen) Konflikte und anderer globaler traumatisierender Ereignisse wie Vertreibung, Flucht und Klimakatastrophen befasst sich die Wissenschaft auch zunehmend mit den biologischen Mechanismen, die für die *Weitergabe von Resilienz* verantwortlich sind (Jawaid u. Mansuy 2024).

(Unbewusste) Übertragungsprozesse

Bei der oben beschriebenen Veränderung von Genexpressionen spielen intergenerationale Übertragungsprozesse bei der *frühen Mutter-Kind-Interaktion* eine wichtige Rolle, wie sie vor allem in psychodynamischen und Bindungskonzepten beschrieben und untersucht werden. Je nachdem, wie ein Säugling von seiner Mutter erlebt wird, können bei ihr unbewältigte Erinnerungen und Konflikte auftauchen, die sie dann auf ihr Kind überträgt, zum Beispiel, indem sie das Ruhebedürfnis ihres Kindes als feindselig oder aggressiv deutet und es entsprechend beantwortet. Anhaltende begrenzende, angespannte oder aggressive Verhaltensweisen der Mutter können eine negative Spirale in Gang setzen, indem sie das Kind stressen, bei der Mutter wiederum (posttraumatische) Belastungssymptome aktualisieren und auf Dauer die Genexpression beim Kind verändern.

Als *projektive Identifikation* wird in der Objektbeziehungstheorie ein psychischer Vorgang beschrieben, bei dem sich Kinder mit unbewussten Konflikten bzw. unerträglichen Gefühlen oder Impulsen der

Eltern identifizieren, als wären diese ihre eigenen (zahlreiche Beispiele siehe bei Schützenberger 2025).

Ein Seminarteilnehmer, frisch verheiratet und »eigentlich glücklich«, thematisiert seine »grundlose Melancholie«, die ihn seit dem von seiner Frau geäußerten Kinderwunsch begleite. In der Genogrammanamnese berichtet er von mehreren frühen Kindstoden bei beiden Großmüttern, von denen er aber erst in der Vorbereitung auf das Seminar erfahren habe. Die toten Geschwister seiner Eltern seien nie erwähnt worden. Im Bild wird ein Stellvertreter für ihn aufgestellt, die beiden früh gestorbenen Onkel und eine Tante werden auf den Boden gelegt. Die aufgestellten Großmütter und deren Männer wenden sich ab, während sich der Stellvertreter des Klienten weinend zu den toten Kindern setzt. Der von diesem Bild tief gerührte Klient entwickelt für sich die stimmige Deutung, dass er den Schmerz der Angehörigen (insbesondere den der Großväter) übernommen und stellvertretend für diese immer gespürt habe.

In der Aufstellungsarbeit sehen wir in mehrgenerationalen Bildern, wie sich Kinder (oder Enkel) auf Plätze von tragisch verstorbenen Systemangehörigen (zum Beispiel der Großelterngeneration) stellen, als würden sie dadurch (emotionale und personale) Lücken füllen wollen, oder sie stellen sich auf die Plätze der eigenen Eltern und versuchen, deren Überlebensschuldgefühle und nicht vollzogene Trauer zu übernehmen. Ziel der Arbeit ist es im ersten Fall, den eigentlich Betroffenen einen Platz zu geben, sodass sie angeschaut, betrauert, gewürdigt werden und nicht mehr ersetzt werden müssen und im zweiten Fall, deren unbewältigte Gefühle von den eigenen zu trennen.

Zahlreiche Studien liegen auch zu *Kriegstraumata* vor, die von Betroffenen unbewusst auf Nachfolgegenerationen übertragen werden. Seit den 1960er-Jahren begannen Kinder und Enkel von Überlebenden des Holocaust vermehrt psychotherapeutische Hilfe aufzusuchen. Sie litten unter zum Teil schwerwiegenden psychischen Symptomen und Veränderungen ihres Selbsterlebens, wie sie bei Extremtraumatisierten des Holocaust als *Überlebendensyndrom* (Niederland 1980) beschrieben wurden. Emotionale Abkapselung, Betäubung, Dissoziation sind Überlebensstrategien bei unmittelbar Betroffenen von anhaltender Traumatisierung, um mit unerträglichen Gefühlen von Scham, Wut und Schmerz nicht konfrontiert zu werden. Aber »keine Generation ist imstande, bedeutsamere seelische Vorgänge vor der nächsten Generation zu verbergen« (Freud 1975), und diese seelischen Vorgänge können von Mitgliedern der Nachfolgegenerationen als innerpsychisches Erbe übernommen werden.

Angela Moré (2015) fasst Beschreibungsversuche darüber zusammen, wie sich unverarbeitete Leidenserfahrungen von Familienangehörigen wie »innerpsychische Fremdkörper« in unerklärlichen Gefühlen und Stimmungen, Träumen und Verhaltensweisen der Nachgeborenen niederschlagen und als Gefühlserbschaften mehrgenerational weitergegeben werden können. Die metaphorischen Beschreibungen dieser Übertragungsphänomene gingen als »vermitteltes Trauma« (Kogan 1998), »Zeittunnel« (Kestenberg 1995) oder »Telescoping« (Faimberg 1985) in die psychoanalytische Literatur ein. Die beiden letzteren Begriffe beziehen sich auf Phänomene des inneren Zeiterlebens, in denen die Vergangenheit in der Gegenwart weiterwirkt. So werden beim Telescoping Ereignisse näher heran- oder weiter weggezoomt, als sie tatsächlich stattfanden, z. B. wird etwas erlebt »wie gestern«, das schon lange vergangen ist. Beim Zeittunnel wird die betroffene Person von einem Ereignis aus der Vergangenheit »verschluckt« und kann diese Zeitphase nicht von der Gegenwart unterscheiden.

> Ein Gruppenteilnehmer möchte unbedingt eine Aufstellung machen; er habe nach langer Zeit wieder seit Wochen untertags flashbackartige Zustände, in denen er »sehe«, wie der Großvater erschossen und die Großmutter in die Gaskammer geführt werde. Die Leiterin lädt ihn ein, zusammen mit der Gruppe einen sicheren Raum des Nachdenkens zu schaffen. Er bestimmt die Größe des Stuhlkreises, holt sich eine Zeugin (seine Ehefrau) an die Seite, bestimmt den Abstand zur Leiterin etc. Wir beginnen, gemeinsam zu sortieren, in Präsenz zu bleiben, zu verstehen. Auslöser der Flashbacks waren plötzliche Panikattacken, als er erwog, ein Buch über die Großeltern im Netz zu veröffentlichen. Zeitgleich, aber unabhängig davon hatte es Brandanschläge im Treppenhaus seines Wohnhauses gegeben. In seinem inneren Zeiterleben hatten sich die Schicksale der Großeltern, die Brandattacken und die Möglichkeit, im Netz als Person öffentlich und damit selbst potenzielles Opfer zu werden, untrennbar ineinandergeschoben.

Es sei darauf hingewiesen, dass die bisher beschriebenen transgenerationalen Transmissionsmuster nicht zwangsläufig zum Tragen kommen. Bei einer erheblichen Anzahl von Holocaustüberlebenden wurde sogar *posttraumatisches Wachstum* im Sinne von starker prosozialer Motivation und Altruismus beschrieben. Dieses Phänomen scheint besonders dann aufzutreten, wenn das Trauma nicht von direkten Bindungspersonen verübt wurde, wenn es bei den Betroffenen davor und danach eine emotionale Infrastruktur und stützende Systeme gab und wenn über das Erlebte offen familiär kommuniziert wurde (Sagi-Schwartz 2024).

Delegation

Stierlin (1978) beschreibt *Delegation* als einen für die Familiendynamik zentralen und übergeordneten Beziehungsmodus. Dabei geht es um bewusste oder unbewusste, offen oder verdeckt vermittelte Erwartungen und Aufträge an Familienmitglieder oder die Fantasie solcher Erwartungen bei den Betroffenen. Delegationsdynamiken sind im Lebensverlauf nicht zu vermeiden und per se nicht negativ. Sie vermögen sogar selbstwertstärkend und identitätsstiftend zu sein, wenn die übernommenen Aufträge und Leistungen wertgeschätzt und elterliche Rollenerwartungen auch abgelehnt werden können. Sie können durch Bindung, Ausstoßung oder durch ein paradoxes Zusammenspiel beider Kräfte gekennzeichnet sein und für den Betroffenen zu belastenden Konflikten führen, wenn beispielsweise starke und starre familiäre Bindungskräfte (»du kommst mal in die Firma«) die Loyalität gegenüber eigenen Interessen hemmen.

In einem Seminar formuliert eine Teilnehmerin ihre Angst, den Familienanschluss zu verlieren. Es sei Tradition, dass sich immer die ältesten Töchter um die alten und/oder pflegebedürftigen Eltern kümmerten. Ihre Cousinen kommentierten ihr Verhalten immer wieder kritisch, dass sie dieser Aufgabe beim Vater nicht genug nachkomme, seit ihre Mutter gestorben sei. Ihr Vater äußere keinerlei Vorwürfe, im Gegenteil. In der Aufstellung wurde ihr klar, dass sie der Aufgabe in gutem Einvernehmen mit ihrem Vater nachkommen will, sich aber auch und in vorrangigem Maß um ihr Gegenwartssystem mit vier Kindern widmen möchte. Sie möchte dafür die Kritik der weiteren Familie in Kauf nehmen.

Delegationen gibt es auch *ohne expliziten Auftrag*, z. B., wenn das Kind von Wünschen der Eltern weiß, die diese sich nicht erfüllen konnten.

> Ein junger Mann hat das Medizinstudium erfolgreich abgeschlossen, fasst aber beruflich nicht Fuß. Er stellt sich und den Medizinerberuf auf, die Impulse seines Stellvertreters gehen mit dem Blick immer wieder am Beruf vorbei. Auf die Frage nach den Berufen der Männer im System berichtet er, der Lebenstraum seines Vaters sei ein Medizinstudium gewesen, was diesem jedoch verwehrt geblieben sei. Den Stellvertreter des Vaters stellt er in Blickkontakt zur Medizin. Er wird eingeladen, nun das aufzustellen, »was ich eigentlich möchte«.

Bei *Ausstoßungsdynamiken* werden Familienmitglieder zum Sündenbock gemacht oder distanzieren sich selbst aktiv aus der Gemeinschaft. Dies ist auch bei sogenannten *Gegenidentifizierungen* der Fall, wo Werte, Lebensstile, politische Meinungen eingenommen werden, die im krassen Gegensatz zu denen der Familie stehen. Solche Prozesse sind Teil der jugendlichen Entwicklung hin zu einer selbstbewussten Ausbalancierung beider widersprüchlichen menschlichen Grundbedürfnisse von Zugehörigkeit und Autonomie, sie können jedoch genauso rigide werden wie die Strukturen, denen der Kampf angesagt wird. Auch oder gerade, wenn vordergründig eine radikale Distanzierung von Familienidealen mit Gegenidentifikationen z. B. hinsichtlich Lebensstil oder Partnerwahl vollzogen wird, kann diese auf eine grundlegende affektive Bindung an das abgelehnte System hinweisen.

> Zwischen 1970 und 1998 erklärten die Mitglieder der terroristischen Vereinigung RAF ihrer Elterngeneration den Krieg – und führten ihn ebenfalls mit gewaltsamen Mitteln. »Der Zusammenhang deutscher Geschichten war plötzlich aufs Peinlichste hergestellt«, schrieb der Schriftsteller F. C. Delius 1997 in der »Zeit« (Printversion): »Das ehemalige Mitglied einer kriminellen Vereinigung (war) gefangen von Mitgliedern einer neuen kriminellen Vereinigung.«

Als besonders belastend werden Delegationskonflikte erlebt, wenn es sich um *widersprüchliche oder unerfüllbare Aufgaben* handelt, die ein Kind bewältigen soll oder will. Das ist oft bei zerstrittenen Eltern der Fall, denen das Kind gleichermaßen verbunden ist. Auch Personen mit psychosenahen Symptomen stehen manchmal auf einem Platz zwischen gegensätzlichen Kräften im System (z. B. zwischen Täter- und Opferplätzen) oder zwischen widersprüchlichen inneren Anteilen (z. B. Wunsch nach Distanzierung und Bindung) und versuchen erfolglos, diese zusammenzubringen (*Doppelidentifikationen,* siehe z. B. Weber u. Drexler 2002).

Zu schwierigen Kollisionen zwischen Bindungs- und Autonomie-, Identifikations- und Gegenidentifikationsprozessen kann es auch bei Kindern in binationalen und *Migrantenfamilien* kommen, wenn in diesen Familien einseitige Lösungsversuche von Loyalitätskonflikten zwischen westlicher und Heimatkultur erforderlich sind oder angestrebt werden. Dann werden zum Beispiel rigide Familiengrenzen nach außen gezogen und innerhalb der Familie die mitgebrachten Normen und Wertvorstellungen beibehalten. Wenn diese mit den Normen der weiteren Umgebung (z. B. der für Jugendliche wichtigen Peergruppe) nicht kompatibel sind, können Kinder in unlösbar scheinende Gewissenskonflikte zwischen Familie und Gleichaltrigen geraten. Diese Jugendlichen finden wir bisher selten in psychotherapeutischen Praxen und überhaupt nicht in Aufstellungsseminaren, aber immer häufiger in Kliniken und unter Obhut von Jugendämtern, sie sind dann Thema in Fallbesprechungen und Supervisionen.

Erfahrungen in Aufstellungsseminaren mit jungen Menschen legen die Hypothese nahe, dass *Delegationsdynamiken heutzutage* nicht seltener, sondern komplexer und unübersichtlicher geworden sind. Elterliche Erwartungen scheinen weniger eindeutig und weniger traditionsgebunden zu sein, aber auch fehlende oder lediglich verdeckte Erwartungen können belasten, besonders dann, wenn junge Erwachsene noch bei ihren Eltern wohnen und Ausbildung oder Studium von diesen finanziert werden. In den Aufstellungen geht es dann um Themen wie Erfolgsdruck, Angst zu enttäuschen oder zu scheitern, dem elterlichen hohen Einsatz nicht gerecht zu werden etc.

Eine Teilnehmerin nennt als Anliegen ihre Sorge, dass der Kontakt zur Mutter abnehme. Diese habe sie allein aufgezogen, sie lebten zusammen, und die Mutter wolle nun mit Mitte 50 eine neue Partnerschaft eingehen.

Ein Teilnehmer befürchtet, sein selbst auferlegtes Leistungspensum an der Uni nicht zu schaffen, wolle er doch seine Eltern nicht enttäuschen, die ihm das Privatstudium finanzieren.

Aufstellungen ermöglichen hier z. B. das Austesten der Plätze »Zugehörigkeit« und »Autonomie« »im Angesicht« von Stellvertretern der geliebten Personen und die Suche nach einem (vorübergehend) guten

Platz, den Stierlin (1989) wohl als Platz der *bezogenen Individuation* bezeichnet hätte.

Unsichtbare Bindungen

Im kontextuellen Modell von Boszormenyi-Nagy u. Spark (1993) wird mehrgenerationale Weitergabe ausführlich im Kontext von *Loyalität zum Familiensystem* und im Zusammenhang mit sogenannten *unsichtbaren Bindungen* beschrieben. Der Loyalitätsbegriff wird weniger im Sinne einer individuellen und verhaltensbezogenen Zuverlässigkeit und Treue gegenüber anderen verstanden, sondern als existenzielle, biologische Grundlage der Verinnerlichung von Erwartungen der Bezugsgruppe, die weiter existieren möchte. Die Autoren betonen die Bedeutung genetischer Herkunft:

> »Mein Vater bleibt immer mein Vater, auch wenn er tot und in weiter Ferne begraben ist, ... selbst als ich mich gegen alles, was er vertrat, aufzulehnen begann, hat mein energisches Nein die gefühlsmäßige Verbindung mit ihm nur bekräftigt. Er hatte mir, seinem Sohn, gegenüber Pflichten, und nun stehe ich existenziell in seiner Schuld« (Boszormenyi-Nagy u. Spark 1993, S. 22).

Loyalitätsbindungen sind demnach »Teil der menschlichen Grundordnung« (ebd. S. 24), und persönliche Motivationen sind immer sowohl individuellen als auch untergründigen familiären Faktoren mit »systemischer Faktizität« (ebd. S. 85) geschuldet. Diese sind generationenlang tradiert – unabhängig von persönlichen, gesellschaftlichen oder politischen Gegenströmungen.

Dem Konflikt zwischen Loyalitätsbindungen zum Herkunftssystem und dem individuellen Bedürfnis nach Autonomie kommt erhebliche Bedeutung bei mehrgenerationalen Familiendynamiken zu. Jeder Schritt Richtung individueller Loslösung, aber auch unvermeidbare Abschiede wie Todesfälle, widersprechen dem systemimmanenten Ziel des Fortbestands der Familie. Daraus ergeben sich vielfältige Deutungsmöglichkeiten für (psychische) Symptome, Konflikte oder Verhaltensprobleme, z. B. wenn jugendliche Leistungsverweigerung den Bestrebungen der Erwachsenen zuwiderläuft und als illoyal gedeutet wird. Untergründig könnte es auch hier um Loyalität zum System gehen, zum Beispiel sich nicht durch Karriere vom Herkunftssystem zu entfernen. Eine glückliche Partnerschaft oder Gesundheit können ebenfalls als »unverdientes Glück« boykottiert werden, wenn anderen im System dieses Glück nicht vergönnt war.

Eine an Krebs erkrankte Seminarteilnehmerin hatte mehrere Frauen aus ihrem System, die an Krebs gestorben waren, in einer Reihe aufgestellt. Die Stellvertreterin für sich selbst stellte sie selbstverständlich und zum Entsetzen ihres anwesenden Mannes »als Nächste« daneben. Im weiteren Verlauf wurde allen Beteiligten der Preis deutlich, den es sie kosten würde, »aus der Reihe herauszutreten« und die damit verbundene Einsamkeit auf sich zu nehmen.

Ein weiteres, grundlegendes Konzept des Ansatzes von Boszormenyi-Nagy u. Spark (1981) definiert *Beziehungshandeln als Geben und Bekommen.* Die Autoren postulieren ein untergründiges Netz von Geben und Nehmen und diesbezügliche Erwartungen zwischen Individuum und familiärem System. Demnach gibt es ein Grundbedürfnis nach interpersoneller *Gerechtigkeit und Loyalität* in engen Beziehungen und insbesondere innerhalb sowie zwischen Generationen einer Familie. Dabei wird von einer inneren Buchführung zwischen Personen und Gruppen darüber ausgegangen, was die Mitglieder jeweils füreinander tun und voneinander erwarten können.

Das *Anrecht auf Destruktivität* (Boszormenyi-Nagy a. Krasner 1986) ist nach Meinung der Autoren die stärkste desintegrative Kraft in Beziehungen und kommt zum Tragen, wenn die Erwartung zu bekommen kumulativ verletzt wurde. Durch die prinzipielle Anerkennung der Berechtigung zu destruktivem Verhalten, z. B. durch die Therapeutin in einer Familientherapie, wird (selbst-) und fremddestruktives Verhalten in den Kontext unsichtbarer Bindungen und Loyalitäten gestellt und kann dann bearbeitet werden. Geschieht dies nicht oder ist ein Ausgleich des verletzten Anspruchs nicht (mehr) möglich, wird dieser häufig auf Dritte übertragen.

In einem Seminar verhält sich eine Frau ihrem Partner gegenüber offen aggressiv. Sie teilt ihm z. B. vor der Gruppe mit, dass sie sich nach dem Seminar mit ihrem Geliebten treffe. Bei der Aufstellung ihres Herkunftssystems wird auch die Geliebte des Vaters aufgestellt, und sie berichtet, dass ihre Mutter und sie ihn und die Geliebte jährlich im Urlaub besucht hätten. Die Mutter habe dann immer für alle gekocht. Durch die Betrachtung von Gegenwarts- und Herkunftssystem werden die »Gefühlsverschiebungen« sichtbar: von der Mutter zur Tochter und vom Vater zum Ehemann.

Die Loyalitäts-, Austausch- und Ausgleichstheorie bezieht sich nicht nur auf individuelles Verhalten, sie wird auch nicht normativ hergestellt und verhandelt (und wäre dann in unterschiedlichen Kontexten und Zeiten variabel), sondern sie beschreibt auch Strukturmerkmale in Familien:

> »Im hergebrachten Sinne wird Loyalität als eine positive Haltung der Zuverlässigkeit des Einzelnen gegenüber einem sogenannten Loyalitäts-›Objekt‹ verstanden. Dagegen setzt das Konzept eines Mehrpersonen-Loyalitätsgewebes das Vorhandensein strukturierter Gruppenerwartungen voraus, zu deren Erfüllung alle Mitglieder aufgerufen sind. In diesem Sinne gehört Loyalität zu dem, was Martin Buber die ›Ordnung der menschlichen Welt‹ nennt. Ihr Bezugsrahmen setzt sich eher aus Vertrauen, Verdienst, Auftrag und Erfüllung als aus den ›psychischen‹ Funktionen des ›Fühlens‹ und ›Wissens‹ zusammen« (Boszormenyi-Nagy u. Spark 1981, S. 66 f.).

Das Konzept von Loyalität und Gerechtigkeit gilt also innerhalb von Beziehungen und über Generationen hinweg. Loyalität von Kindern gegenüber ihren Vorfahren kann darin bestehen, dass sie unerledigte Themen von diesen aufgreifen, zum Beispiel dass sie stellvertretend für sie Schuld empfinden und etwas für sie ausgleichen wollen, dass sie jemand rächen oder eine Person zu ersetzen suchen, die fehlt. Letztere Dynamik haben Boszormenyi-Nagy u. Spark (1993) erstmals als *Parentifizierung* beschrieben und meinen damit, dass ein Kind bei einem Elternteil emotional und/oder praktisch Funktionen eines Erwachsenen (meistens eines Elternteils oder Partners) übernimmt und dadurch die generationenbedingte Rollenverteilung umgekehrt wird. Im Gegensatz zu Beschreibungen im Sinne eines familienpathologischen Symptoms wird Parentifizierung hier als konstituierendes Merkmal menschlicher Beziehungen gesehen. Kinder lernen durch identifizierende Handlungen mit Erwachsenen, sich in Verantwortung zu begeben, zum Beispiel spätere elterliche Funktionen zu übernehmen. Dies gelingt dann, wenn entsprechende Aufgaben situativ, zeitlich begrenzt und altersentsprechend sind und wenn sie von Erwachsenen angemessen gewürdigt werden. Auch unter Ehepartnern ist eine zeitweise Regression stimmig, wenn sie auf Gegenseitigkeit beruht und nicht einseitig beziehungsgestaltendes Element ist.

Parentifizierung von Kindern wird dann problematisch,

- wenn Eltern mit dem Anspruch emotionaler Versorgung an die Kinder herantreten,
- wenn die Verantwortungsübernahme anhaltend, nicht altersgerecht und somit überfordernd ist,
- wenn eine altersentsprechende Entwicklung und Bedürfnisbefriedigung erschwert und eigene Individuierungsschritte gehemmt werden,
- wenn das Kind für die Bedürfnisse anderer bewusst oder unbewusst ausgenutzt wird,
- wenn es in der Falle nicht einlösbarer Verpflichtungen, z. B. gegenüber zerstrittenen Eltern, steckt.

Parentifizierungsdynamiken findet man gehäuft dann, wenn schon das eigene Elternteil ein zuständiges Kind gewesen ist und dieses später seine Versorgungserwartungen wiederum an das eigene Kind delegiert (Jurkovic 1997). Kinder rücken aber auch unaufgefordert auf einen parentifizierten Platz, um personale und emotionale Lücken zu füllen und im Sinn transgenerationaler Loyalität zum Erhalt des Systems beizutragen.

Ein circa 70-jähriger Mann ohne partnerschaftliche Beziehung möchte sein Herkunftssystem stellen. Dabei findet er zunächst keinen Platz für den Vater, er habe keinerlei Vorstellung von ihm. Dieser sei gestorben, als die Mutter mit dem Patienten schwanger war. Die Mutter habe zeitlebens nie über den Vater gesprochen und dem Klienten keine Bilder gezeigt. Sie sei allein geblieben, weil sie den Vater wohl sehr geliebt habe. Er selbst habe bis zu ihrem Tod bei der Mutter gelebt. Im Aufstellungsbild ist der Vater nach außen und draußen gestellt, der Klient selbst steht an der Seite der Mutter. Im Prozessverlauf tauscht er schließlich mit dem Vater den Platz, stellt beide Eltern zusammen und verabschiedet sich von ihnen, um sein »Eigenes zu machen«.

Zusammengefasst können Parentifizierungsdynamiken bis ins Erwachsenenalter wirksam bleiben, zum Beispiel,

- wenn ein Kind einem Elternteil jemanden zu ersetzen sucht, der ihm fehlt: ein Elternteil, ein gestorbenes Geschwister, ein Partner, ein gestorbenes Kind,
- wenn ein Kind durch die Gründung einer eigenen Familie oder Partnerschaft in Loyalitätskonflikte mit dem Herkunftssystem kommt und sich in beiden Systemen zuständig fühlt,

- wenn Parentifizierung im Gegenwartssystem weitergelebt wird, z. B. dem Partner gegenüber,
- wenn parentifizierende Haltungen und Verhaltensweisen auch in beruflichen Kontexten (häufig in helfenden Berufen) fortgesetzt werden.

In einer Supervision beklagt eine Kollegin, dass sie sich in ihrer Arbeit bei der aufsuchenden Familienhilfe nicht von den Themen der Klienten distanzieren könne. Nach ihrer Herkunft gefragt, berichtet sie, dass sie als Mädchen jahrelang die Familie aufrechterhalten habe, indem sie für die drogenkranke Mutter das Geld verwaltet und ihr sogar die Spritzen aufgezogen habe. Im Verlauf der Aufstellung stehen zwei Systeme: das Herkunftssystem mit der Klientin als Kind und ihr Berufssystem mit ihr als Erwachsener. Die Prozessarbeit besteht in einer Entmischung der Übertragungen. Im Nachgespräch formuliert sie als Entwicklungsaufgabe die wachsende Zustimmung, dass sie ihre Mutter nicht retten konnte und auch über die Systeme ihrer Klienten keine Kontrolle haben kann.

Auch die Rolle eines gesunden, unauffälligen Geschwisters, das eigene Bedürfnisse hintanstellt und »problemlos« durch die Schule kommt, während andere Geschwister besondere Zuwendung brauchen oder fordern, kann unter dem Aspekt der Parentifizierung untersucht werden.

Ein Klient mit zwei jüngeren Adoptivgeschwistern stellt den Stellvertreter für sich selbst an die dritte Stelle und hinter den Geschwistern zurück, »dass diese sich nicht zurückgesetzt fühlen«. Im Aufstellungsverlauf nimmt er den ersten Platz in der Reihe als Ältester ein. Dies ist bei ihm und bei den Stellvertretern für die Adoptivgeschwister mit starken Gefühlen und großer Erleichterung verbunden.

2.4.2 Diskussion

In den vorangegangenen Abschnitten wurde Bert Hellingers Wirken nicht mit einer eigenen Theorie aufgeführt, er selbst hätte dies auch abgelehnt: Die Theorie sei ein Korsett, das dem Phänomen nicht gerecht werde. Ebenso wenig wollte er seine Arbeitsform als Therapie verstanden wissen. Beides aber wären Voraussetzungen, um Aufstellungsarbeit als psychotherapeutisch orientierte Methode praktizieren und lehren zu können. Ein dritter Aspekt der mangelnden

Anschlussfähigkeit Hellingers an einen theoretischen oder psychologiepraktischen Diskurs war seine metaphysische Sprache. Hätte er das »systemische Gewissen« nicht als allgemeingültiges, ehernes Prinzip verkündet und daraus alternativlose Ordnungsvorstellungen abgeleitet, wie familiäre Wirklichkeit »gelingt«, wären überraschende Anschlussmöglichkeiten und Überschneidungen mit den Konzepten von Stierlin und Boszormenyi-Nagy möglich gewesen. Schade, dass ein solcher Diskurs meines Wissens nicht stattgefunden hat und dass eine kritische Einordnung und »Übersetzungsarbeit« von Hellingers Ideen am ehesten von Autoren am Rand oder außerhalb des Aufstellerfeldes versucht wurde (z. B. Höppner 2001; Hildenbrand 2002; König 1997). So konzediert Hildenbrand (2002), dass man »Ordnungen der Liebe« sehr wohl in eine soziologische Sprache übersetzen und die »quasi-universalistischen Grundstrukturen menschlichen Zusammenlebens« (ebd. S. 27) als verhandelbaren Orientierungsrahmen statt als »eherne soziale Gesetze« für eine professionelle Praxis hätte nutzen können.

Allerdings stand auch *Boszormenyi-Nagy* in der Kritik, vor allem durch die Konstruktivisten, die seine ethischen und normativen Festlegungen ablehnten. Sein Postulat einer gerechten Ordnung, der Wahrheitsanspruch seiner Botschaften und seine ethische Position wurden mit Moralismus gleichgesetzt. Auch seine philosophische Sprache war schwer zugänglich und wenig praxistauglich (siehe hierzu den Versuch einer »neuen kontextuellen Therapie« von Pfitzer und Hargrave 2005). Er selbst wiederum tat sich mit der Verwendung von Begriffen wie System, Muster und Struktur schwer und warf systemischen Ansätzen Technizismus und ein Fehlen der ethischen Dimensionen in menschlichen Gemeinschaften vor.

In Anlehnung an die Theoriebildung von Boszormenyi-Nagy erlangte in Deutschland die *kontextuelle Familientherapie* um Massing, Reich u. Sperling (2006) einige Bedeutung. Dafür wurden Angehörige von Indexpatientinnen von drei und mehr Generationen zu Gesprächen eingeladen, um Muster destruktiver Konfliktstrukturen in Familien gemeinsam aufzuspüren und zu bearbeiten. Dabei geht es wesentlich um konkrete Beziehungskonten und gegenseitige Fairness. Die Therapie baut auf einem »Versöhnungsplan« auf, in dem gegenseitiges Vertrauen wiederhergestellt werden soll und die Beteiligten angehalten werden, Verantwortung für ihr Handeln zu übernehmen.

Stierlins Arbeitsschwerpunkt wiederum war die Untersuchung von Interaktionsmustern in Beziehungen und deren Veränderungen im konkreten familiären Kontext. Er interessierte sich vor allem für kommunikative Aspekte von familiären Aufträgen und Erwartungen. Praktisch wurde er mit seiner Verbindung von Psychoanalyse und systemischer Theorie zum Wegbereiter und Mitentwickler der systemischen Familientherapie.

Hellingers Gegenstandstheorie von Familie hat die deutlichsten Anknüpfungspunkte an die Konzepte von Boszormenyi-Nagy. Auch in Familienaufstellungen ist es ein wichtiges Thema, wie die »Bedürfnisse« eines sozialen Systems und seiner Angehörigen in komplexen Dynamiken von Loyalität, Verdienst, Anspruch und Ausgleich miteinander verbunden sind. Einzelne versuchen auszugleichen, was andere durch Schicksal, Ungerechtigkeit oder nicht ausgeglichene Schuld erlitten oder verursacht haben. Kinder springen in die Bresche, ersetzen fehlende oder ausgeklammerte Systemmitglieder, nehmen Gefühle auf sich, im Falle von Schuld z. B. wie ein Sündenbock durch Verlust des Selbstwerts. Hellinger erweitert das Konzept des *persönlichen Gewissens* (das in jedem System ein anderes sein kann) um das Postulat eines *archaischen systemischen Gewissens*. Ersteres betrifft Normen und Werte innerhalb des Ursprungssystems, deren Befolgung die Zugehörigkeit sichert. Demnach kann in einem System von Straßendieben eine reiche Beute die Eltern mit Stolz erfüllen, in einem anderen System Panik um die Zukunft der Kinder auslösen. Das systemische Gewissen hingegen ist unpersönlich insofern, als ein nicht erfolgter Ausgleich im System von Nachgeborenen übernommen wird, die die Urheber nicht kennen, ja nicht einmal bewusst um diese wissen brauchen. Dementsprechend werden im Aufstellungskontext Dynamiken als *systemische Verstrickungen* beschrieben, in denen das Bedürfnis nach Ausgleich unbewusst auf Zusammenhänge übertragen wird, in denen dieses Prinzip logisch absurd ist, zum Beispiel wenn jemand auf eigenes Glück »verzichtet«, nachdem ein anderer aus dem System etwas (schicksalhaft) erlitten hat.

Zusammengefasst sind es wohl weniger die Inhalte, die eine Vergleichbarkeit der klassischen Aufstellungsarbeit mit den hier besprochenen Konzepten erschweren, als vielmehr Unterschiede in der Sprache und der Art des Beziehungsangebots sowie mangelnde Bereitschaft zum Diskurs.

2.4.3 Beispiele für mehrgenerationale Weitergabe

Die Wahrscheinlichkeit mehrgenerationaler Weitergabe scheint zuzunehmen, wenn schmerzhafte Themen nicht verarbeitet und nicht in ein persönliches Narrativ integriert werden können. Stattdessen versuchen ursprünglich Betroffene verschiedene Formen des Ausschlusses (Verdrängen, Verschweigen, Projektion). In der Folge werden um belastende Ereignisse herum oft Geheimnisse, Tabus und Mythen gebildet. Indem sie aus dem sozialen Raum des Systems ausgeschlossen werden, beeinflussen sie gerade dadurch nachhaltig Atmosphäre und Klima.

Es werden hier beispielhaft zwei Themenbereiche herausgegriffen, bei denen besondere Formen von Ausschluss zum Tragen kommen und die exemplarisch für Mechanismen von transgenerationaler Weitergabe sind.

Geheimnisse und Tabus

»Keine Generation ist imstande, bedeutsamere seelische Vorgänge vor der nächsten zu verbergen.«
Sigmund Freud (1975, S. 191)

Jeder Mensch und jede Familie haben Geheimnisse. Sie dienen dem Schutz der Privatsphäre und können im Sinn von Abgrenzung und Eigenständigkeit sogar identitätsstiftend sein. Meistens sollen sie dem Erhalt des Systems dienen und vor Beschämung, Beschuldigungen oder Ausschluss schützen. Sie können aber auch das emotionale Klima in Familien auf belastende Weise beeinflussen, ohne dass die Quelle des Einflusses erkannt wird. Die (ironischerweise) »konstruktivistische« Idee von Geheimnisträgern, »dass Ungesagtes für die im System verbundenen Personen nicht existent sei und erst das Gesagte durch den Akt des Sprechens zur Realität wird« (Ritscher 2024, S. 15), wird konterkariert durch die tiefgreifenden Verstörungen durch Geheimhaltung bei den Betroffenen – sofern es sich um Informationen handelt, die für diese subjektiv existenziell bedeutsam sind, z. B. Vaterschaft, außereheliche Geschwister, Todesfälle, Inzest, schwere Erkrankungen (Reich 2001).

Bei Geheimnissen finden besondere Formen des Ausschlusses statt: Informationen werden entweder bestimmten Menschen vorenthalten oder in besonderer Weise zwischen Menschen geteilt. Karpel (1980) unterscheidet drei Arten von Geheimnissen: Bei *individuellen*

Geheimnissen ist eine Person Geheimnisträger gegenüber den anderen im System (z. B. verheimlicht eine Mutter, dass der Partner nicht Vater des Kindes ist); bei *internen Geheimnissen* verheimlichen mindestens zwei Familienmitglieder etwas vor einem anderen (z. B. erzählt der Vater einem Kind von seiner Geliebten, will aber nicht, dass es die Mutter erfährt); bei *geteilten Familiengeheimnissen* wissen alle Familienangehörigen etwas, das sie vor der Außenwelt verbergen (z. B. Krankheiten, Symptome, Schuld eines der Mitglieder).

Wird entsprechendes Wissen vom System versagt, so erfordert die Geheimhaltung häufig Energie, Anstrengung und besondere Manöver, und dies scheint paradoxerweise besonders auf die zu wirken, die von der Information ausgeschlossen sind. Kinder spüren intensive verheimlichte Gefühle als »beredtes Schweigen«, Dumpfheit oder »Lähmung«, ohne etwas genau benennen zu können (siehe auch Drexler 2018). Sie können nicht offen fragen und sich nicht mit den Eltern auseinandersetzen. Dies kann Beunruhigung, Ablehnungs- und Schuldgefühle auslösen, die sie nicht begreifen und die erst die Spur zu den verleugneten Ereignissen legen. Werden die Wahrnehmungen von Bezugspersonen dann auch noch abgetan oder gar entwertet, kann dies mit erheblichen (inneren) Konflikten und Selbstentwertungen bis hin zu verrückten Verhaltensweisen einhergehen (Reich 2001).

Ein Patient äußerte anlässlich eines lang anhaltenden Paarkonflikts im Verlauf der Therapie wachsende Befürchtungen, dass er nicht der leibliche Vater seiner Kinder sei, fürchtete jedoch den Vaterschaftstest. In einer Sitzung berichtete er, dass sein 12-jähriger Sohn sich beschwert habe, dass er sich von ihm beobachtet fühle und nicht wisse, ob der Vater etwas gegen ihn habe. In der Therapie bestätigte der Mann sein Verhalten. Er suche ständig nach Gemeinsamkeiten oder Unterschieden zwischen ihm und seinen Kindern.

Beispielhaft für die Thematik steht die *Adoptionsgeschichte in Deutschland,* die Hitzer (2022) eine »Geschichte der Geheimnisse« nennt. In der ursprünglichen Adoptionsgesetzgebung hatte die Loyalität gegenüber den Adoptionseltern Vorrang, die häufig eine Einmischung der leiblichen Eltern fürchteten und eine (frühe) Aufklärung des Kindes für riskant hielten. Die Kinder wurden über ihre Adoption nicht informiert. Als seit den späten 1960er-Jahren auch Adoptionen aus dem Ausland möglich wurden, stellte sich aufgrund äußerer Merkmale nicht mehr die Frage der Geheimhaltung der Adoption, es ging mehr um die vielfältigen Gründe, warum die leiblichen Eltern häufig nicht bekannt waren – bis hin zu Hinweisen, dass einige Adoptionsvermittlungsagenturen die Kinder ihren leiblichen Angehörigen unter Ausnutzung ihrer Armut weggenommen hatten (Hitzer 2022). Erst seit 2002 haben Kinder ab dem 16. Lebensjahr das Recht auf Kenntnis ihrer Herkunft und auf Kontaktaufnahme mit dem leiblichen Elternteil / den Eltern.

Während es bei Geheimnissen um die Leugnung von bestimmten Ereignissen geht, ist es bei einem *Tabu* die Benennung eines bekannten Sachverhalts, die innerfamiliär und gegenüber der Außenwelt untersagt ist (z. B. schambesetzte Symptome, Scheitern, schuldhaftes Verhalten). Auch hier wird die Aufmerksamkeit der »Wissenden« negativ gebunden und kann psychosoziale Entwicklung blockieren (Ritscher 2024).

Schuldverstrickungen

Exemplarisch für Schuldverstrickungen werden einige der oben schon angesprochenen Phänomene am Beispiel des Zweiten Weltkriegs aufgegriffen. Dies erscheint angebracht,

- weil der Zweite Weltkrieg mit 55 Millionen Opfern das schwerwiegendste zeitgeschichtliche Ereignis des letzten Jahrhunderts war,
- weil sich Beispiele für die Weitergabe von (nicht bewältigten) Schuld-, Scham- oder Opfergefühlen besonders im Umgang mit den Folgen dieses Kriegs und in Deutschland mit der Nazizeit aufzeigen lassen (siehe z. B. Radebold, Bohleber u. Zinnecker 2009; Huber u. Plassmann 2012; Moré 2015; Reddemann 2015),
- weil es meistens Enkel sind, die (in Aufstellungsseminaren) diese Themen aufgreifen,
- weil wir inzwischen auch in Europa wieder von kriegerischen Ereignissen und Kriegsbedrohung heimgesucht werden,
- weil Helfende vieler Berufsgruppen im Zuge weltweiter Migrationsbewegungen verstärkt mit Kriegsbetroffenen und Geflüchteten Kontakt haben, die durch Folter, Misshandlung und Vertreibung traumatisiert sind, und weil die Helfer selbst Unterstützung zum Umgang mit diesen Thematiken brauchen.

Während die Forschung über die Überlebenden des Holocaust relativ früh begonnen hat, wurde eine Auseinandersetzung mit den Auswirkungen des Krieges in Deutschland lange vermieden. Der wissenschaftliche und gesellschaftliche Fokus galt zunächst den Folgen für die Überlebenden des Massenmords, und es schien unmöglich, sich den psychosozialen (und evtl. traumatisierenden) Folgen für die *deutschen Nachfolgegenerationen* zu widmen. Der jüdische Psychotherapeut Dan Bar-On (1989) begann »die Last des Schweigens« für die deutschen Kriegskinder (insbesondere aus Täterfamilien) zu thematisieren. Er dokumentierte aufschlussreich nationalsozialistisch geprägtes Familienleben und das Ringen der Folgegenerationen, mit der belasteten Erbschaft umzugehen.

Auch die Kriegskinder auf deutscher Seite konnten sich dem Schrecklichen nicht entziehen: Bombardierungen, Vertreibung, Hunger, Millionen von Soldatenvätern kamen nicht oder traumatisiert zurück. In Nachkriegsdeutschland wurde jedoch lange verkannt, dass Sprachlosigkeit in der ersten Generation nicht lediglich die Folge von Kriegstraumatisierung war, sondern auch Folge absichtsvollen Schweigens und aktiven Nicht-wissen-Wollens der großen Mehrheit der Bevölkerung. Wenn die Eltern gesprochen haben, dann am ehesten über das selbst Erlittene, nicht über das Mit-Wissen, »Mit-Laufen«, Mit-Tun.

> »Während die Nachkommen der Holocaust-Überlebenden von dem heimgesucht wurden, was ihre Eltern gesehen und erlebt haben, wurden die Kinder der Nationalsozialisten von dem heimgesucht, was ihre Eltern nicht gesehen und von sich ferngehalten haben« (Assmann 2005, S. 386).

Die Verstrickungen der Wehrmacht, das Wissen um die Endlösung und die Vernichtung der Juden, alles fiel in den Nachkriegsjahren und noch lange danach der Verdrängung zum Opfer. Die Konfrontation mit Scham, Schuld, den Taten eines verbrecherischen Regimes, mit dem man Sympathien hatte, bestimmte nach dem Krieg die Stimmung in den Familien, nicht aber die öffentliche Diskussion. Der Konsens des Schweigens über die Geschehnisse des Krieges zog sich durch alle Schichten der Kriegsgeneration und wurde auch von den Siegermächten mitgetragen. Es hatte unter anderem auch eine Funktion beim Wiederaufbau nach 1945. Um möglichst schnell ein funktionsfähiges System zu errichten, war man auf die ehemaligen Eliten aus Nazideutschland angewiesen. In den Nachkriegsfamilien gab es komplizierte *Vermischungen von Opfer- und Tätersein* mit vielen Folgen für die Kinder. Sie sollten früh selbstständig und erfolgreich werden, haben Kummer, Verluste und nicht verarbeitete Schuldthemen der Eltern gespürt und versucht, diese entweder zu schonen oder zu entlarven. Moré (2015) beschreibt die intergenerationalen Beziehungen zwischen den Tätern, Mitläufern, Mitwissern und ihren Kindern als erheblich ambivalent und komplex: einerseits der Zwang oder Wunsch zur Loyalität (»Ich muss doch meinen Vater lieben, oder?«, so Monika Hertwig, die Tochter des Kriegsverbrechers Amon Göth, zit. in Kessler 2002), andererseits das Bedürfnis nach Distanzierung und die Forderung von Bestrafung.

> »Langfristig gesehen bestand die Tragik dieser historischen Konstellation darin, dass in dieser intergenerationellen Konfrontation nicht die Kommunikation befördert, sondern das Schweigen vertieft wurde« (Assmann 2013, S. 47).

Eine deutsche Erinnerungskultur hat sich erst allmählich, etwa drei Jahrzehnte (!) nach Kriegsende, aufgebaut. Nach nunmehr fünfzig Jahren »vorbildlicher« Erinnerungskultur melden sich immer häufiger Stimmen mit der Frage zu Wort, wann der Krieg denn endlich vorbei sein dürfe. Diese Frage ist durch die neueren Entwicklungen der Kriege in der Welt obsolet geworden, aber sie bedarf auch des Hinweises, dass eine Aufarbeitung kriegerischer Geschehnisse oft erst durch die Enkel gewagt wird und dass diese Aufarbeitung dadurch erschwert wird, dass sie meistens schon sehr zeitnah wieder abgeschlossen sein soll.

Verstrickt, verdrängt, vergessen

Im Januar 2013 wurde nach dreijähriger Forschungsarbeit das Buch *Ausgeplündert, zurückerstattet und entschädigt – Arisierung und Wiedergutmachung in Mannheim* von der Historikerin Christiane Fritsche (2013) vorgestellt. Die junge Autorin schrieb die Mannheimer Geschichte neu. Die Arbeiterstadt war bis dahin immer stolz auf ihren Widerstand im Dritten Reich gewesen, nun kamen erschütternde Erkenntnisse ans Licht. An der Arisierung, der systematischen Ausplünderung der Juden und der Vernichtung ihrer wirtschaftlichen Existenz hatten sich Unternehmerfamilien, Institutionen der Stadt und der Evangelischen Kirche sowie zahlreiche Bürgerinnen und Bürger beteiligt. 6.400 hier lebende Juden verloren fast ihren gesamten Besitz. 40 % der Ariseure, die Grundstücke und Gebäude zu Schnäppchenpreisen ergatterten, waren nicht Mitglied in einer NS-Organisation, Hausfrauen der Nachbarschaft bedienten sich aus dem Hausrat von Deportierten.

80 Jahre nach der Machtergreifung durch das NS-Regime nannte die Studie erstmals Verfolgte ebenso wie Täter und Profiteure beim Namen und machte deutlich: Arisierung war kein »von oben« oktroyierter Prozess, sondern wurde vor Ort von Mannheimer Beamten, Geschäftsleuten und Nachbarn, von normalen Bürgern also, getragen und vorangetrieben. In Mannheim als mittlerer Großstadt mit damals etwa 280.000 Einwohnern konnte fast jeder Nachbar »dabei« gewesen sein. Die Arisierung begann 1933 – doch erst 2014 fand erstmals ein Themenabend zu den Hintergründen und Wirkungen dieser beispiellosen Raubaktion in der Konkordienkirche in Mannheim statt. Dies mag ein Beispiel dafür sein, dass die Kommunikation über solche Ereignisse womöglich erst beginnen kann, wenn der Einfluss der erstbeteiligten und betroffenen Generation schwächer wird bzw. die direkt Beteiligten verstorben sind.

Die detaillierte Untersuchung von Frau Fritsche zeigt eindrücklich, dass unser Gedächtnis es sich leichtmacht, wenn wir nur in drei Kategorien denken: in der der dämonisierten Täter, der Widerstandskämpfer und der Opfer. In einem so gestalteten Gedächtnisraum sind die Nazis immer nur die anderen – und das schränkt Bewältigung letztlich ein.

Vom Schweigen und der Unfähigkeit, nachzufragen, waren natürlich auch *Psychotherapeutinnen* betroffen. Ältere Kollegen berichten, dass bis in die 1980er-Jahre hinein kriegsbedingte Trauma- und Schulddynamiken bis auf wenige Ausnahmen kein Thema in Psychotherapien oder psychiatrischen Praxen gewesen seien. Ältere Vertreterinnen dieser Disziplinen waren Teil des kollektiven Verleugnungsprozesses und selbst verstrickt oder hatten leidvolle Erfahrungen gemacht.

Anlässlich des 60. Jubiläums der Lindauer Psychotherapiewochen im Jahr 2010 hatten die Veranstalterinnen erstmals eine Darstellung der Tagungshistorie in Auftrag gegeben, und auch hier (wie bei Frau Fritsche in Mannheim) war es ein junger Forscher, Philipp Mettauer (2010), der mit seinem Ergebnisbericht tiefe Verwirrung und Bestürzung bei den Veranstaltern und Tagungsteilnehmern auslöste. Er zeigte auf, wie die Gründerväter der weltbekannten Psychotherapietagung als Nervenärzte selbst in die Ideologie und die Taten des Nationalsozialismus verstrickt waren und dass die notwendige Auseinandersetzung mit diesem Erbe 60 Jahre lang ausgeblieben war.

2.4.4 Folgerungen für die Aufstellungsarbeit

Die folgenden Überlegungen für die Arbeit mit mehrgenerationalen Themen gelten für Beratung und Therapie im Allgemeinen und für die Aufstellungsarbeit im Besonderen.
Dass frühere Generationen prägende positive und negative emotionale Erfahrungen auf bisher erst teilweise geklärten Wegen an spätere weitergeben, ist wahrscheinlich für das Überleben und die Entwicklung unserer Spezies wichtig gewesen, und transgenerationale Übertragungen z. B. von Traumata stellen lediglich einen Spezialfall dieser Mechanismen dar. Wenn von Überlebenden, Kriegskindern und -enkeln gesprochen wird, mögen diese als Gruppen z. T. ähnliche Erfahrungen geteilt haben, aber die Möglichkeiten des Umgangs mit unvorstellbarem Leid sind sehr variabel. Übertragungen von Lebensthemen erfolgen nicht zwangsläufig und automatisch, dem widerspricht u. a. die Resilienzforschung. Ein wichtiger Faktor dabei ist, ob nachfolgende Generationen die Chance haben und diese wahrnehmen, unerledigte emotionale Belastungen der Vorgängergenerationen einzuordnen und die Fortsetzung von Trauma- oder Schuldtransfer abzuwenden.

- Hildenbrand (2013) weist auf die Gefahr hin, bei der Erschließung transgenerationaler Muster kausale Linien aus der Vergangenheit in die Gegenwart zu ziehen, und warnt davor, »Muster in Genogramme hineinzulesen, statt sie aus ihnen herauszuholen«. Es geht also nicht um Ursache-Wirkungs-Beziehungen oder Schicksalsglauben, und auch schwerwiegende Ereignisse in Systemen sollten nicht als Erklärungen für individuelles Schicksal herangezogen werden.
- Wissen per se heilt nicht, und »Wahrheit heilt (nicht!) den Wahn«, wie es manchmal als Leitsatz für die Therapie von Psychosen zu lesen ist (Ruppert 2002). »Vergessen« kann auch eine Leistung Einzelner oder eines Systems sein, wenn sich andere Optionen nicht mehr erschließen lassen. Deshalb steht an erster Stelle vor dem Aufdecken transgenerationaler »Wahrheiten« der Respekt gegenüber dem Versuch des Hinschauens – vor allem der älteren Generation, deren Lebensumstände sich jüngere Therapeuten nur noch schwer vorstellen können.

- Psychotherapeutinnen heute sind meistens Kriegsurenkel, ihre Erfahrungen mit dem Zweiten Weltkrieg stammen aus Erzählungen der Großeltern. Sie sollten vor allem in der Arbeit mit alten Patientinnen *historisches Wissen* über diese Geschehnisse haben, denn hier geht es nicht nur um psychische Realitäten, sondern auch um geschichtlich bezeugte Ereignisse und Traumata. Dies gilt auch in jüngerer Zeit für Kriegs- und Verfolgungsgeschichten aus anderen Ländern. Sich ohne Kenntnis der zeitgeschichtlichen Dimension ausschließlich auf die innerpsychischen Prozesse des Patienten zu konzentrieren, erschwert das Verständnis vieler Symptome. Auch ist Vorsicht geboten, wenn Klienten *familiäre Narrative* wiederholen, die einer Prüfung der geschichtlich nachprüfbaren Ereignisse nicht standhalten. Es ist mitunter schmerzlich, aber unabdingbar anzuerkennen, dass das Familiengedächtnis Sinn »macht« und dass es Ereignisse diesem Sinn anpasst.

  »Nicht wenige (Geschichten) verändern sich auf ihrem Weg von Generation zu Generation so, dass aus Antisemiten Widerstandskämpfer und aus Gestapo-Beamten Judenbeschützer werden« (Welzer, Moller u. Tschuggnall 2002, S. 44).

  Um zeitgeschichtlich unterlegte Familienmythen mit historischen Ereignissen vorsichtig abgleichen zu können, ist es in der therapeutischen (Aufstellungs-)Arbeit unabdingbar, sich über historische Wandlungsprozesse kundig zu machen, womöglich schon während eines Seminars, und die Informationen behutsam zur Verfügung zu stellen.
- Mehrgenerationale Arbeit mit Patienten erfordert in besonderem Maß, sich der Eingebundenheit in entsprechende Gruppennarrative bewusst zu sein und setzt *Selbstreflexion* der eigenen familiären Muster und Tabus sowie (Selbst)erfahrung mit transgenerativen Methoden voraus.
- Das NS-Erbe eignet sich in besonderem Maß, die Folgen von Schweigen und Vergessenwollen aufzuzeigen, aber wir haben es längst nicht mehr »nur« mit den Folgen des Zweiten Weltkriegs zu tun. Mit langer Verzögerung kamen nach dem Mauerfall auch die Nachkommen von Betroffenen und Tätern im Umfeld des Stasiapparats in Therapie, und Kriege, Genozid

und Vertreibung finden weltweit und inzwischen vor unserer Haustür statt. In den letzten 25 Jahren befinden wir uns in weltumspannenden Veränderungen (u. a. die Wiedererstarkung autoritärer und populistischer Bewegungen, ökologische und Gesundheitskrisen, künstliche Intelligenz, Umbrüche bzgl. Identität und Diversität), und Therapeutinnen haben zunehmend mit direkt und indirekt Betroffenen von diesen Entwicklungen zu tun. Besonders bei Geflüchteten aus kriegerischen Konflikten sind Kenntnisse über (Mehrgenerationen-) Dynamiken bei posttraumatische Belastungsstörungen und über *Sekundärtraumatisierungen* bei Betreuungspersonen unabdingbar, um sich selbst zu schützen.

In klassischen Aufstellungsformaten werden tendenziell früh das Herkunftssystem und zurückliegende Generationen aufgestellt, um mehrgenerationale Aspekte einer Thematik zu erkunden. Dies birgt meines Erachtens mehrere Risiken, z. B. dass die Mehrgenerationenperspektive mit Ursachensuche in der Vergangenheit gleichgesetzt wird und Verantwortungsübernahme in der Gegenwart bzw. eigene Schuldgefühle mit dem Hinweis auf die »wahren Schuldigen« abgewehrt werden sollen.

Bei einem Gastseminar wurde die Kursleiterin von einer Teilnehmerin aufgeregt angesprochen, sie müsse unbedingt eine Aufstellung mit den Urgroßvätern ihres Sohnes machen. Sie habe schon viele Aufstellungen gemacht, aber ihr Sohn klaue immer noch.

Eine vorschnelle transgenerationale Erweiterung des Bildes kann bei einer (z. B. von Gewalt betroffenen) Klientin den Eindruck entstehen lassen, dass das Verhalten von Bezugspersonen mit deren eigenem Schicksal (z. B. selbst misshandelt worden zu sein) »entschuldigt« werden soll. Allerdings kann es sich in Gegenwartsaufstellungen als nützlich erweisen, diese um mehrgenerationale Aspekte zu erweitern, wenn bestimmte Dynamiken dadurch erst verstehbar werden.

Thema der Klientin waren »Hemmungen, Blockaden, Widerstände« während der anstehenden Aufgaben für eine Praxisgründung als Ärztin. Sie könne sich diese nicht erklären, ging es doch um die langersehnte berufliche Selbstständigkeit. Aus dem aufgestellten Element »Praxis« wurden mittels kataleptischer Hand mehrere Frauen »herausgezogen« und im Bild positioniert (zur Arbeit mit Überlagerungen siehe Abschn. 3.2.8). Da brach es aus der Klientin heraus: Diesen Frauen aus ihrem Herkunftssystem in Anatolien könne sie nicht verzeihen, dass sie das patriarchale System immer unterstützt und sie kritisiert hätten, als sie im Westen Medizin studiert habe. »Und solche Frauen werden dann in meiner Praxis sitzen.«

Ein Paar kommt in den Kurs wegen der unbegründeten, zunehmend einschränkenden Ängste der Frau um die beiden Kinder. Sie wolle diese nicht mehr allein aus dem Haus gehen lassen, weil ihnen etwas passieren könne. Die Aufstellung des Gegenwartssystems erbringt keine Hinweise, auch nicht das Hinzustellen der Eltern und Fragen zu deren Lebensgeschichte. Besonderheiten im Großelternsystem berichtet die Frau, ihre Großmutter mütterlicherseits habe noch sechs Geschwister gehabt, von denen fünf gestorben seien, nur sie und ihr Bruder hätten überlebt. Beim Aufstellen der fünf toten und zwei lebenden Geschwister aus der Großelterngeneration stellen die Klientin und ihr Mann »unmittelbar« eine Verbindung zwischen ihren Ängsten und denen der Urgroßmutter und Großmutter her. Im Prozessverlauf werden die Vermischungen und Gefühlsübertragungen »getrennt«, die Ängste der Frauen um ihre Kinder erinnert, benannt und »erklärt«, auch die der Klientin. Abschließend stellt sie der Stellvertreterin der Urgroßmutter ihre beiden Kinder vor.

Fehlende Informationen werden durch Reaktionen der Stellvertreter oft »spürbar«, zum Beispiel dadurch, dass Gefühle bei ihnen auftauchen, für die es keine Erklärung in der gegenwärtigen Situation gibt (Scham, Angst, Wut, Schuld, Scheitern etc.). Aufgrund von Aussagen der Stellvertreter wird jedoch nicht auf systemische Ereignisse »zurückgeschlossen«, wenn diese nicht mehr nachprüfbar sind.

Wenn keine Informationen verfügbar sind, kann dem »Unerklärlichen« in der Aufstellung trotzdem ein Platz gegeben werden, zum Beispiel als »das, worum es hier noch geht« oder »das, was wir nicht wissen«. Damit werden »nicht erklärliche« Gefühle des Klienten ernst genommen und gewürdigt, und dies kann zu einer Entlastung beitragen. In der Prozessarbeit mit solchen abstrakten Elementen generiert die Klientin aus dem entstehenden Prozess Sinn – oder wendet ihre Aufmerksamkeit anderem zu.

Die Teilnehmerin einer Jahresgruppe erzählt sichtlich unter Druck, dass sie sich seit Langem intensiv mit der Herkunftsfamilie ihrer Mutter beschäftige, besonders mit der Urgroßmutter. Sie habe Fantasien gehabt, dass deren Herkunft jüdisch sei und dass ihre Mutter Informationen über Schicksale von Familienangehörigen verheimliche. In der Gruppe fürchtet die Klientin, dass ihr Anliegen als weit zurückliegend und von ihren aktuellen Problemen ablenkend abgetan würde. Sie stellt dann die Angehörigen mütterlicherseits und das Geheimnis kreisförmig auf, ihre Mutter in die Mitte des Kreises. Beim Aufstellen ihrer Stellvertreterin fühlt sie den fast unerträglichen Konflikt, sich einerseits zu ihrer Mutter in den Kreis stellen zu wollen, aber auch andererseits »draußen, in der eigenen Gegenwart ankommen zu wollen«. Das für sie stimmige Ergebnis dieses Prozesses war, dass sie und die ganze Gruppe sich vor dem Schicksal der Angehörigen verneigten. Sie teilte deren Stellvertretern mit, dass sie ihren langen Forschungsprozess in Sachen Familiengeschichte nun abschließen und sich ihrer Gegenwart zuwenden wolle.

Voraussetzung für Integration und Verständigung über Erfahrungen von Opfer- und Täterschaft ist Schutz vor Wertung, politischem Besserwissen und Bloßstellung. Das gilt auch für die Nachfahren von Tätern, bei denen Themen von Scham, Schuld, Aggression und gleichzeitiger Bindung offenkundig sind. Darauf ist besonders im Gruppenkontext von Aufstellungsseminaren zu achten, denn es gehört eben auch zur Lebenserfahrung in totalitären Systemen, dass diese kein Schweigen und keine Privatsphäre duldeten und dass es (brutal) erzwungene Geständnisse gab.

Die Aufstellungsleiterin ist verantwortlich für die Gewährleistung eines sicheren Raums, in dem familiäres und kollektives Schweigen im doppelten Sinn aufgehoben sind und sich Verletzung oder Beschämung nicht wiederholen können. Das besondere Setting von Aufstellungsseminaren eröffnet Betroffenen diesen Raum durch die sukzessive Erweiterung des Blickfeldes auf die Herkunft der Vorfahren, deren Lebensverhältnisse und den historisch-politischen Kontext und macht einen Dialog zwischen den Generationen jenseits spektakulärer Schulddebatten möglich. Die emotionale Betäubung zu überwinden, die sich in Familien zum Teil über Generationen tradiert hat, braucht bis in die Gegenwart unglaublichen Mut. Unsererseits bedarf es der einfühlenden Erinnerung an die Leiden der Opfer, der aktiven Einfühlung in die Welt der Täter und Mitläufer und der tätereinfühlenden Erinnerung an die Herrenmenschen in uns (Assmann 2013).

Beim Aufstellen dieser Bilder sind berührende Prozesse von Erinnern, Bezeugen, Rückgabe und gutem Abschied möglich. Hier können Aufstellungen über die biografische Arbeit hinaus auch als Trauer- und Versöhnungsarbeit von Eltern, Kindern und Enkeln mit ihrer (Familien-)Geschichte erfahren werden. Ein Gespräch zwischen den Generationen und zwischen Vertreterinnen unterschiedlicher Gruppen wird möglich, wenn wir allen Betroffenen diesen Raum öffnen.

Im Seminar erzählt eine Frau ihre Geschichte. Sie ist 1942 geboren, die Mutter habe sie und die Schwester ins Säuglingsheim gegeben, da »nur Söhne zählten«. Später habe sie eine »streng nationalsozialistische Erziehung« genossen. Ihr Mann sitzt weinend dabei, sie sei doch genauso hart wie ihre Mutter. Nach dem Seminar schreibt sie, dass sie sich mit dem Begriff »akzeptieren« beschäftige: »Es fällt mir unglaublich schwer, diesen Begriff nicht mit ›resignieren‹, ›ohnmächtig sein‹ oder ›kapitulieren‹ gleichzusetzen. Es dämmert mir, dass ›annehmen‹ eines gegebenen Zustands gemeint ist. Die Kehrseite der Medaille heißt für mich aber auch, dass ich auf einmal bemerke, Anspruch auf Akzeptanz auch meiner Wünsche zu haben. Ohne Begründung, ohne Erklärung. Und dies ist mir fremd und neu und es gefällt mir nur zum Teil. Warum? Weil es für mich so sehr nach Willkür oder Launenhaftigkeit schmeckt.«

Wenn in einem Seminar Nachkommen der Täter- und Opfergeneration des Holocaust zusammenkommen, erübrigt es sich, die jeweiligen Leiden zu vergleichen. Täterkinder haben in der Mehrzahl andere »Spätfolgen« als Opferkinder. Geht es bei Letzteren um die transgenerationale Traumatisierung durch Verfolgung und Massenvernichtung, sind es bei Ersteren oft unbewältigte und verleugnete Schuldgefühle aufgrund der Täterschaft ihrer Vorfahren.

In manchen Fällen ist eine Aufstellung nicht das erste Mittel der Wahl, zum Beispiel, wenn das Risiko einer Retraumatisierung durch Exposition nicht einschätzbar ist oder wenn sie dem Ausmaß des Ereignisses nicht gerecht werden kann (siehe Beispiel zu Telescoping in Abschn. 2.4.1). Wir sollten vorsichtig mit dem Paradox umgehen, ob Einfühlung (z. B. von Stellvertretern) in Aufstellungen »eingefordert« werden kann hinsichtlich von Ereignissen, die nicht einfühlbar und unsagbar sind. »Ich kann nicht einmal mehr die Geschichte erzählen. Einzig vermag ich noch zu erzählen, dass ich diese Geschichte nicht mehr erzählen kann« (J.-F. Lyotard zit. in Welzer, Moller u. Tschuggnall 2002, S. 126). Hier gibt es nichts zu »tun«, außer mit den Betroffenen zu bleiben und durch Zeugenschaft und Präsenz gemeinsam eine Art des Umgangs zu üben.

Zusammengefasst ist im Einzelfall aufmerksam zu prüfen, wann eine Einbeziehung der Mehrgenerationenperspektive für psychische Verarbeitungsprozesse sinnvoll und nützlich ist und wann es um anstehende Aufgaben bei konkreten Problemen geht.

Beidäugiges Sehen (Lampe, Abilgaard u. Ottomeyer 2013) im Sinne von Problemorientierung *und* frühzeitiger Erkundung von Zukunftsvorstellungen, Kompetenzen und Ressourcen ist bei anhaltenden, komplexen Belastungen besonders zu beachten. Prinzipiell beginnen wir mit der Gegenwart, dem persönlichen Leben der Klientin und der gewünschten Zukunft, daraus erfolgt die Entscheidung, welches Bild aufgestellt wird. Das Aufstellen des Gegenwartssystems kann, muss aber nicht auf Ereignisse in den Herkunftssystemen der Beteiligten hinweisen.

2.4.5 Die Mehrgenerationenperspektive nach vorn gedacht

»This is a surgent philosophy of mine.
Each generation can blame the previous one for its failures.
That doesn't serve anything, but it makes us all feel better.«
Linus van Pelt (von den Peanuts)[7]

Die Beschäftigung mit der Vergangenheit ist keine rückwärtsgewandte Haltung. Wir nehmen unerledigte Themen aus unserer Familie und anderen Beziehungskontexten auf und geben diese oder andere an Nachgeborene weiter. Traditionell sind wir als Psychotherapeuten und Aufstellerinnen bisher viel damit beschäftigt, persönliches Leid aus der Vergangenheit heraus zu verstehen. In jüngerer Zeit kommen jedoch zunehmend häufiger Menschen in Therapie und in Seminare mit Angst vor der Zukunft: vor der Klimakatastrophe, Krieg, politischer Radikalisierung, Wehrpflicht für ihre Kinder. Die systemische Therapie hatte schon immer den Blick in die Zukunft einbezogen, allerdings zum Teil einseitig in eine machbare, gewünschte, hoffnungsfrohe,

7 Locker zitiert von Matthias Varga von Kibéd im Rahmen eines Seminars.

handelbare Zukunft. Nun haben wir es – wie für westliche Verhältnisse schon sehr lange nicht mehr – mit einer potenziell bedrohlichen Zukunft zu tun. Manche der negativen Entwicklungen wie die Klimakatastrophe sind wahrscheinlich nicht mehr aufzuhalten, in Europa ist der Krieg zurück, Deutschland soll wieder »kriegstüchtig« werden. In der modernen Psychotraumatologie wird davon ausgegangen, dass auch vorweggenommene Bedrohungen durch Sicherheitsverlust, Gewalt, Klimakatastrophen bereits prätraumatische Effekte haben. (Wie) können wir mit diesem Leiden an einer unbekannten Zukunft umgehen? In seinem Artikel »Erinnerungskultur und Zukunftsgedächtnis« erinnert Welzer (2010) daran, dass gerade das menschliche Vermögen des Rückblicks in die Vergangenheit auf zukünftiges Handeln hin orientieren kann:

> »Erinnerung dient der Orientierung in einer Gegenwart zu Zwecken künftigen Handelns. Deshalb spielen ›Vorerinnerungen‹, wie Edmund Husserl bemerkt hat, also Vorgriffe auf etwas erst in der Zukunft Existierendes, als Orientierungsmittel für die Ausrichtung von Entscheidungen und Handlungen eine mindestens so wichtige Rolle wie der Rückgriff auf real oder vorgestellt erlebte Vergangenheiten.«

Dabei gilt es, uns selbst in den Blick zu nehmen, die wir (zukünftige) Eltern- und Großelterngeneration sind, denn auch wir müssen uns vielleicht einmal fragen lassen, was wir getan, unterlassen und wo wir geschwiegen haben hinsichtlich Fremdenfeindlichkeit, Sozialabbau, dem prekären Verhältnis von Freiheit und Sicherheit, der Militarisierung und Radikalisierung. Laufen wir nicht längst wieder Gefahr, als unverrückbar geltende ethisch-moralische Grundsätze aufzugeben und schweigende Zuschauer ideologischer Vorstellungen zu werden?

> »Die Gesellschaft als Ganzes kann in jeder neu heranwachsenden Generation mit einer von dieser nicht selbst verursachten Schuld vorbelastet sein« (Boszormenyi-Nagy u. Spark 1993, S. 88).

Eines Tages werden alle immer schon dagegen gewesen sein. Die ausschließliche Beschäftigung mit den Untaten unserer Vorgänger und Ahnen und das Suchen von »Lösungen« in der Vergangenheit verhindert die Auseinandersetzung mit dem, was wir heute ausklammern.

2.5 Bindungskonzepte

Die Bindungsperspektive bereichert das Wahrnehmungs- und Handlungsspektrum der Therapeutin auch in Aufstellungen und ermöglicht ein tieferes Verständnis dafür, wie ein Individuum auf aktuelle Stresssituationen reagiert und wie Verhalten gegenüber Bezugspersonen mit frühen Bindungserfahrungen zu tun haben kann.

Im Folgenden wird zunächst kurz in entwicklungspsychologische Bindungstheorien eingeführt. Im Abschnitt 2.5.2 wird dann ein erweitertes, systemisches Bindungsverständnis vorgestellt, wie es bei der Aufstellungsarbeit relevant ist.

2.5.1 Entwicklungspsychologische Bindungstheorien

Bindung ist das gefühlsgetragene Band,
das eine Person zu einer anderen spezifischen Person anknüpft
und das sie über Raum und Zeit miteinander verbindet.
nach John Bowlby (1969)

Entwicklungspsychologische Bindungsmodelle postulieren ein evolutionär angelegtes, überlebenswichtiges Bedürfnis des hilflosen Babys nach Nähe, Schutz und Sicherheit durch eine Bezugsperson und beschreiben mögliche Folgen bei Verletzungen dieses Grundbedürfnisses. Begriff und Forschung zur sogenannten *primären Bindung* gehen auf den britischen Psychiater und Psychoanalytiker John Bowlby (1969, 2024) zurück. Die bis dahin übliche Erziehungspraxis war sowohl in Europa als auch in Amerika darauf ausgerichtet, Kinder nicht zu »verhätscheln«, sondern sie frühzeitig zu begrenzen und abzuhärten. Bowlby untersuchte zunächst die nachteiligen Auswirkungen früher Eltern-Kind-Trennungen, zum Beispiel bei Krankenhausaufenthalten. Dabei stellte er fest, dass Bindung und Zugehörigkeit angeborene, überlebenswichtige Bedürfnisse des Säuglings sind, dass dieser im Laufe des ersten Lebensjahres eine spezifische, emotionale Bindungsbeziehung zu einer Hauptbindungsperson entwickelt, die sein Überleben sichert, und dass die (frühe) Beziehung zur engsten Bezugsperson seine weitere Entwicklung nachhaltig beeinflusst. Bindung (engl. *attachment*) an direkte Bezugspersonen ist universell, selbst wenn Letztere das Bedürfnis nach Urvertrauen und Akzeptanz verletzen und auch dann, wenn diese Verletzungen mit gravierenden kurz- und langfristigen Konsequenzen einhergehen, z. B. im Fall von Missbrauch und Misshandlung.

Bowlbys Kollege Donald W. Winnicott (1974) prägte als weiteren zentralen Begriff der Bindungstheorie den einer *fördernden Umwelt* als psychische und physische Umgebung, die eine ausreichende *(good enough)* frühe Bindungsbeziehung mit Sicherheit, Halt und Bedürfnisanpassung gewährleistet und dadurch die Entwicklung des Selbst beim Kind ermöglicht. Dabei geht es nicht nur um die Triebbedürfnisse des Säuglings, sondern auch um die Anerkennung seiner Kreativität, um Respekt gegenüber seinen Grenzen und das feinfühlige Ausbalancieren von Illusions- und Desillusionierungserfahrungen.

Das angeborene Bindungsbedürfnis wird aktiviert, wenn Gefahr droht oder Bindungspersonen sich entfernen. Eine angemessene Beantwortung dieser Aktivierung ist Voraussetzung für eine sichere Bindung: Durch körperliche Nähe zur Bindungsperson wird das Bindungsbedürfnis beruhigt. Im Idealfall nimmt diese die Signale des Säuglings feinfühlig wahr und interpretiert sie richtig, reagiert darauf prompt und angemessen. Das Explorationsverhaltenssystem des kleinen Kindes als Grundlage für die Entwicklung späterer Autonomie kann also erst adäquat aktiviert werden, wenn das Bindungssystem deaktiviert ist und wenn es sich sicher und geschützt fühlt. Werden diese Bedürfnisse erfüllt, kann das Kind »vom sicheren Hafen« die Umwelt erkunden und beginnen, selbstständig Erfahrungen zu machen. Bindung und Autonomie stehen also in einer untrennbaren, komplementären Beziehung – Zugehörigkeit, Sicherheit und Vertrauen sind die Grundlage von Neugierverhalten und Exploration. Wachsende Autonomie stellt dann ab dem zweiten Lebensjahr eine wichtige Entwicklungsaufgabe dar.

Aufbauend auf Bowlbys Studien untersuchten Mary Ainsworth und Mary B. Main die Mutter-Kind-Bindung in einem standardisierten Experiment, dem Fremde-Situations-Test (siehe z. B. in Grossmann u. Grossmann 2006). Hier wird beobachtet, wie Kleinkinder im Alter von 12 bis 18 Monaten reagieren, wenn sie von der primären Bindungsperson getrennt werden. Die Forscherinnen identifizierten *vier Bindungsstile* im Verhalten der untersuchten Kinder, die inzwischen vielfach empirisch bestätigt sind:

Sichere Bindung
Das Kind zeigt deutliches Bindungsverhalten, vermisst die Bindungsperson beim Weggehen und beruhigt sich schnell bei ihrer Rückkehr.

Unsicher-vermeidende Bindung
Das Kind erscheint sowohl bei der Trennung als auch nach der Rückkehr der Bindungsperson äußerlich ruhig und unabhängig, was oft als »pflegeleichtes« Verhalten oder frühe Selbstständigkeit fehlinterpretiert wird. Es reguliert seinen Stress nicht über die Bindungsperson, sondern durch die Beschäftigung mit Spielzeug.

Unsicher-ambivalente Bindung
Das Kind zeigt nach der Trennung von der Bezugsperson großen Stress und kann sich kaum beruhigen. Nach ihrer Rückkehr ist es wütend, misstrauisch oder ambivalent und zeigt abwechselnd anklammerndes und aggressiv-abweisendes Verhalten.

Desorganisierte Bindung
Das Kind zeigt nach der Rückkehr der Bezugsperson bizarres, nicht auf sie bezogenes Verhalten wie stereotype Bewegungen oder fast zeitgleiches Verlangen und Ablehnen von Nähe. Es läuft zum Beispiel auf die Mutter zu und bleibt dann auf der Hälfte des Weges stehen.

Besonders eindrücklich an dem Experiment ist, dass es deutliche Zusammenhänge zwischen dem Bindungsmuster des Kindes im Fremde-Situations-Test und dem Verhalten sowie den Bindungsrepräsentanzen der Mutter gibt und dass die Beziehungserfahrungen der Eltern ziemlich genau vorhersehbare Bindungstypen bei ihren Kindern erzeugen. Sie geben ihre eigenen Bindungserfahrungen weiter, auch oder gerade, wenn sie darunter gelitten haben. So kommt der Säugling mit seinen Großeltern in Kontakt, auch wenn diese nicht mehr am Leben sind. Die Verarbeitung elterlicher Traumatisierungen scheint also eine wichtige Voraussetzung für eine gesunde Eltern-Kind-Beziehung zu sein. Andernfalls besteht die Wahrscheinlichkeit, dass Eltern mit posttraumatischen Symptomen in Stresssituationen mit ihrem Kind affektiv inadäquat reagieren und wiederum traumatische Erfahrungen bei diesem erzeugen (siehe Abschn. 2.4.1).

Die Filmaufnahmen des Experiments zeigen auch, dass Kinder schon mit einem Jahr grundlegende Muster der Weltanschauung und der Selbstgestaltung etabliert haben.

Bowlby geht davon aus, dass frühe Bindungserfahrungen nicht direkt kausal, aber eindeutig prägend das spätere Interaktions- und Bindungsverhalten beeinflussen. Was zwischen Mutter und Kind in den ersten Monaten passiert, legt die Grundlage dafür, wie es später mit Kontakt und Verlassenwerden umgeht. Dies liegt nahe, weil das Gehirn des Säuglings noch extrem formbar und die Nähe zur Versorgungsperson unteilbar ist. Winnicott soll einmal bemerkt haben, es gebe keinen Säugling, nur die Mutter-Kind-Dyade. So entstehen schon früh *innere Arbeitsmodelle* (»internal working models«, Bowlby 1969) bzgl. des eigenen Selbst(werts) und bezüglich anderer und deren Zuverlässigkeit. Diese sind die Grundlage für spätere Prozesse der »Mentalisierung«. Damit ist die Fähigkeit gemeint, über innere Zustände bei sich selbst und bei anderen nachdenken zu können (Fonagy et al. 2005).

Plassmann (2012) geht davon aus, dass Kinder durch eine nationalsozialistische Erziehung, wie sie im weitverbreiteten Standardwerk *Die deutsche Mutter und ihr erstes Kind* von Johanna Haarer (1934) gefordert wird, früh bindungstraumatisiert wurden. Diese Erziehungsprinzipien bestanden von Geburt an aus bindungsfeindlicher Säuglingsversorgung und »Erziehung der Härte«. Dazu gehörten frühe körperliche und emotionale Distanz zur Mutter (kein Halten und Trost, stattdessen das Kind schreien lassen), strikte Disziplin bzgl. Essen und Schlafen, frühe Abhärtung und Unterordnung (kein Tragen, Kuscheln, Reden). Das Buch prägte auch die Nachkriegserziehung in Westdeutschland über Generationen hinweg und wurde bis 1987 (!) unter dem Titel *Die Mutter und ihr erstes Kind* weiter aufgelegt. Die Prügelstrafe durch Erziehungsberechtigte wurde erst 2000 gesetzlich verboten.

Auch in den sozialistischen Kinderkrippen der DDR waren die Erziehungsmethoden zum Teil erheblich restriktiv. Kinder wurden schon mit wenigen Wochen bis drei Jahren aufgenommen, die Mütter selbst waren dort nicht erwünscht und kindliche Auffälligkeiten wurden mit einer Verschärfung erzieherischer Maßnahmen beantwortet (Seidel 2012).

Im Falle eines Mangels an empathischer Versorgung entsteht laut Winnicott (1974) ein falsches Selbst, das das wahre Selbst vor destruktiven mütterlichen (bzw. erzieherischen) Einflüssen schützen soll. Kinder entwickeln dann von frühester Kindheit an multiple, adaptive Strategien, um von Bindungspersonen geliebt oder zumindest nicht verstoßen zu werden. So gesehen gibt es keine dysfunktionalen Bindungsstile, sondern vielmehr früh erworbene *Überlebensstrategien*. Dazu kann auch gehören, dass das Kind schon sehr früh eine fürsorgliche Funktion (engl. *caring function*) der Bezugsperson gegenüber übernimmt, wie es Boszormenyi-Nagy als »Parentifizierung« beschrieben hat (siehe Abschn. 2.4.1).

Stelle dir eine junge Mutter mit ihrem Säugling vor. Die Mutter sitzt am Tisch, der Säugling liegt in seinem Bettchen. Stelle dir vor, die Frau hat Kummer, vielleicht grübelt sie, weint ... – und der Säugling beginnt zu schreien. Was wird sie tun? Sie steht auf, geht zum Bettchen, wird das Kind hochheben, wiegen, beruhigen, lächeln ... Wer tröstet hier wen? (nach einer Imaginationsübung von H. Beaumont)

Die früh angelegten Bindungsmuster behalten zeitlebens ihre Bedeutung. Sie werden im späteren Alter vor allem in spezifischen Stresssituationen aktiviert und können sich zu wiederkehrenden Verhaltens- und Gefühlsclustern verdichten, die sich z. B. auf die Partnerwahl, Fragen von Autonomie und Bindung in Beziehungen und den Umgang mit sozialen Konflikten auswirken. Schwerwiegende Folgeproblematiken früher Bindungserfahrungen können im Rahmen von Kurzzeitinterventionen nicht verändert werden. Laut Bowlby (1995) braucht der Patient die Therapeutin als sichere Basis, von der aus er gegenwärtige Gefühle und Verhaltensweisen auf dem Hintergrund seiner kindlichen Vergangenheit erkunden kann. Selbstwertkrisen, Ängste vor Kritik und Zurückweisung werden als Folgen unangemessener Verhaltensweisen von Bindungspersonen gemeinsam erforscht, und die inneren Arbeitsmodelle werden behutsam mit der Gegenwartsrealität abgeglichen, um als Erwachsener wieder die Exploration aktueller Beziehungswelten zu wagen.

Die Arbeit mit frühen, unvollendeten Annäherungsbewegungen findet man in traumasensiblen körpertherapeutischen Ansätzen wie Somatic Experiencing (SE)® (Levine 2011) oder Hakomi (Kurtz 2021), allerdings ebenfalls eingebettet in feinschrittige einzeltherapeutische Prozesse.

Die gute Nachricht ist: Die meisten von uns haben Bindungskränkungen gut überlebt und bewältigt, und auch belastende Bindungsstile sind durch nachhaltige, neue Erfahrungen änderbar. Wir können bis ins fortgeschrittene Alter positive Beziehungserfahrungen internalisieren, was ja auch ein Grundanliegen von Therapie ist.

2.5.2 Folgerungen für die Aufstellungsarbeit

Bindungsmuster und entsprechende Bindungsverletzungen sind fast bei jedem Beziehungsthema relevant und kommen auch in Aufstellungen zum Tragen. Es ist anzunehmen, dass sich selbst beim kurzen Arbeitsbündnis eines Aufstellungsseminars durch die intensive Übertragungssituation in Bezug auf die Leitungsperson Aspekte einer Bindungsbeziehung manifestieren. Schon in der Einführungsrunde weise ich darauf hin, dass ich bei bestimmten Problemstellungen und Symptomen (z. B. Ängsten, Problemen des Selbstwerts, der Emotionsregulierung, der Beziehungsgestaltung) nach Ereignissen in Kindheit und Jugend fragen werde (siehe Abschn. 4.1.1). Die Erfahrungen zeigen, dass in solchen Fällen besondere Verfahrensweisen für die Arbeit mit der Lebensgeschichte zunächst mehrgenerationalen Arbeitsweisen vorzuziehen sind. Dabei ist zu bedenken, dass körperliche Erfahrungen entwicklungsgeschichtlich lange da sind, bevor sie versprachlicht werden können. Die Externalisierung früher Bilder kann Erlebensinhalte, z. B. von Stress und Kontrollverlust, relativ schnell aktivieren und wiederbeleben. Hier muss entschieden werden, inwieweit Regression gefördert und entsprechende Inhalte auf der frühen Ebene bearbeitet werden oder ob eher erwachsene Aspekte zu stabilisieren sind.

Bei einigen körpertherapeutisch abgeleiteten Vorgehensweisen wird bewusst mit *Regressionen* gearbeitet. Dabei werden belastende Szenen von früher wieder aufgenommen, unterdrückte Affekte und Handlungen freigesetzt und korrigierende emotionale Erfahrungen im Kreis der Gruppe ermöglicht. Grundannahme dabei ist, dass Erfahrungen symbolisch nachgeholt werden können, die so nicht stattgefunden haben. Hier können z. B. Elemente aus der psychomotorischen Therapie nach Albert Pesso (Pesso Boyden System Psychomotor [PBSP], 1999) eingesetzt werden, einer eigenständigen Therapieform, bei der psychoanalytische Konzepte mit Körpertherapie, szenischer Arbeit und Arbeit mit Repräsentanten verbunden werden. In körperorientierten Aufstellungen mit der »inneren Bühne« (nach Erika Lützner-Lay) werden Arbeitsformen aus der Psychotherapie von George Downing (1996) und der psychomotorischen Therapie nach Albert Pesso mit Aufstellungselementen verknüpft. Das Besondere an dieser Arbeit ist die starke Bezugnahme auf frühe, präverbale Erlebnisdimensionen, damit einhergehend eine betonte Spiegelung und Modulation von Mimik, Gestik und Körperhaltungen sowie die Einbeziehung körpertherapeutischer Vorgehensweisen (Übungen zu Erdung, Selbstaufmerksamkeit, Körperausdruck). Dabei kommt der Gruppe als kraftvollem »Container« und den Mitgliedern als Repräsentanten, Zeugen und Mitgestaltern für heilende Rituale eine zum Teil im Wortsinn tragende Rolle zu.

Regressionsfördernde Vorgehensweisen gehören nicht zum Standardrepertoire der Aufstellungsarbeit. Der Umgang damit ist therapeutisch anspruchsvoll und erfordert Modifikationen im Vergleich zum klassischen Aufstellungsvorgehen, zum Beispiel, was das Durcharbeiten heftiger Gefühle und die Rolle von Therapeutin und Gruppe dabei betrifft. Dies setzt Erfahrungen der Leiterin mit körper- und/oder traumatherapeutischen Vorgehensweisen und mit Aufstellungsformaten zur Arbeit mit inneren Anteilen voraus.

Im Folgenden werden beispielhaft zwei Herangehensweisen skizzenhaft beschrieben, ihre fachliche Anwendung setzt fortgeschrittene (Aufstellungs-)Erfahrung im Umgang mit »frühen Themen« und regressiven Prozessen bei Patienten voraus.

Im Kontext der Familienaufstellung ist die *unterbrochene Hinbewegung* (Hellinger) eine Metapher dafür, dass eine oder mehrere wichtige Bezugspersonen in der frühen Kindheit körperlich, geistig oder seelisch abwesend waren, z. B. bei Krankenhausaufenthalten von Mutter oder Kind oder bei psychischen Belastungen der Mutter während und nach der Schwangerschaft. Hält diese Erfahrung längere Zeit an, wird das Kind aus stressökonomischen Gründen versuchen, sein Bindungssystem zu deaktivieren und negative Gefühle wie Angst und Unsicherheit zugunsten von eigener Autonomie zu unterdrücken. Solche Kinder werden oft früh autonom und selbstständig (»ich mach's allein«) und bestätigen dieses Muster in der späteren Beziehungsgestaltung – entweder mit Schwierigkeiten, Nähe zuzulassen, oder, wenn Nähe entsteht, mit übermäßiger Verlassenheitsangst.

Eine klassische Vorgehensweise beim Aufstellen versucht die unvollendete Hinbewegung zur Bindungsperson nachträglich emotional vollziehen zu lassen. Dies geschieht mit einer Stellvertreterin für die frühe Bindungsperson und mit der Klientin selbst.

Eine Seminarteilnehmerin berichtet von einer neuen Beziehung, sie habe aber große Zweifel, sich auf den Freund (und generell auf nahe Beziehungen) einzulassen. Sie stellt zunächst Stellvertreter für sich und ihn auf. Beide folgen ihren Bewegungsimpulsen, bei denen ihre Stellvertreterin ihm immer wieder ausweicht. Nach Trennungserfahrungen in der Kindheit befragt, berichtet sie über wochenlange Aufenthalte im Krankenhaus über Jahre hinweg, bei denen Besuche der Eltern anfangs untersagt und später selten gewesen seien, was sie als Kind nicht verstanden und ihr niemand erklärt habe. Das Aufstellen einer Repräsentantin der Mutter löst bei der Klientin selbst eine starke Aktualisierung des alten Schmerzes aus. Die Stellvertreterin der Mutter zeigt sich tief betroffen, sie habe es nicht anders gewusst, und es sei auch für sie schlimm gewesen. Diese Aussage wird von der Klientin als stimmig erlebt, und sie stellt sich – unterstützt von ihrer Stellvertreterin – selbst ins Bild. Sie vollzieht eine Hinbewegung zur Mutter, verbunden mit der nachholenden Erzählung, wie schlimm es damals für sie war. Die Stellvertreterin der Mutter spiegelt, bestätigt, verstärkt mithilfe der Leiterin. Im Abschlussbild steht die Klientin angelehnt an die Eltern mit Blick auf den Mann, dieser noch in großem Abstand. Sie endet mit den Worten: »Ich werde hier noch eine Weile bleiben, dann mach ich einen Schritt auf dich zu.«

Ich biete die oben beschriebene Intervention nur dann an, wenn von der Stellvertreterin der Bindungsperson und der Klientin selbst der Wunsch nach Annäherung offenkundig ist und es sich »nur« noch um den körperlichen Vollzug dieser Annäherung handelt. Ist dies nicht mit hoher Wahrscheinlichkeit der Fall, birgt der Gruppen- und Zeitdruck im Rahmen einer Aufstellung das Risiko einer Inszenierung oder einer Exposition und Aktualisierung, die in einem Seminarsetting möglicherweise schwer aufgefangen werden kann. Dennoch handelt es sich bei der »unterbrochenen Hinbewegung« um eine wirkungsmächtige Metapher, die beim Betroffenen einen starken körperlichen »Wiedererkennungswert« haben kann. Dadurch vermögen (kindliche) Reaktionen im Beziehungsverhalten – und konkret in der Gruppensituation – in einen Zusammenhang mit ursprünglichen Bedürfnisverletzungen gestellt werden. Durch entsprechende Sätze wird einer Selbstpathologisierung (»ich bin bindungsunfähig«) oder Bagatellisierung (»ich bin halt Einzelgänger«) entgegengewirkt und eine neue Sichtweise eröffnet: »Ich habe Sehnsucht nach Nähe und möchte aus Selbstschutz sehr vorsichtig damit sein.«

In der Rundenarbeit können ebenfalls Hinweise auf einschneidende Lebenserfahrungen im Kindes- oder Jugendalter auftauchen, in denen Grundbedürfnisse, z. B. nach Schutz, Unterstützung oder begrenzendem Halt, nicht ausreichend befriedigt wurden. Entsprechende Informationen werden von der Klientin explizit mitgeteilt, oder sie verändert z. B. Stimme, Tonfall oder Körperhaltung und wird dann von der Leitung gefragt, wie alt sie sich gerade fühle (z. B. 6 Jahre alt, als sich die Eltern trennten und in der Folge scheiden ließen). Hier bietet sich ein *Aufstellungsformat für »innere Systeme«* an, bei dem analog zu interaktionellen Dynamiken und Konflikten in der äußeren Welt auch intrapsychische Prozesse als unterschiedliche Teilpersönlichkeiten oder »Stimmen« in Szene gesetzt werden. Durch die Externalisierung dieser Anteile wird eine therapeutische Dissoziation zwischen erwachsenem »Ich« und unterschiedlichen Persönlichkeitsaspekten (hier: einem jungen, inneren Anteil) vorgenommen. Als Vorlage für entsprechende Aufstellungsmodelle sind unterschiedliche psychodynamische, hypnosystemische und körpertherapeutische Konzepte hilfreich (z. B. von Downing 1996; Fritzsche u. Hartman 2013; Peichl 2017).

Die Arbeitsannahme, dass der betroffene innere Anteil relativ stabil sei, ist hier eher eine Intervention als eine wissenschaftliche Hypothese. Sie ermöglicht es, mit inneren Anteilen in Analogie zu äußeren »Teammitgliedern« arbeiten zu können.

Eine Vorgehensweise für das Beispiel des 6-jährigen Scheidungskinds könnte sein, in Abwandlung zum ursprünglichen Verfahren explizit die 6-Jährige aufstellen zu lassen. Im Aufstellungsprozess wird eruiert, wo ihr Platz (zwischen den Eltern) war, welche Ressourcen es für die 6-Jährige gab etc. Im Verlauf kann dann »Frau Ich« in ihrem jetzigen Alter (z. B. die 40-Jährige) aufgestellt werden. Häufig zeigt sich hier, dass das erwachsene Ich keinen oder wenig Kontakt zu dem inneren, jungen Anteil hat. Eine solche Annäherung ist dann ein Ziel im weiteren Geschehen.

Ein Patient berichtet, dass er während einer körperlichen Erkrankung panische Ängste vor Hilflosigkeit und Siechtum entwickelt habe. Als er vor der Aufstellung erwähnt, dass er sich schon als Fünfjähriger um die oft volltrunkenen Eltern gekümmert, diese versorgt und den Notarzt gerufen habe, werden der Fünfjährige und im Aufstellungsverlauf das erwachsene Ich aufgestellt. Im Schlussbild verspricht der

Klient dem »Kleinen«, dass er ihn nie mehr mit verantwortungslosen, überfordernden Erwachsenen allein lasse. Der Klient schreibt einige Monate später, dass er auf der Kommode an der Wohnungstür Aufstellungsfiguren platziert habe und dort kurz innehalte, bevor er das Haus z. B. für einen beruflichen Termin verlasse. Er stelle dann womöglich den anspruchsvollen Kunden und sich selbst und prüfe, wo in dieser Zeit ein guter Platz für den jungen Anteil sei.

Ein Argument gegen dieses Format zur Selbstbeelterung könnte sein, dass die Verantwortung für die Selbstfürsorge beim Klienten selbst liegt, statt dass er – wie bei der Pessoarbeit – nachholend ohne eigenes Zutun Versorgung erleben kann.

2.5.3 Systemische Bindungen

Analog zu den Konzepten der Bindungsforschung wird davon ausgegangen, dass Bindung im Sinne von Zugehörigkeit in der menschlichen Entwicklungsgeschichte besonders für die Schwachen im System überlebensnotwendig war. Ein ausgesetztes Kind hat nicht überlebt, ein aus der Gemeinschaft Verstoßener meistens auch nicht. Da die »Kleinen« in einem System existenziell von den »Großen« abhängig und auf diese angewiesen sind, werden sie für den Systemerhalt vieles in Kauf nehmen, auch ohne Auftrag und zu einem hohen persönlichen Preis. Wenn hier das Vokabular von »Großen« und »Kleinen« in Systemen verwendet wird, so erfolgt damit eine gewagte, aber nachdenkenswerte Erweiterung des Bindungsbegriffs auf größere Systeme.

Im Unterschied zu persönlichen Bindungen sind systemische Bindungen »unpersönlich« in dem Sinn, dass sie unbewusst und nicht gefühlt sind. Die Zugehörigkeit in Familien ist weder wähl- noch kündbar, und sie wirkt unabhängig von Zeit, Raum oder direktem Kontakt. Dies lässt die Ablösung der Kinder von ihren Eltern (und umgekehrt) in einem anderen Licht erscheinen. Die »verhaltenstherapeutische« Forderung an sich selbst oder andere (zum Beispiel Klienten), sich endlich zu lösen, ist ein ideologischer Lösungsversuch für dieses Problem und macht noch mehr Druck. Vielleicht hilft die Haltung, die Tiefe der Bindung anzuerkennen und sich zuzugestehen, dass der Weg ins Eigene mit Verlust einhergeht – und sei es der Verlust von etwas, was man sich (von den Eltern) immer gewünscht und nie gehabt hat. So gesehen kann Trauer als seelischer Prozess verstanden werden, Bindungen zu lösen.

Die unbewussten Loyalitäten aufgrund des Zugehörigkeitsprinzips in sozialen Systemen sind so bedeutsam, dass eine Verletzung dieses systemischen (nicht persönlichen) Prinzips mehrgenerationale Folgen im Sinne sogenannter *Verstrickungen* haben kann. Diese entstehen, wenn Nachfolgende vom System Ausgeschlossene bzw. Fehlende in vielerlei Hinsicht zu vertreten suchen, sei es, dass sie sie bei anderen ersetzen (siehe Parentifizierung), sich für erlittenes Unrecht rächen, deren ungesühnte Schuld oder andere Gefühle übernehmen oder auf eigenes, persönliches Glück verzichten, wenn es anderen im System nicht gut ging. Hellinger hat hier von einem *systemischen Gewissen* gesprochen, das sich im Unterschied zum persönlichen Gewissen nicht auf ein moralisches Verständnis von Gut oder Böse bezieht, sondern ausschließlich auf eine Verletzung des Prinzips der Zugehörigkeit. Mit dieser Argumentation wird die Hypothese nachvollziehbar, dass eine Bindung auch an Personen bestehen kann, die an der Entstehung oder am Erhalt des Familiensystems beteiligt waren, zum Beispiel, indem sie für andere Platz gemacht (frühere Partner) oder etwas für den Systemerhalt getan haben (z. B. Pflege-, Adoptiveltern, Lebensretter). Werden solcher Art zugehörige Personen aus dem Familiengedächtnis ausgeschlossen oder vergessen, werden sie aus dieser Sicht eventuell von Nachgeborenen im System »vertreten«. Ziel bei der Arbeit mit Aufstellungsbildern ist es dann, dass aus dem Systemgedächtnis Ausgeschlossene ihren Platz zurückerhalten, z. B. bei Parentifizierung die fehlende Mutter, bei frühem Tod das Geschwister, bei schuldhaftem Verhalten der eigentlich Verantwortliche. Im Prozess geht es darum, dass die betroffene Person aus dieser Art von Identifikation im Wortsinn heraustreten und die unbewusste Bindung lösen kann. Eine Entwicklungsaufgabe wäre dann, im Angesicht von schwerem Schicksal anderer aus dem System das eigene, unverdiente Glück anzunehmen.

Ausgehend vom ursprünglichen Bezugssystem gibt es im Lauf des Lebens eine Vielzahl von systemischen Bindungen, die über die biografische, individuelle Bindung zu direkten Beziehungspersonen hinausgehen. Der *erweiterte Bindungsbegriff* kann auch auf berufliche, politische und gesellschaftliche Systeme angewandt werden. Wir haben an verschiedenen sozialen Systemen teil und entwickeln Bindungen an Schule und Universität, Religionsgemeinschaften, politische Parteien, Berufsgruppen. In diesem komplexen Netz von Bindungen kann es zu (inneren) Konflikten zwischen dem Bedürfnis nach Zugehörigkeit zu einem System oder einer Gruppe und der Loyalität zum eigenen Sein kommen. Wer die Grenzen einer seiner Bezugsgruppen sprengt oder über sie hinaustritt und sich für eigenes Wachstum entscheidet, wird je nach Anspruch der Gruppe auf Verbindlichkeit unausweichlich mit *systemischer Schuld* zu tun haben.

Die Empfindung von Schuld oder Unschuld in diesem Kontext hat nichts mit Gut oder Böse, Richtig oder Falsch, sondern ausschließlich damit zu tun, ob die Regeln eines Systems für Zugehörigkeit gebrochen oder Grenzen überschritten werden. Es gibt also je nach Bezugsgruppe *unterschiedliche Gewissen:* Wenn man in einer mafiosen Familie groß wird, hat man ein anderes Wertesystem als in einer Missionarsfamilie. Wenn wir uns für seelisches Wachstum interessieren, werden wir irgendwann die Werte dieser Umwelten bzw. unsere Bindungen prüfen. Wer bezüglich eines Wertesystems unschuldig bleiben möchte, bleibt zwar eingebunden, aber auch gefangen. Er bricht dann den Kontakt zu seiner inneren Wahrheit ab und passt sich den Werten der Bezugsgruppe an.

Ein Klient berichtete im Seminar, dass sein Vater ihn als kleinen Jungen immer wieder geschlagen und dabei geweint habe. Er selbst habe sich immer gefragt: »Wer ist mein Vater? Der, der schlägt, oder der, der weint?«

Die Bedeutung von systemischer Bindung und von Ausschlussphänomenen in sozialen Systemen wird auch von systemisch-konstruktivistischen Aufstellern (zum Beispiel von Matthias Varga von Kibéd und Insa Sparrer) und auch im vorliegenden Ansatz betont (siehe Abschn. 3.1.1), allerdings unter Verzicht auf missverständliche und zum Teil normative Begrifflichkeiten (»Gewissen«, »Ordnungen der Liebe«, Schicksal, Verstrickung).

3 Methodische Grundlagen

In diesem Kapitel werden die Folgerungen für die Aufstellungsarbeit aus den Grundkonzepten (siehe Kap. 2) wieder aufgenommen und als Heuristiken (»Knoten im Taschentuch«) im Sinne von *Orientierungshilfen für die Praxis* ergänzt und zusammengefasst. Wenn im Weiteren dann von »Charakteristika der Praxis von Systemaufstellungen (WISL)« die Rede ist, sollen damit nicht Besonderheiten gegenüber anderen Weiterbildungsansätzen betont werden; es geht vielmehr darum, die Grundhaltung, Prinzipien und Arbeitsweisen darzustellen, die für die hier gemeinte Aufstellungsarbeit wichtig sind.

3.1 Knoten im Taschentuch der Aufstellerin

»Alles, was wie eine Regel aussieht, gilt nie immer.«
Gunthard Weber

Die Auffassung, dass wir alle in kulturell und kollektiv gewachsene familiäre Strukturen und mehrgenerational vermittelte Familiendynamiken eingebunden sind, findet man vor allem in soziologischen und ethnologischen Konzepten (siehe König 2004a). Dass diesbezügliches Wissen auch therapeutisch hilfreich sein kann, wird besonders in strukturellen, kontextuellen und psychodynamischen Ansätzen zur (Mehrgenerationen-)Familientherapie betont (Minuchin 1977; Boszormenyi-Nagy u. Spark 1990; Reich, Massing u. Cierpka 2007).

Auch bei der Aufstellungsarbeit gehen wir von der *Existenz basaler Familienstrukturen* und ihren vielfältigen Erscheinungen aus. Diese sind in überindividuelle soziale Wandlungen eingebettet und ändern sich in zum Teil sehr langen Zyklen, aber sie ändern sich. Individuelle Lebensgeschichten und Familienbiografien können demnach vor dem Hintergrund mehrgenerational greifender Dynamiken besser verstanden werden und prägen diese wiederum mit. Diese Einbettung ist mitunter nicht bewusst oder wird sogar abgelehnt, und sie kommt häufig dann zutage, wenn krisenhafte Ereignisse Anpassungsleistungen erfordern. Erfahrungswerte aus Aufstellungen bzgl. solcher Grundprinzipien betreffen vor allem die Bedeutung von Ausschlussdynamiken, die zeitliche Rangfolge innerhalb von und zwischen Systemen sowie Ausgleichsdynamiken von Geben und Nehmen zwischen Personen und Gruppen (Reziprozität). Hellinger hat sie schon früh in vereinfachter und radikal verdichteter Form als »Ordnungsprinzipien« beschrieben, die er in seiner Arbeit für das Gelingen von Beziehungen vorausgesetzt und eingefordert und in den Aufstellungsbildern (als »Ordnungen der Liebe«; Hellinger 2013) »wiederhergestellt« hat. Das Postulat von »Ordnungen« wird der faktischen Vielfalt von sozialen Wandlungsprozessen nicht (mehr) gerecht. Sie werden ideologisch, wenn wir nicht reflexiv bleiben hinsichtlich der fundamentalen Änderungen, die familiale und individuelle Lebensweisen erfahren (König 1997).

Im hier vertretenen Ansatz sind diese Grundprinzipien als »Knoten im Taschentuch« ebenfalls von Bedeutung, jedoch ausschließlich *kurativ* in dem Sinne, dass ihre Berücksichtigung sich bei der Beratung von sozialen Systemen im Allgemeinen und bei der Aufstellungsarbeit im Besonderen als hilfreich und stimmig bewährt hat – oftmals vor allem dort, wo sie nicht erfüllt sind (Varga v. Kibéd 2005). Wie alle Heuristiken haben sie nützliche Funktionen. Sie bieten einen metatheoretischen Rahmen, der auf den ersten Blick nicht spezifisch ist, also für viele Probleme angewendet werden kann und gleichzeitig die Möglichkeit lässt, sehr individuell zu arbeiten. Sie sind Konstrukte, aus denen sich therapeutische Handlungen ableiten lassen, und dienen zur Erinnerung, worauf man in einer konkreten Situation achten kann. Besonders während Lernzeiten und im Einzelsetting, wo Aussagen der Repräsentanten fehlen, sind sie hilfreich bei der Aufmerksamkeitslenkung und Hypothesenbildung über das »Problembild« und können im komplexen Prozess des Aufstellens als Grundlage für Veränderungsangebote des Bildes genutzt werden. Es macht wieder handlungsfähig, wenn man in einer unübersichtlichen Situation eine strategische Grundidee zur Hand hat.

Zu beachten ist: Eine »Verletzung« dieser Prinzipien wird nicht als verantwortlich und ursächlich für Symptome oder Probleme gesehen. Es ist wahrscheinlich und verständlich, dass Klienten Kausalhypothesen bezüglich ihrer Probleme bilden, zum Beispiel: »Das ist so, weil mein Vater nicht da war.« Das sind schwer vermeidbare Nebeneffekte in Beratungen, auch bei systemisch-konstruktivistisch gemeinten Interventionen. Für die Wirkung ist das weniger relevant als das Spüren im Aufstellungsbild, z. B., wenn bestimmte Personen stützend hinter mir stehen oder wenn ich in der Geschwisterreihe auf einen »sortierten« Platz wechsle.

Matthias Varga von Kibéds eingängige Beispiele (aus Seminaren) mögen hier hilfreich sein: »Apfelsaft tut mir gut, wenn ich Durst habe, aber Vorsicht bei der Schlussfolgerung, nur der Apfelsaft könnte mir helfen.« Und: »Wenn Aspirin bei Kopfschmerzen hilft, ist Kopfschmerz trotzdem kein Symptom für Aspirinmangel.«

Dies sollten wir uns auch als Therapeutinnen zu Herzen nehmen und der Versuchung bzgl. einfacher Ursache-Wirkungs-Zusammenhänge widerstehen. Es ist nämlich ein unterschätztes Risiko in allen therapeutischen Schulen, dass sie sogenannte Störungskonzepte und -dynamiken beschreiben, auf denen sie ihr therapeutisches Handeln aufbauen. So ist es generell in Therapien weit verbreitet, Beschreibungen mit Erklärungen und Bewertungen zu vermischen und aus diesen Annahmen abzuleiten, was zu tun sei. Das Risiko bei der Aufstellungsarbeit ist dann, dass Bilder »wissend« gedeutet (»ich sehe, dass du gefährdet bist«, »du trinkst, weil dir dein Vater fehlt«) und in der Folge standardisierte Umstellungen und Lösungssätze angeboten werden. Das »Wissen« um Dynamiken, Erfahrungswerte und sogar wissenschaftliche Erkenntnisse dienen lediglich zur Erinnerung, worauf man in einer bestimmten Situation achten könnte, nicht zur Erklärung einer Summe von Fällen. Mit zunehmender Professionalisierung werden das Vertrauen und der Mut wachsen, sich immer mehr auf den individuellen Einzelfall einzulassen.

In Folgenden werden also erfahrungsbasierte Prinzipien für die Deutung von Aufstellungsbildern und für mögliche Veränderungsangebote hin zu einem etwas besseren Platz der Klientin in ihrem Bild vorgeschlagen. Sparrer (2004) und Varga v. Kibéd u. Sparrer (2011) haben diese in einen historischen Kontext therapeutischer Quellen gestellt, ausformuliert, ergänzt und für den Organisationskontext um die Prinzipienebenen »Vorrang des höheren Einsatzes« und »Prinzip des Fähigkeitsvorrangs« erweitert.

3.1.1 Zugehörigkeit und Ausschluss

Ausgehend von der Strukturannahme, dass Zugehörigkeit in Familien »angeboren« ist und dass die Mitglieder in einem Familiensystem nicht selbstverständlich austauschbar sind, sichert die *Gleichwertigkeit* der Zugehörigkeit aller zum System Gehörenden die Grenzen und die Existenz des Systems. Dies ist das wichtigste und erste Prinzip, das bei systemischen Problemen und Fragestellungen in der Aufstellungsarbeit beachtet wird. Mit der plakativen Aussage: *Ausschluss wirkt* wird die These zusammengefasst, dass bewusste oder unbewusste Ausschlussprozesse aus dem Gedächtnisraum der Systemmitglieder ein wichtiger Mechanismus für belastende (transgenerationale) Übertragungen sein können, und umgekehrt, dass die Einbeziehung/ Integration ausgeklammerter Aspekte in den psychischen Raum eine nachhaltige, positive Veränderung bezüglich belastender Lebensthemen bewirken kann (Massing, Reich u. Sperling 2006).

Ausgeschlossen werden zum Beispiel:

- *Personen* (Totgeborene, früh Gestorbene, »schwarze Schafe«, Täter, frühere Partner);
- *Gefühle* von Schmerz, uneingestandener Schuld, ungelebter Trauer;
- *Informationen,* z. B. über schambesetzte Symptome (Alkoholismus, Delinquenz), soziale Ereignisse (außereheliche Beziehungen und hieraus entstandene Kinder, Abtreibung, Inzest, Täterschaft, Adoption).

Ausschlussprozesse haben für die direkt Betroffenen vielerlei Funktionen. Sie schützen zum Beispiel vor Reizüberflutung und emotionaler Konfrontation oder immunisieren gegenüber Angriffen von außen. Angst, Trauer, Scham- und Schuldgefühle, die auch in Zusammenhang mit traumatischen Ereignissen auftreten können, werden abgewehrt, sei es, um emotional zu überleben, um andere nicht zu belasten oder weil die Zeit und Unterstützung für eine adäquate Bewältigung fehlt.

Wird der Schmerz um eine geliebte Person und die Erinnerung an sie ausgeklammert und dem Kind nicht erklärt, findet man in Aufstellungsbildern häufig, dass dieses sich auf den Platz des Ausgeschlossenen stellt und ihn im System zu vertreten sucht *(Identifikation mit dem Ausgeschlossenen)*.

Beispiele für Ausschlussversuche (z. B. von früheren Partnern) und in der Folge Identifikationen mit den Ausgeschlossenen durch Kinder findet man häufig bei Konflikten und unguten Trennungsprozessen in Gegenwartssystemen.

Bei einem Familiengespräch geht es um die kriminellen Aktivitäten des 14-jährigen Sohnes aus erster Ehe der Frau. Das Paar bringt in Anwesenheit des Sohnes die Überzeugung zum Ausdruck, dass dessen Verhalten wohl vom kriminellen Vater geerbt sei, der zu diesem Zeitpunkt inhaftiert war. In Gesprächen mit der Mutter wird die Hypothese der Ausschlussdynamik thematisiert. In der Folge erzählt sie ihrem Sohn von ihrer damaligen Liebe zu seinem Vater und ermöglicht den Kontakt zu ihm, mit positiven Auswirkungen auf die »Symptomatik«.

Nachgeborene zeigen auch Verhaltensweisen mit Bezug zu Personen früherer Generationen, ohne diese zu kennen. Boszormenyi-Nagy u. Spark (1990) sprechen von »unsichtbaren Loyalitäten« (siehe Abschn. 2.4.1), wenn es sich bei diesen Personen um durch Vergessen, Verschweigen oder Abwertung ausgeschlossene Familienmitglieder handelt.

Ein Mann stellt sein Gegenwartssystem auf. Sein 15-jähriger Sohn sympathisiere mit einer rechten Jugendgruppe. Den Eltern, insbesondere ihm gegenüber, sei der Sohn völlig unzugänglich. Der Stellvertreter des Sohnes steht außerhalb der Familie, nach außen gewandt. Auf die Frage, wohin dieser schaue bzw. wer eventuell fehle, berichtet der Klient, dass er in den 1970er-Jahren zeitweise mit der RAF sympathisiert habe, aus Hass gegen seinen Nazivater. Seinen Kindern sei der Kontakt zum Großvater verwehrt. Er stellt jemanden für die RAF und einen Stellvertreter für seinen Vater auf. Ihren Bewegungen überlassen, stellen sich beide nebeneinander, dem Stellvertreter des Sohnes gegenüber. Dieser bittet den Vater, dass er ihm beide vorstelle.

Manchmal berichten Klienten von belastenden Stimmungen und Atmosphären in der Familie, oder es tauchen in Aufstellungen Hinweise auf Geheimnisse auf. Wenn es darüber keine nachprüfbaren Informationen gibt, verlasse ich mich nicht auf Aussagen der Stellvertreter, würdige aber das Erleben des Klienten, indem ich dem Unbekannten oder Geheimnis einen Platz gebe.

Eine Klientin versucht seit längerer Zeit vergeblich, ein Familienfest mit allen Mitgliedern zu organisieren; die Eltern würden dieses »boykottieren«. Ihr Drängen und ihre Nachforschungen führten inzwischen zum Beziehungsabbruch seitens der Eltern. In der Aufstellung werden u. a. das Geheimnis und vier Personen als Kräfte aufgestellt, bei denen dieses gut aufgehoben sei. Klientin – Geheimnis: »Ich habe eine Ahnung, dass es dich gibt. Ich lasse dich bei Kräften, bei denen du gut aufgehoben bist. Vielleicht wirst du ein Geheimnis bleiben.«

> Klientin – Eltern: »Ich ahne, dass das Familientreffen ein Risiko bedeutet, dass das Geheimnis gelüftet wird. Ich stimme zu, dass es nicht zustande kommt.«

Das Ausschlussprinzip wird in einem erweiterten Sinn beim gesamten Aufstellungsprozess berücksichtigt. Damit ist gemeint, dass die Aufmerksamkeit der Leitung immer auch und besonders dem gilt, was gerade nicht gesagt, gezeigt, berücksichtigt wird: Was sind die ersten drei Sätze bei der Anliegenklärung? Wen oder was betont die Klientin in ihrer Problembeschreibung? Wen oder was klammert sie aus?

> Bei der Anliegenklärung zu einem aktuellen Paarkonflikt wird die Klientin nach früheren Partnerschaften gefragt. Sie sei dreimal verheiratet gewesen, diese Personen seien aber nicht wichtig. Die Begleiterin reagiert nicht direkt auf diese Bemerkung, sie wird aber im Prozessverlauf darauf zurückkommen.

Die Leiterin erlaubt sich, etwas als Problem zu sehen, was der Klient als unproblematisch sieht, und sie hinterfragt eine Problemsicht, die er betont. Hoffnung ist sinnvoll, wenn der Klient hoffnungslos ist; und wenn er nur Hoffnungen formuliert, werden mögliche Enttäuschungen einbezogen. Hinweise auf Fehlendes ergeben sich auch aus »Lücken« im Anfangsbild (z. B. wenn jemand nach außen blickt) und aus den Aussagen der Stellvertreter.

Die Haltung, das Nichtformulierte und Nichtgezeigte innerlich oder explizit in den Blick zu rücken und zumindest darauf zu achten, was in der Betrachtung fehlt bzw. ausgeklammert wird, ist ein wichtiger »Knoten« für die Arbeitsmethodik.

3.1.2 Zeitliche Rangfolge innerhalb von Systemen

Bei der Berücksichtigung der Zeitfolge geht es darum, die gegebene Abfolge zwischen den Generationen (Großeltern, Eltern, Kinder) und innerhalb der Subsysteme (z. B. der Kinder) räumlich sichtbar zu machen, wie es auch beim Genogramm geschieht. Dies erfolgt dadurch, dass in einer Aufstellung zum Beispiel Geschwister im Uhrzeigersinn von rechts beginnend nach Alter aufgestellt werden.

Mit diesem Prinzip der zeitlichen Rangfolge im Hinterkopf ergeben sich Heuristiken für das »Sortieren« von Systemelementen und -mitgliedern, z. B.:

Partnerschaft kommt vor (»hat Vorrang vor«) Elternschaft, ältere vor jüngeren Geschwistern, frühere Kinder (auch in Patchworksystemen) vor späteren. Entsprechende Umstellungsangebote sind nützlich, wenn mit ihnen eine Beruhigung in einem Problembild erwartet und erreicht wird.

Eine Frau hatte bei einer Diskussion in der Gruppe geäußert, sie liebe und behandle alle ihre Kinder gleich. Beim Versuch, ihre Behauptung in einer räumlichen Darstellung umzusetzen, wurde schnell deutlich, wie wenig angemessen dieser Anspruch die Wirklichkeit abzubilden vermag.

Unter *Geschwistern* ist das Subsystem durch die Struktureigenschaften Geburtenfolge und – je nach Kultur und familiärer Tradition – Geschlecht geprägt. Das Narrativ als »Ältester und Erster« wird infrage gestellt, wenn zum Beispiel die verstorbenen Zwillingsgeschwister vor dem Betroffenen in die Reihe dazugestellt werden.

Bei Berücksichtigung der zeitlichen Rangfolge entsteht beim *Eingehen einer neuen Beziehung* nicht ein neues System, sondern es erfolgt eine Erweiterung des schon bestehenden Systems. Wenn z. B. der Mann Kinder in eine neue Beziehung bringt, waren diese zeitlich gesehen vor der neuen Partnerin da und haben Vorrang. Bitte beachten: Der Begriff »Vor-Rang« ist *ausschließlich* auf die Würdigung der zeitlichen Reihenfolge bezogen. Demnach haben bei drei Ehen mit Kindern die Kinder aus den zwei vorherigen Ehen Vorrang, dann kommen die neue Ehe und die Sorge für das gemeinsame Kind. Familiendynamisch scheint es entlastend zu sein, wenn neue Partner ihren »nachgeordneten Rang« gegenüber Kindern aus vorhergehenden Systemen akzeptieren und nicht mit diesen oder dem fehlenden Elternteil in Konkurrenz um den gleichen Platz treten. Dies kann es Kindern erleichtern, das neue, soziale Elternteil zu akzeptieren, ohne in zu starke Loyalitätskonflikte zum leiblichen Elternteil zu geraten.

Eine Frau berichtet Überforderung und Konflikte in ihrem Gegenwartssystem. Sie habe sich dabei verausgabt, die Kinder aus erster Ehe des Mannes einzubeziehen, und fühle sich dafür von niemandem gewürdigt. Im Bild steht sie gegenüber einem Halbkreis von drei Kindern und ihrem Mann. In einem der Prozessschritte wirkt es deutlich entlastend für die Beteiligten, als die Mutter der Kinder aufgestellt wird und die Klientin bezüglich der Verantwortung für die Kinder etwas mehr »zurücktreten« kann.

Die häufig mitgeteilte Entlastung in »vervollständigten« Bildern von *Patchworksystemen* kann mit Ideen zu konkreten Verhaltensänderungen einhergehen, muss es aber nicht. Entspannung kann auch dadurch erreicht werden, dass z. B. der Einsatz für nichtleibliche Kinder explizit benannt und gewürdigt wird, besonders, wenn leibliche Elternteile nicht verfügbar sind, wie dies z. B. in Pflege- und Adoptivfamilien der Fall ist. Das Hinzustellen der (manchmal unbekannten) leiblichen Eltern oder des Herkunftslandes der Kinder wird dann nicht als Konkurrenz, sondern als wohltuende Ergänzung des Bildes erlebt.

Geht man von einer *Gleichrangigkeit in Paarbeziehungen* aus, lässt sich hier eine »Rangfolge« (wer steht rechts?) nur funktional begründen, z. B. durch ökonomische Versorgung, Sicherheit, Pragmatik von Arbeitsteilung. In klassischen Familiensystemen war noch die Metapher von Außen- und Innenministerin üblich, je nachdem, wer eher für die ökonomische Sicherheit (rechts) und wer mehr für die »Binnenstruktur« (links) zuständig war. Angesichts der heutigen Komplexität von Paarkonstellationen und den sehr unterschiedlichen inneren Verrechnungssystemen zwischen Partnern ist dies ein auszuhandelnder »Posten«, auch im Rahmen eines Aufstellungsprozesses.

Zusammenfassend lassen sich bei der Berücksichtigung von Rangfolgekriterien aus den räumlichen Metaphern in Aufstellungsbildern Hypothesen für konflikthafte Konstellationen ableiten, zum Beispiel:

Vermischung der Generationengrenzen zwischen Eltern und Kindern

(1): Eine Klientin beklagt Konflikte mit ihrem Partner, der sich in Konkurrenz zu ihren Eltern fühle. Beim Aufstellen des Herkunftssystems stellt sie sich als Einzelkind neben den Vater, die Mutter gegenüber auf. Beim Hinzustellen eines Stellvertreters für den Partner wird ihr deutlich, dass kein Platz an ihrer Seite für ihn ist. Sie berichtet, dass sie in der Einliegerwohnung bei den Eltern lebe und den Vater bis heute bei beruflichen Veranstaltungen begleite. Dieser genieße es, wenn sie für seine Frau gehalten werde.

(2, siehe Beispiel 1): Der Versuch einer Umstellung weg vom Vater wird von der Stellvertreterin der Klientin abgelehnt, sie könne den Vater nicht alleinlassen. Die Klientin teilt mit, dass dieser ohne Mutter aufgewachsen sei und als Ältester seine Geschwister mitversorgt habe. Das Aufstellen der Eltern des Vaters zeigt das Eingebundensein der Klientin in dessen Herkunftssystem. Im Prozessverlauf wird dem Vater eine hilfreiche mütterliche Instanz in den Rücken gestellt, und die Stellvertreterin der Klientin macht Platz an seiner Seite. Beim Hineinstellen ins Bild und mit Blick auf den Freund wird der Frau ihre starke Bindung an den Vater spürbar.

3.1.3 Inverse Zeitfolge zwischen Systemen

Mit dem Prinzip der inversen Zeitfolge« wird vorgeschlagen, dass ein neues System (z. B. eine »junge« Familie) »Vorrang« vor den beiden Herkunftssystemen der Partnerinnen bekommen soll bzw. dass die Loyalität zur Partnerin und zur Gegenwartsfamilie Vorrang vor der Verpflichtung gegenüber den jeweiligen Eltern hat. Damit sollen die noch schwachen Systemgrenzen der neuen Familie geschützt und einer energetischen Verausgabung vorgesorgt werden.

Eine Verletzung dieses Prinzips findet man häufig bei einer »Vermischung« von Mitgliedern des Herkunfts- und Gegenwartssystems bzw. bei fehlenden Generationengrenzen, zum Beispiel in Mehrgenerationenhaushalten und/oder Familienunternehmen.

Bei der Aufstellung eines Paares werden auch die Eltern des Mannes und die Firma dazugestellt, da alle in einem Haus leben und im Unternehmen seines Vaters mitarbeiten. Die Frau stellt die Mutter ihres Mannes an seine Seite, die Firma an die Seite des Schwiegervaters und sich selbst einzeln mit einigem Abstand dazu. Im Prozessverlauf stellt sich der Mann an die Seite seiner Frau und beide markieren mittels eines Schals ihr »eigenes Land«, um dieses gegenüber Eltern und Firma abzugrenzen. Dabei wird dem Mann der latente Konflikt zwischen seinen Eltern bewusst, den er bisher (»ich Muttertröster«) ausgleichen wollte.

3.1.4 Geben und Bekommen

Heuristiken über eine *horizontale Buchführung* innerhalb von Systemen haben starke Anklänge an die Ausgleichstheorie Boszormenyi-Nagys (siehe Abschn. 2.4.1). Sie lauten zusammengefasst:

- *Reziprozität* ist ein grundlegendes und allgemeines Prinzip, das immer zum Tragen kommt, wenn sich soziale Gemeinschaften bilden. Geben ist existenziell, der Geber steigert damit seinen sozialen Wert. Der Austausch zwischen Individuen und Gruppen und die Stabilität der Beziehungen untereinander wird durch ein Wechselspiel von Geben und Nehmen und durch ein Bedürfnis nach Gerechtigkeitsausgleich in Gang gehalten.
- Der Wert der getauschten »Güter« entspricht dem *inneren Verrechnungssystem* der Beteiligten und kann deshalb sehr unterschiedlich ausfallen. Was ausgetauscht wird, muss nicht materiell sein, es kann sich auch um Leistungen, Dankesgesten oder Gefühle handeln.
- Positive Bindung in Beziehungen wird unter anderem dadurch begünstigt, dass beide Seiten etwas mehr geben, als sie von der anderen Seite erhalten haben. Die entstehende Verpflichtung stärkt die Bindung und hält sie aufrecht. Allerdings muss das Geben zur Situation des Empfangenden passen. Viel Geben ohne möglichen Ausgleich macht tendenziell den Nehmer hilflos (z. B. beim Helferideal), viel Nehmen den Geber (Versorgungshaltung).
- Wird eine Gabe mit dem gleichen Wert ausgeglichen (z. B. bei Geschenken), wird der Tausch als ökonomischer Akt definiert – man ist »quitt« und damit frei von weiteren Verpflichtungen. Dies erleichtert eine Trennung.
- Kargheit im Geben und im Nehmen führen zu Erstarrung und Isolation; zu wenig geben verhindert auf Dauer den Austausch, weil dann auch der andere weniger gibt.
- Geben im Schlechten »berechtigt« zum Heimzahlen. Mehr »Schlechtes« (zum Beispiel Kränkung) »zurückzugeben«, als man abbekommen hat, führt auch zu Bindung, aber im Schlechten, und so entstehen negative Abwärtsspiralen in der Beziehungsdynamik. Die symmetrische Eskalation ins Negative durch Rache kann gestoppt oder gewendet werden, wenn im Schlechten ein etwas geringerer Ausgleich erfolgt.
- Verpflichtungsgefühle können unabhängig davon entstehen, welche Motive der Geber hatte. So kann jemand ohne Erwartungen (z. B. aus Wohltätigkeit) einem anderen etwas schenken, und dieser fühlt trotzdem eine Verpflichtung. Verpflichtungs-

gefühle können auch ausbleiben, während der Geber sie aber erwartet. Auch dies hat Folgen für die erlebte Beziehungsqualität.

- Geben in einer Beziehung berechtigt zur Erwartung, ebenfalls zu bekommen. Kann diese nicht eingelöst werden (z. B. wegen Krankheit, Alter, Behinderung etc.), verbleibt bei der gebenden Person ein »ethisches Guthaben« an existenzieller Freiheit und der Mindestanspruch auf Würdigung. Dennoch ist es für die nehmende Person tendenziell belastend, keinen Gegenwert anbieten zu können.

Bei einer Paaraufstellung ist das Anliegen der Frau, ihrem Mann besser gerecht werden zu können. Er sitzt nach einem Unfall im Rollstuhl. Sie stellt sich und ihn sowie jeweils ein Element für »was ich gebe« und »was ich bekomme«. Im Verlauf der Aufstellung bricht es aus ihm heraus, dass er sich trennen wolle, weil er die Asymmetrie nicht ertrage. Das Bild wird erweitert durch Elemente, was er gibt und nimmt, und seine Frau macht ihm deutlich, was er ihr in ihren Augen zu geben hat.

- Angelehnt an das strukturelle Modell von Austauschdynamiken in Familien wird auch von einer vertikalen, mehrgenerational greifenden *Ausgleichsdynamik zwischen Generationen* ausgegangen. Der ambivalente Charakter von Generationenbeziehungen könnte u. a. dadurch mitgeprägt werden, dass ein Ausgleich von Geben und Nehmen zwischen Eltern und Kindern nie vollständig möglich ist. Eltern leben aus verhaltensbiologischer Sicht für die Kinder, nicht umgekehrt. Zugleich sind die Kinder aus Überlebensgründen auf Zuwendung angewiesen und können diese nicht ablehnen. Das von den Eltern erhaltene Leben können sie im besten Fall weitergeben. So kommt in Generationenbeziehungen eine *indirekte Reziprozität* zum Tragen: das Weitergeben der »Gaben« an nachfolgende Generationen. Gleichwohl fühlen sich Kinder später den Eltern gegenüber verpflichtet – und wehren sich dagegen. In Aufstellungen wird die Ambivalenz zwischen Autonomiebestrebungen und familiärer Bindung im Sinn des Wortes »verkörpert«. In der Prozessarbeit dazu geht es darum, die Dynamiken mehrgenerationaler familiärer Austauschprozesse (z. B. »offene Konten«) sichtbar zu machen und (rituelle) Ausgleichshandlungen dafür anzubieten.

3.2 Charakteristika der Praxis von Systemaufstellungen (WISL)

3.2.1 Problem- und Ressourcenorientierung

Die Betonung von Ressourcenorientierung fand über die Hypnotherapie (M. Erickson u. Rossi 1989), systemische Beratungskonzepte und lösungsorientierte Kurztherapieformen (de Shazer 1989) Eingang in Psychotherapie und Beratung. In der Aufstellungsarbeit ist der Bezug auf Ressourcen- und Lösungsorientierung konstitutiv für die Arbeit von Insa Sparrer und Matthias Varga von Kibéd, die sich in Anlehnung an Steve de Shazer und Insoo Kim Berg konsequent nicht für die Genese eines Problems oder für Defizite, sondern vielmehr für Ressourcen und Lösungsideen interessieren und prinzipiell die Wunderfrage in ihre Anliegenklärung einbeziehen. Demnach müsse man Probleme nicht einmal kennen, um Lösungen zu kreieren.

Im hier beschriebenen Konzept wird die Haltung vertreten, dass (fast) jede Person und jedes System prinzipiell über Kraftquellen für Veränderungsprozesse verfügt und dass Symptome oder problematische Verhaltensweisen sogar als Lösungsversuche verständlich werden können. Wesentlich ist aber auch, dass es Themen des Menschseins gibt, die sich dem Anspruch von »Lösung« im üblichen Sinn entziehen, und dass es bleibende, schicksalhafte Spuren in der Seele geben kann (Drexler 2015a; Vogel 2020).

Hier liegt schon in der Anliegenklärung ein Unterschied zu radikal systemischen und lösungsorientierten Ansätzen: Die Not findet Gehör, die Bedeutungsgebung ihrer Genese durch die Klientin ist von Interesse.

- Eine zentrale Annahme ist, dass Vergangenes – insbesondere Unerledigtes und Konflikthaftes aus der persönlichen Biografie und aus dem mehrgenerationalen Kontext des Familiensystems – Erlebensmuster und Verhaltensweisen Einzelner in gegenwärtigen Beziehungen beeinflusst und prägt. Das Anfangsbild der Klientin ist ja ein inneres Problembild, und dieses ist entscheidend für die Hypothesenbildung sowie für alle weiteren Schritte – frei nach dem Motto, dass man einen Ort erst verlassen kann, wenn man dort angekommen ist (Greenberg 2011).
- Viele Teilnehmende von Aufstellungsseminaren sind nicht beratungserfahren oder aber sie haben schon eine längere Ge-

schichte von Änderungs- und Behandlungsversuchen hinter sich. Gerade dann geben Problembeschreibungen zieldienliche Informationen über Bedürfnisse, verdeckte Anliegen, Lösungsversuche sowie über (unbewusste) Ambivalenzen und Loyalitäten, die womöglich bisherige Bewältigungsversuche boykottiert haben. Die Leiterin würdigt (und begrenzt) geschilderte Belastungen und interessiert sich auch für Ursachenbeschreibungen. Negative Empfindungen und Gefühle werden wahr- und ernst genommen, und ihre vormals adaptive Information wird erschlossen. Das Gehört- und Verstandenwerden, auch seitens der Gruppe, dient der Vertrauensbildung.

- Beim Verstehenwollen von Belastungen und bei der Festlegung von Zielen sollten wir uns jederzeit unseres bewertenden Beobachtens bewusst sein. Ein Problem gibt es nur im Vergleich zu einem gewünschten Sollzustand, und die gefühlte Differenz zwischen Ist- und Sollzustand unterliegt subjektiven, kulturellen und historischen Einflüssen: In anderen Kulturen bist du womöglich nicht so schnell ein Alkoholiker wie bei uns. Wenn Klienten also über Probleme sprechen, ist eine Annäherung von zwei Seiten möglich. Geht es um Verhaltensänderung oder um eine Reduktion des Sollwerts und Zustimmung gegenüber dem, wie es ist? Die Haltung der Begleiterin während des gesamten Prozesses ist durch ein Pendeln zwischen Problem- und Lösungsorientierung gekennzeichnet, je nachdem, was gerade nicht im Fokus der Aufmerksamkeit des Klienten steht. Damit erübrigt sich der Anspruch von »Lösungsbildern« oder »heilenden Sätzen«, der in der klassischen Aufstellungsarbeit verbreitet war (und der sich auch im Institutsnamen WISL wiederfindet). Manchmal geht es darum, »Halten« zu üben und dabei bestimmte Gefühle vor Zeugen zeigen zu können, damit eine Anerkennung für Erlebtes und Erlittenes vor der Gruppe möglich wird. Diese begleitete, herzöffnende Bewegung hin zu dem, was nicht beeinflussbar ist, kann jenseits von Ursache-Wirkungs-Ketten eine hohe entlastende Wirkung entfalten.

Das Schlussbild einer Aufstellung markiert nicht das Ende eines Problems, sondern einen etwas besseren Platz und eine positive Veränderung des Empfindens der Klientin in ihrem inneren Bild.

3.2.2 Funktion von Gruppe und Leitung

Das Gruppensetting von Aufstellungsseminaren ist in verschiedener Hinsicht ein besonderes und unterscheidet sich deutlich von sogenannten interaktionellen Gruppen. Die folgende Beschreibung beschränkt sich weitgehend auf *dreitägige Einzelseminare,* bei denen sich alle Beteiligten inklusive der Leitung in der Regel nicht näher kennen.

Aktiv Teilnehmende sind Personen, mit denen an einem Anliegen gearbeitet wird und die eine Aufstellung machen möchten. Sogenannte *beobachtende Teilnehmer* sind Lernende des Ansatzes oder Personen, die die Methode kennenlernen möchten, bevor sie selbst eine Aufstellung machen. Für Kolleginnen unter den beobachtenden Teilnehmern besteht im Anschluss an den jeweiligen Seminartag das Angebot für Austausch und Supervision. Die beobachtenden Teilnehmer sind meistens schnell nicht mehr in einem passiven Zuschauerstatus. Sie erleben Aspekte eigener Familienthemen, erleben durch das Stellvertreten Familienrollen, die ihnen selbst (noch) fremd oder aber vertraut sind, haben vielfältige Möglichkeiten des Vergleichs, der Identifikation und Abgrenzung.

Während in interaktionellen Gruppen der Austausch der aktiv Teilnehmenden im Hier und Jetzt gefördert und Übertragungsprozesse untereinander thematisiert und als Wirkfaktoren für Veränderung genutzt werden, unterliegen Aufstellungsseminare einer *klaren Rahmung und Leiterzentrierung.* Der Hauptfokus liegt auf den dyadischen Kurzgesprächen mit der Leitung bei der Rundenarbeit und den Aufstellungen selbst, das Setting entspricht dadurch am ehesten einer *Einzelarbeit in der Gruppe.* Diskussionen über das Vorgehen bei den Aufstellungen und Feedbackprozessen wird bewusst wenig Raum gegeben. Die Leiterin hat die volle Verantwortung für Art und Ablauf der Aufstellungen und für die Gewährleistung eines sicheren Raums für alle Beteiligten. Dies meint auch, dass sie Aufstellungsprozesse nicht einfach »laufen« lässt, wenn Stellvertretende verbal oder körperlich für die anderen Beteiligten überfordernd agieren.

> In einem Fortbildungsseminar hatte ein Stellvertreter einen anderen ans Schienbein getreten. Der Leiter war nicht eingeschritten, und der Streit der beiden Repräsentanten setzte sich bei den Realpersonen und schließlich innerhalb der Gruppe fort.

Durch den *dyadischen Kommunikationsfokus* werden Übertragungsprozesse untereinander eingeschränkt, die Teilnehmenden sind weniger durch Gruppendynamiken abgelenkt und ganz auf sich selbst »zurückgeworfen«. Bei der Aufstellung geht es dann ausschließlich um die aufstellende Person, alle anderen stehen im Dienst von deren Thema und halten sich mit eigenen Beiträgen und Handlungsimpulsen zurück. Dadurch werden bei den Repräsentanten statt individueller eher *strukturelle Übertragungsprozesse* (König 2004b, S. 328 f.) gefördert in dem Sinn, dass sie sich mehr auf Empfindungen in Zusammenhang mit bestimmten Konstellationen in der Aufstellung als auf gegenwärtige Gruppeninteraktionen beziehen.

Auch wenn freie Interaktionen in der Gruppe begrenzt und individuelle Übertragungen nicht begünstigt werden, werden Teilnehmende ihre familiären Dynamiken auf Personen im Hier und Jetzt übertragen. Stellvertreter werden manchmal nicht zufällig gewählt, wobei die Kriterien dafür höchst individuell, also unterschiedlich sind. Auch bei ihnen ist von Übertragungen aus der Vergangenheit auf bestimmte Rollen auszugehen, wenn eigene Konfliktthemen und Emotionen aktualisiert werden. Eine junge Person in der Rolle einer autoritären Erwachsenen oder ein Opfer in der Rolle eines Täters mag mit eigenen abgewehrten Anteilen nachhaltig in Verbindung kommen, und so können auch in der Stellvertretung symbolische Handlungen im Prozessverlauf wie Probehandlungen für eigene innere Prozesse gelten.

Übertragungsprozesse sind also omnipräsent, auch durch die Beziehungsfokussierung auf die Leitungsperson. Jede Klientin ist auf eine stimmige Interaktion mit ihr angewiesen. Dies kann verstärkte Übertragungsprozesse im Sinne von Idealisierung oder Ablehnung erzeugen. Ersteres birgt bei der Leitung Gefahren des Vordenkens, Rechthabens, Besserwissens, Letzteres ebenso, wenn Klärungsprozesse mit Hinweis auf die besondere Arbeitsform abgelehnt werden.

Die Leiterin hatte eine Teilnehmerin unterbrochen, als diese ausführlich ihre Probleme schilderte. Am nächsten Tag zieht diese sich gekränkt aus der Rundenarbeit zurück, sie fühle sich übergangen und schlecht behandelt. Im Rahmen wiederholter Kontaktangebote wird ihr vorgeschlagen, dass sich die Leiterin und sie Impulse aus der Gruppe zu dem Konflikt holen könnten. Bei den Rückmeldungen erfährt sie Zu- und Widerspruch und viel Interesse. In ihrer Reaktion auf das Feedback räumt die Leiterin ein, dass sie die Klientin wohl zu schnell unterbrochen habe und sie damit nicht habe kränken wollen. Die Klientin berichtet, dass sie sich gegenüber ihren Brüdern von der Mutter herabgesetzt und als Mädchen nicht gesehen gefühlt habe.

Üblicherweise wird in Aufstellungsseminaren fast ausschließlich aufgestellt. Im vorliegenden Konzept werden *Übertragungs- und Gruppendynamiken* berücksichtigt, und die Gesamtgruppe wird in umschriebenen Situationen bei den Arbeiten Einzelner einbezogen:

- Die Gruppe als vielstimmiger Resonanzraum bietet Angebote zur Entdeckung blinder Flecken und neuer Perspektiven auf eigene Interaktionsmuster. Bei *Rückmeldungen* wird darauf geachtet, dass diese nur wenn erwünscht und innerhalb eines begrenzten (von Leitung und Klientin bestimmten) Zeitrahmens erfolgen. Die Rückmeldenden sind gehalten, fokussiert und kurz ihre Meinung oder Erfahrung mitzuteilen, es findet aber keine Diskussion darüber statt. Die Klientin lässt die Aussagen auf sich wirken und teilt anschließend ihre Resonanz darauf mit.
- Eine Einbeziehung der Gruppe kann auch bei *reflexiven Metaprozessen* zu Themen stattfinden, die mehrere Gruppenmitglieder betreffen (z. B. Pflege alter Eltern, Erziehungsprobleme, berufliche Fragestellungen etc.). Dies geschieht ebenfalls nicht als Diskussion, sondern in Form persönlicher Statements. Durch wechselseitige Identifizierung und Modellangebote entsteht untereinander ein starkes Gefühl von Unterstützung, gemeinsamer Wirksamkeit und Solidarität. Es ist empfehlenswert, solche Prozesselemente klar von der Aufstellungsarbeit zu trennen, z. B., indem man danach eine Pause macht.
- Bei der *Einbeziehung von Zeugen oder Hilfs-Ichs* erhält die Klientin explizit eine selbst gewählte Gruppenteilnehmerin an ihre Seite, die sie dabei unterstützt, nicht in Überforderungsgefühle während der Aufstellung zu geraten. Dies geschieht dadurch, dass die Zeugin bei Bedarf einzelne Prozessschritte beschreibend wiederholt und dadurch verlangsamt oder dass sie sich im Sinne der Klientin einbringt, wenn belastende Situationen entstehen könnten.
- Die *Beziehungsgestaltung* seitens der Leiterin könnte man als »Tanz an der Abwehrschranke entlang« oder mit der Handhabung zweier Zügel vergleichen: Pendeln zwischen Fordern und Stützen, Zurückhaltung und Aktivität, Provokation und Beruhigung, Allparteilichkeit und radikaler Parteinahme. Es geht

nicht um den großen Wurf und viele Tränen, aber auch nicht um den Ausschluss prozessbedingter Dramen bei Einzelnen, sondern die verantwortungsvolle Entscheidung durch die Aufstellerin, bei welcher Person, Problematik oder Fragestellung sie auf welcher Ebene arbeiten kann und wo sie an Grenzen (auch ihre eigenen) kommt (Drexler 2010). Ein Schritt zu viel kann Stress und Aktivierung von Schutzmechanismen erzeugen, ausschließliche Schonung und Ressourcenfokussierung könnte Eigeninitiative und Veränderungsmotivation hemmen. Unterliegt die Leiterin der Verführung von Idealisierungstendenzen durch die Gruppe und lässt sich zu vorschnellen Lösungsbildern hinreißen, kann genau das nicht stattfinden, worum es bei dieser Arbeit wesentlich geht: sich gegenseitig als jeweils eigenständige, selbstverantwortliche Personen zu respektieren, ohne den anderen zu manipulieren oder verändern zu wollen. Wenn dies gelingt, können auch Mitteilungen von konkreten Erfahrungswerten und eine aktive Heranführung an die Notwendigkeit einer selbstständigen Lebensgestaltung als hilfreich empfunden werden.

Abschließend sei auch auf die *Risiken* einer stärkeren Beteiligung der Gesamtgruppe auf die eine oder andere Weise und (ungesteuerter) interaktioneller Dynamiken für die ursprüngliche Intention des Aufstellungsprozesses hingewiesen. Dieser ist ja auf die persönlich ungestörte Wahrnehmung der Stellvertreter auf Positionen eines Beziehungsbildes einer möglichst »fremden« Person angewiesen. Je weniger über die Klientin bekannt ist, desto eher kann man in einer Aufstellung von einer strukturellen im Vergleich zu einer individuellen Übertragung ausgehen. Dies macht den Charme von sogenannten »verdeckten Aufstellungen« aus, wo die beteiligten Repräsentanten und die Aufstellerin selbst nicht wissen, wen diese vertreten. Wenn sich die Teilnehmenden hingegen über einen längeren Zeitraum, z. B. in therapeutischen Gruppen, kennen, werden früher oder später sogenannte Gruppendynamiken auftreten. Damit ist gemeint, dass die Stellvertreter weniger vorbehaltlos auf bestimmten Plätzen füreinander stehen, weil sie mehr übereinander wissen und sich auch als Gruppenmenschen mehr kennen. Hier sollte die Leitung mit möglichen Übertragungs- und Gegenübertragungsprozessen und deren

Handling vertraut sein. Mit *Übertragung* sind Vorgänge gemeint, in denen Erinnerungen an Ereignisse und Personen der Vergangenheit und eigene Reaktionen auf diese mit Auslösern in der aktuellen Situation vermischt werden (siehe Beispiel oben). Sie sind im therapeutischen Prozess nutzbar, wenn Zusammenhänge zwischen dem Geschehen hier und jetzt in der Gruppe und Familiendynamiken hergestellt und bearbeitet werden können. Mit *Gegenübertragungen* sind zunächst unbewusste Reaktionsformen der Leiterin auf negative oder positive Übertragungen von Teilnehmenden gemeint. Die Analyse der eigenen Reaktionen hilft dabei, professionell zwischen Dynamiken in der Gruppe und biografiebedingten eigenen Reaktionen zu unterscheiden. Die Leiterin ist Vorbild und Modell dafür, Enttäuschungen, Ärger, Erinnerungen in einem bewertungsfreien Rahmen anzusprechen und Verantwortung für die entstehenden Prozesse mit zu übernehmen. Ihr Umgang mit emotionalen Herausforderungen (Konflikte in der Gruppe, Kritik am Leitungsverhalten, starke Gefühlsäußerungen) ist für die Etablierung einer tragenden Gruppenkultur entscheidend.

3.2.3 Anliegenklärung und Rundenarbeit als Intervention

In Aufstellungsseminaren ist eine übliche Dramaturgie, dass es – wenn überhaupt – eine kurze Vorstellungsrunde gibt und dann direkt mit den Einzelarbeiten begonnen wird. Bei der hier beschriebenen Vorgehensweise werden die Klärung des Anliegens und das Arbeiten in der Runde als eigenständige Interventionsformen eingesetzt, die sich beginnend mit der Kennenlernrunde durch das gesamte Seminar fortsetzen (siehe Abschn. 4.1.2).

Bis zur eigentlichen Aufstellung finden immer wieder *dyadische Gespräche und Kurzinterventionen* während der Rundenarbeit statt, sodass die Anliegenklärung direkt vor der Aufstellung häufig nur noch kurze Zeit beansprucht. Die Dialoge zwischen Leitung und Teilnehmern haben mehrere Funktionen. Es wird exploriert, konkretisiert, herausgearbeitet, welche Bedeutung das ursprüngliche Anliegen für die persönliche Entwicklung hat, es werden Geschichten und Erinnerungen reflektiert, die den Problemerzählungen zugrunde liegen und oft Änderungswünsche an andere enthalten, es werden eigene Anteile am Problemerleben eruiert.

Neben der Würdigung des Problems erfolgt frühzeitig eine *Orientierung auf das Anliegen* und eine Fokussierung auf realistische und im eigenen Einflussbereich liegende Ziele für die Aufstellung (»wir haben gut gearbeitet, wenn ...«). Ausgelöst durch die Arbeiten anderer Teilnehmer und durch die Stellvertretung in unterschiedlichen Rollen ent-wickelt sich das persönliche Thema. Dabei kann sich ein Anliegen zunehmend verdichten oder – unter Einfluss der Rundenarbeit und der anderen Aufstellungen – komplett verändern.

Die Betonung einer »sauberen« Anliegenklärung als Voraussetzung für eine Aufstellung seitens der Leitung ist vor allem Mittel zum Zweck, um die Teilnehmenden als aktiv Mitgestaltende in den Prozess einzubinden: »Ich arbeite dann, wenn ich das Anliegen verstanden habe.« Für therapie- oder beratungsunerfahrene Klienten kann dies eine starke Herausforderung sein. Sie hängen womöglich im inneren Problemfilm fest und haben wenig Übung, einen Wunsch oder gar ein Ziel für die Aufstellung zu formulieren, in dem sie selbst eine gestaltende Rolle haben. Solche »linkshemisphärischen Aspekte der Kommunikation« wie die Mentalisierung und Formulierung eines Anliegens, das Sortieren von Problemaspekten, sich auf das zu besinnen, worum es (eigentlich) geht, können Teilziele der Seminararbeit sein. Hier erweist es sich als großer Vorteil, wenn Patienten aus ambulanten Therapien diesbezüglich vorbereitet sind oder zunächst nur »Trittbrett fahrend« als Zuschauerinnen oder Repräsentanten teilnehmen.

Und: Ein Beharren auf der Anliegenklärung kann auch eng machen. Manchmal mag es stimmiger sein (z. B. bei starker emotionaler Beteiligung), sofort und ohne weiteres Insistieren eine Aufstellung vorzuschlagen.

3.2.4 Arbeiten mit »repräsentierender Wahrnehmung«

Ein faszinierender Aspekt der Aufstellungsarbeit ist, dass die Klientin ihr inneres Bild mithilfe von Repräsentanten aufstellt, die wenig Informationen über das Systemgeschehen haben und die (bei verdeckten Aufstellungen) nicht einmal wissen müssen, wen sie repräsentieren. Informationsquellen für die Repräsentanten sind die Anliegenklärung mit der Klientin und der Platz im Raum, den diese ihnen gibt. Sie erhalten von der Aufstellenden keine Anweisungen bzgl. Körperhaltung, mimischer oder gestischer Aktionen und sind lediglich aufgefordert, auf Veränderungen von Körperempfindungen, auftauchende Bilder oder Impulse zu achten und diese auf Anfrage mitzuteilen. Die Befragung der Stellvertreter kann inhaltsbezogen (»Wie geht es dir auf diesem Platz?«) oder unterschiedsbasiert (»besser, schlechter, gleich?« etc.) sein.

Erfahrungsgemäß macht sich jeder, der erstmals in einer Aufstellung steht, »seine Gedanken«, merkt aber schnell, dass die Empfindungen, Gefühle und Körpersensationen auf bestimmten Plätzen oft wenig mit alltagspsychologischen Interpretationen zu tun haben: Jemand kann weit außerhalb des Systems stehen und sich einer anderen Person im Bild »ganz nahe« fühlen oder zwei können ganz eng beieinander platziert sein und fühlen sich jeweils mutterseelenallein. Das Erleben in Aufstellungsbildern kann für Stellvertreter als Privatpersonen völlig neu und fremd, für die zuschauende Klientin hingegen überraschend passend sein und sich manchmal bei nachträglichem Nachfragen sogar als »wahr« herausstellen. Dies kann als Hinweis dafür gelten, dass das Phänomen mehr als individuell konstruiertes Erleben der Stellvertreter auf Basis von bekannten Vorerfahrungen ist.

Ein Stellvertreter äußerte in einer Aufstellung Unbehagen und Zweifel, ob er seine Empfindungen aus der Position des Vaters tatsächlich mitteilen solle. Von der Aufstellenden darin bestärkt, berichtete er von sexuellen Gefühlen gegenüber seiner Tochter im Bild. Diesbezügliche Annäherungen ihres Vaters wurden dann von der Klientin bestätigt.

Repräsentanten machen also die Erfahrung, dass eigene Gefühle in den Hintergrund treten und dass sie intensive *fremde Gefühle* haben können. Diese wiederum sind durch eine Änderung des Platzes veränderbar, und durch das Ablegen der Rolle verschwinden sie meistens wieder – es sei denn, es wurden eigene Erlebensaspekte durch die Aufstellung angetriggert. Bei Problemen mit dem Ausstieg aus einer Rolle wird auf die betroffene Person eingegangen und ihr eventuell eine Übung zum »Entrollen« vorgeschlagen (siehe Abschn. 4.1.5). Positive Empfindungsänderungen durch die Einnahme anderer Positionen sind ausschlaggebend für die Validierung von Umstellungen oder Prozessinterventionen. »Nachbesserungen« erfolgen dann mit der Klientin persönlich.

Die Möglichkeit, den Körper der Repräsentanten als Wahrnehmungsorgan für die Beziehungsstrukturen eines fremden Systems zu nutzen und ausschließlich aufgrund eines Platzes im Bild körperliche, verhaltensbezogene und emotionale Wahrnehmungen zu entwickeln, haben Insa Sparrer und Matthias Varga von Kibéd *repräsentierende Wahrnehmung* genannt (Varga v. Kibéd 1998, S. 51). Das Phänomen ist teilweise empirisch gesichert: Verschiedene Versuchspersonen zeigten auf gleichen Positionen in Aufstellungsbildern ähnliche Empfindungen (Schlötter 2005). Die bisherigen Erklärungsversuche dafür sind vielfältig und widersprüchlich (»morphische Felder«, Sheldrake 2001; »wissendes Feld«, Mahr 2001; »Quanteninformationen«, Görnitz u. Görnitz 2007, 2014; »strukturelle Übertragung«, König 2004a). Vieles spricht dafür, dass es sich um eine allgemeinmenschliche Grundfähigkeit handelt, die wir im Alltag gemeinhin wenig nutzen und in die sich auch Ungeübte relativ schnell hineinfinden können (Nazarciewicz, Oberzaucher u. Finke 2019). Dass diese auch online »funktioniert«, könnte ein Hinweis dafür sein, dass es nicht des konkret leiblich erlebten Platzes bedarf, um nützliche Informationen als Stellvertreterin zu generieren, sondern dass die Imagination dieses Platzes dafür ausreicht.

Eine weitere Frage ist, *was* eigentlich repräsentiert wird, also ob die Aussagen der Stellvertreter Informationen über reale Ereignisse im System geben und/oder ob diese mehr zu ihnen selbst gehören. Entsprechend unterschiedlich wird von der Leiterin gehandhabt, welche Bedeutung sie den Aussagen und Handlungsimpulsen von Stellvertretern gibt. Es gibt zahlreiche glaubhafte Berichte, dass sie etwas spüren bzw. benennen, was sich – wie Nachfragen oder Nachforschungen dann ergeben – auch faktisch ereignet hat. Aus solchen Erfahrungen speist sich ein Vorgehen beim Aufstellen, dass die Leiterin den Aussagen der Repräsentanten weitgehend folgt und mit diesen arbeitet. Der Klient wohnt dem Geschehen als Zuschauer bei und wird am Schluss durch Hineinstellen ins (Lösungs-)Bild wieder einbezogen.

Bei der hier vertretenen Vorgehensweise kommt dem Kontakt mit der Klientin auch im Aufstellungsprozess im Vergleich zu den Aussagen der Repräsentanten vorrangige Bedeutung zu. Die Aufstellung erfolgt im Trialog zwischen Aufstellungsleitung, Klientin und den Repräsentanten, »gehalten« durch die aufmerksame Restgruppe. Durch die bewussten und unbewussten Interaktionen zwischen allen Beteiligten entsteht ein hochkomplexer simultaner Prozess von Informationsgewinnung und -generierung. Es bedarf einer fortlaufenden Übungspraxis, möglichst viele Aspekte dieses Geschehens zu ventilieren, unmittelbar gespürte Wahrnehmung zu nutzen und gleichzeitig auf eine vorschnelle Deutung dieser Wahrnehmung zu verzichten.

Die Achtsamkeitspraxis, wie sie Kolleginnen in humanistischen/körpertherapeutischen Ausbildungen von Grund auf üben und psychodynamische Konzepte zu Übertragung und Gegenübertragung sind ein hilfreicher Zugang für einen »weiten Blick« gegenüber potenziell allem, was in diesen Interaktionen geschieht: verbal, körperlich und atmosphärisch.

Ich neige derzeit zu der Auffassung, dass die gestellten Bilder sowohl individuelle als auch kollektive Bedeutungszusammenhänge repräsentieren können, dass diese einander konstituieren und dass Stellvertreter in einer externalisierten Beziehungsstruktur relevante Hinweise des inneren Bildes einer Person zu generieren vermögen. Durch Reaktionen der Stellvertreter können bisher fehlende Informationen im Aufstellungsprozess »spürbar« werden, zum Beispiel indem Gefühle oder Impulse bei ihnen auftauchen, für die es keine Erklärung in der gegenwärtigen Situation, aber in einem weiteren familiären Kontext gibt (Scham, Angst, Wut, Schuld, Scheitern etc.). Dies kann Suchprozesse beim Klienten auslösen und eventuell sogar dazu führen, dass er sich bei Angehörigen erkundigt.

Bei einer Familienaufstellung ließ sich der Repräsentant für den Vater eines Klienten nicht von der Behauptung abbringen, nicht dessen Vater zu sein (diese Aussage hatte keinen direkten Bezug zum eigentlichen Anliegen). Die Aufstellung wurde abgebrochen, und der Klient rief abends seine Mutter mit dieser Frage an. Sie habe am Telefon lange geschwiegen und dann geantwortet: »Er ist dein Vater, aber ich habe die ganze Zeit an einen anderen [den gestorbenen Verlobten] gedacht.«

Dies ist ein Beispiel für repräsentierende Wahrnehmung, das einerseits zur Mystifizierung des Ansatzes beitragen kann, andererseits aber auch zeigt, dass wir Aussagen von Stellvertretern nicht im üblichen Sinn für »wahr« nehmen sollten, wenn sie nicht überprüfbar sind, bzw. dass die erlebten Phänomene verschiedenen »Sinnprovinzen« (Schütz 1971) entstammen können, die sich schwer differenzieren lassen.

Natürlich ist auch von *individuellen Resonanzen* der Stellvertreter bei bestimmten Themen auszugehen. Jeder macht seinen Job, so gut er kann, und die Klientin entscheidet über die Nützlichkeit der mitgeteilten Wahrnehmungen. Damit erübrigt sich auch die Frage, ob manche Stellvertreter besser oder schlechter wahrnehmen und welche Übertragungsprozesse und Dynamiken deren Aussagen beeinflussen – diese sind bei dieser Arbeit höchst vielfältig und komplex, auf jeden Fall nicht steuerbar. Es hat sich als kontraproduktiv erwiesen, Repräsentanten gegen vermeintlich bessere auszutauschen. Sie werden vielmehr als wertvolles »Hilfspersonal« gesehen, deren Aussagen wichtig, aber nicht zu ernst oder gar wörtlich genommen werden. Die »Sinn-gebung« erfolgt gemeinsam mit der Klientin. Auf diese Weise kann jederzeit gewählt werden, mit welchen Aussagen oder Aktionsangeboten von Stellvertretern weitergearbeitet wird. Eine Übernahme konkreter Aussagen von Stellvertretern ohne externe Validierung leistet meines Erachtens unseriösen Tendenzen Vorschub, zum Beispiel wenn Aufstellungen als »Vaterschaftstests« missbraucht werden oder »Kontakt mit Toten« aufgenommen wird. Wenn wir verstorbene Personen oder abstrakte Elemente (Krieg, Krankheit, Firma, Glück etc.) aufstellen und diese befragen, so werden wir doch nie erfahren, wie oder was zum Beispiel der Tod ist, sondern wie es lebenden Repräsentanten auf entsprechenden Plätzen geht.

Zusammengefasst ist es faszinierend und nützlich für die Arbeit mit Aufstellungen, mit den repräsentativen (nicht erklärenden) Aussagen der Stellvertreter zu arbeiten – ohne sich festzulegen, was genau diese nun »repräsentieren« mögen. Ob sie »die Wirklichkeit« oder eine von vielen widerspiegeln, ist letztlich praktisch weniger relevant als die Frage, ob die angebotenen Informationen »wirklich« für die Klientin sind und was sie damit macht. Wenn an den potenziellen Wirkkräften im Feld einer Aufstellung »was dran ist« und wenn wir den Leib als Resonanzmedium hier gezielter als im Alltagserleben für Deutungen mitnutzen möchten, dann kann man sich auch dafür interessieren, wo dieses Feld im Raum beginnt und endet, denn es macht womöglich einen Unterschied, ob ich mich als Teilnehmende welcher Art auch immer im Feld, am Rand oder außerhalb befinde. Ich selbst habe schon erlebt, dass jemand aus dem Außenkreis unvermittelt aufgestanden ist und sich als Repräsentantin stimmig ins Feld der Aufstellung eingefügt hat.

Was ist dann ein guter Platz für die Aufstellerin? Mit wachsender Erfahrung wurde es mir immer wichtiger, nicht zu nah an die Stellvertreter heranzutreten und nach deren Befragung wieder an den Rand der Aufstellung oder neben die Klientin außerhalb des Bildes zu treten, um nicht Teil des Bildes zu werden. Dies öffnet immer neu den Blick aufs Ganze, auch um zu erfassen, ob die Gruppe die Aufmerksamkeit hält oder ob Unruhe entsteht. In dieser Offenheit mögen der Leiterin Muster auf- und Ordnungsimpulse einfallen – sie bleibt jedoch für situative Entwicklungen jederzeit bereit und widersteht dem Impuls, bekannte Heuristiken schnell »umsetzen« zu wollen.

3.2.5 Umgang mit Sprache

»Sprachkürze gibt Denkweite.«
Jean Paul

Das sprachliche Geschehen hat in fast jeder Psychotherapieform eine zentrale Stellung, wird aber unterschiedlich berücksichtigt und bewertet. Im Verständnis der *systemisch-konstruktivistischen Therapie* spielt Sprache eine zentrale Rolle. Menschen »konstruieren« ihre Wirklichkeit durch Sprache, und dafür gibt es unbegrenzte Möglichkeiten. Keine ist besser als eine andere, manche aber sind problemkonstituierend. Folgerichtig liegt der Fokus der Beratung auf spezifischen sprachlichen Interventionen, um neue Wirklichkeitskonstruktionen zu eröffnen (Reframing, zirkuläres Fragen, Metaphern und Sprachbilder). Systemische Therapeuten sind also meistens auf der Metaebene unterwegs. Sie untersuchen Unterschiede in Erzählungen, hinterfragen und reflektieren das Gesprochene. Wenn sie aufstellen, stellen sie auch ihre Fragen an die Stellvertreterinnen unterschiedsbasiert (besser, schlechter, gleich, anders?) und nicht inhaltlich (wie geht es dir?).

Die Bedeutung von Sprache in körperbetonten Methoden ist generell eine andere als bei »sprechlastigen« Ansätzen. Es wird darauf geachtet, dass nicht zu viel »über« etwas und aus der Außenperspektive bzw. auf der Metaebene gesprochen oder gar »verhandelt« wird. Informationen entstehen viel mehr aus der Erfahrung, *wie* etwas erlebt wird und sich in der gegenwärtigen Interaktion zeigt. Erleben und Sprechen geschehen sozusagen 1:1 bzw. Sprache dient vor allem dazu, Worte für die sinnliche Wahrnehmung und das innere Erleben zu finden. Dies kann eine große Herausforderung sein, denn Erfahrungen durch sinnlichen Kontakt sind vor allem nichtsprachlicher Natur. In der therapeutischen Arbeit ist es dann eine besondere Aufgabe, eine Form der Kommunikation über diese Erlebensebenen (wieder) zu entdecken bzw. zu erfinden.

Einen apodiktisch und ambivalenzfrei anmutenden Umgang mit Sprache finden wir schon in der provokativen Therapie (Frank Farrelly), bei der Verwendung von Sonden in der Körpertherapie (Dirk Revenstorf) und bei paradoxen Verschreibungen oder Ordeal-Aufträgen systemischer Therapeuten. Diese Art verbaler Interventionen setzt eine sehr gute Beziehung mit der Klientin, humorvolle Angebote zur Distanzierung und die Bereitschaft des Therapeuten voraus, aus diesem Interaktionsangebot auch wieder auszusteigen.

Bei den Familienaufstellern war der Umgang mit Sprache ursprünglich stark durch Bert Hellinger geprägt. Zum einen hat er »altmodische« Begriffe (z. B. »Ebenbürtigkeit«, »Seele«, »Herzensbindung«) wiederbelebt, zum anderen hat er Sprache häufig nicht beschreibend, sondern radikal behauptend oder auffordernd benutzt. Dabei scheute er sich nicht, mit autoritär anmutender Überzeugung eine Aussage zu machen, die er kurze Zeit später wieder über den Haufen warf.

> »Wenn Hellinger ›Feuer‹ ruft, geht es unter Umständen mehr darum, dass jemand aus dem Haus läuft, als um die Beschreibung des Hitzegrades von etwas« (Matthias Varga von Kibéd, persönliche Mitteilung).

So war es durchaus üblich, dass er z. B. eine Aufstellung über eine Paarthematik mit dem Kommentar beendete: »Es ist vorbei« – und auch keine Nachbesprechung darüber zuließ. Die Kritik an dieser Intervention bezieht sich hier nicht auf den Satz selbst; dieser kann im Rahmen einer Aufstellung durchaus fallen, wenn der Kontext stimmt: wenn er nicht als wissende Attitude wie eine Diagnose ausgesprochen wird, wenn er den Beginn und nicht das Ende des Kommunikationsangebots signalisiert, wenn es die Möglichkeit des Widerspruchs und ansonsten die gemeinsame Erforschung eines »es sei denn …« gibt.

Im Folgenden werden Charakteristika des Umgangs mit Sprache in der hier vorgestellten Aufstellungsarbeit zusammengefasst. Es sei schon jetzt darauf hingewiesen, dass der Einsatz von Sprache »weniger systemisch« (im Sinn von Varga von Kibéd) ist, insofern nicht lediglich unterschiedsbezogen (besser, schlechter, gleich, anders), sondern *inhaltlich* gearbeitet wird. Die Leiterin achtet auf den Sprachgebrauch der Beteiligten: Wie werden Begriffe eingesetzt? Was bedeuten die Worte? Wie sind Klang und Rhythmus der Sprache? Es klingt unterschiedlich, ob jemand in einem Forschungsmodus seine Erfahrung anschaut oder eine häufig geübte Geschichte erzählt und sich damit in einen gewohnten Notzustand versetzt.

Der Arbeit mit Sätzen kommt ein besonderer Stellenwert zu. Die Verwendung des Begriffs *Sonde* aus der Hakomi-Tradition der achtsamkeitsbasierten Körperpsychotherapie (Kurtz 2021) erscheint mir besonders geeignet, den Gebrauch dieser Sätze zu charakterisieren (Drexler 2015c). Als Sonde wird ein verbaler oder nonverbaler experimenteller Schlüsselreiz bezeichnet, der dem Klienten im Zustand verstärkter Aufmerksamkeit angeboten wird. Er möge seine inneren Reaktionen auf die Sonde beobachten, sie prüfen und den Satz nachsprechen, wenn er ihn als stimmig erlebt, – oder ihn entsprechend verändern.

Es werden drei Formen spezifischer sprachlicher Interventionen unterschieden: diagnostische, kurative und performative (Sonden-) Sätze (siehe hierzu auch Sparrer 2016b). Sie kommen im direkten Austausch mit der Klientin in der Rundenarbeit, in Aufstellungen mit den Stellvertretern, aber auch im therapeutischen Einzel- und Paarsetting zur Anwendung.

Mit einer *diagnostischen Sonde* wird die prägnante Zusammenfassung und Bewusstmachung dessen versucht, was der Klient/Repräsentant körperlich und sprachlich (womöglich mit vielen Worten) ausdrückt, aber nicht sagt bzw. (noch) nicht sagen kann. Die Begleiterin geriert sich dabei nicht als überlegene Wissende, sondern lässt sich jederzeit korrigieren und gewährleistet damit das interaktive Gleichgewicht der Kooperation.

Bei der Rundenarbeit berichtet eine Teilnehmerin in Anwesenheit ihres Ehemanns ausführlich, vorwurfsvoll und ungnädig über ihre Beziehungsprobleme. Nach einiger Zeit bietet die Therapeutin ihr folgenden Satz an: »Sagen Sie doch einfach mal zu Ihrem Mann: Es ist vorbei.« Die Klientin weist diese Behauptung empört zurück. Daraufhin kommt das Angebot, ihm zu sagen: »Es ist noch nicht vorbei.«

In einer Figurenaufstellung zu ihrer Paarsituation stellt eine Klientin die Stellvertreterfigur für sich nach außen gerichtet auf, dabei beginnt sie heftig zu weinen. Nach einiger Zeit bietet die Therapeutin ihr folgenden Satz als diagnostische Sonde an: »Eigentlich möchte ich mich gar nicht trennen.« Die Klientin hält kurz inne und formuliert dann korrigierend selbst: »Ich möchte und ich werde mich trennen, und es ist sehr schwer für mich.«

Auch die Stellvertreter in Aufstellungen werden eingeladen, auf Körperempfindungen, Gefühle und Bewegungsimpulse zu achten und diese auf Nachfrage möglichst kurz zu artikulieren. Eine gute Schulung dafür sind sogenannte »verdeckte Aufstellungen«, bei denen die Stellvertreter nicht wissen, für wen oder was sie stehen und ausschließlich auf das Formulieren von Spürerfahrungen zu achten haben. Die Leiterin fasst dann die sprachlichen Suchbewegungen prägnant als Sonden zusammen.

Insbesondere im direkten Kontakt mit der Klientin können auch Formulierungen für schwierige Erfahrungen und verletzte Grundbedürfnisse angeboten und geprüft werden, z. B. »du hast mich alleingelassen« (Zugehörigkeit), »ich hätte deinen Schutz gebraucht« (Bindung), »du hast mich nicht gesehen« (Anerkennung) etc. Mit diesen Satzangeboten wird versucht, ihre Innenperspektive direkt in Worte zu fassen, ohne dass Erlebtes in Erzähltes umgewandelt werden muss. Hier wird nicht besprochen, reflektiert oder gar verhandelt, sondern direkt adressiert. Wenn der Satz nicht passt, wird er von der Klientin oder Stellvertreterin entsprechend verändert.

Im Aufstellungsprozess begeben sich also alle Beteiligten in einen Suchprozess, um ihr sinnliches Erleben zuzulassen und sprachlich verständlich zu machen. Die Begleiterin versucht auszusprechen, wofür die Klientin oder der Repräsentant noch keine Sprache findet. Manchmal benennt sie etwas, das bereits gesagt wurde, ein klein wenig anders. Dabei achtet sie auch auf die Körpersprache des Repräsentanten oder Klienten, sieht den Gesichtsausdruck und die Muster der Atmung und achtet auf Zeichen für Bestätigung oder Einhalt. In dieser störanfälligen Balance zwischen Autonomie und Verbindung, die zwischen sprachlichen, mimischen und gestischen Botschaften und Pausen stattfindet, spüren wir, ob es gut oder »daneben« ist. Die unbewussten Interaktionen wahrzunehmen und auch dem Gegenüber freundlich bewusster zu machen, ist Teil des Prozesses. Das Vorgehen dabei könnte man *achtsamkeitsorientiert* nennen. Das meint einfach ausgedrückt, aufmerksam sein im Hier und Jetzt ohne Urteil und ohne Tun. Zuwendung, Wahrnehmung und Annahme (im Sinne von Würdigung) haben »Vor-Rang« vor Veränderung und sind sowohl Metaprinzipien als auch Ziele dieses Prozesses. Sie beugen beim Klienten und der Therapeutin Veränderungsdruck und Aktionismus vor (siehe auch Drexler 2012, S. 37 ff.).

Es sei noch erwähnt, dass beim Spüren und Sprechen auch dem *Schweigen* eine besondere Rolle bei der Kommunikation zukommt. Ist es Zeichen für stilles, einvernehmliches Spüren und dafür, dass der

Raum für innere Prozesse sich öffnet? Ist es Ratlosigkeit und stumme Suche, Abwehr oder Trotz? Dies ist weniger bei den Aufstellungen selbst als bei dyadischen Interaktionen während der Runden relevant. Hier dürfte Schweigen bzw. Nachdenken und Spüren sowohl für die Klienten, aber auch für die Begleiterin ein Lernfeld sein.
Kurative Sonden sind beispielsweise

- *rituelle Sätze* zur Anerkennung und zum Aussprechen von bisher nicht anerkannten oder nicht erkannten Tatsachen, wie etwa: »Ich bin die Jüngste.« Ein solcher Satz entwickelt erst in entsprechendem Zusammenhang seine Dynamik wie in einem Beispiel, wo sich ein jüngeres Geschwister für die beiden älteren immer verantwortlich gefühlt hat und dies als Erwachsene weiterhin tut. Hier kann der Satz in Kombination mit einer entsprechenden Korrektur des Platzes (an die dritte statt der ersten Stelle) entlastend sein.
- *Ableitungen aus den kurativen Prinzipien:* »Ich bin der Jüngste – und inzwischen selbst erwachsen«; »du warst seine erste Frau – und ich bin jetzt die Nummer 1«; »ich habe viel für dich getan – jetzt schaue ich auf mein Eigenes«.

Solche Sätze können bei der Einnahme eines neuen Platzes im Bild als konsolidierende Ergänzung für alle heuristischen Prinzipien (siehe Abschn. 3.1) herangezogen werden, z. B.

- für die Würdigung von bisher Ausgeschlossenen (»in meinem inneren Bild gehörst du dazu«),
- bei der Rückgabe von Verantwortung (»ich lasse die Verantwortung bei dir, ich kann sie nicht für dich tragen«),
- bei der Einnahme des zeitlich geordneten Platzes (»du bist der Älteste, ich bin die Jüngste, und wir sind beide erwachsen«),
- zur Betonung des Gegenwarts- gegenüber dem Herkunftssystem (»ich nehme meinen Platz ein in meiner jetzigen Familie«),
- als Angebot nachholend nährender Sätze, die auf ein (frustriertes) psychosoziales Grundbedürfnis beim Klienten zielen, zum Beispiel:
  - bzgl. Zugehörigkeit/Bindung: »du bist willkommen«, »du gehörst dazu«;
  - bzgl. Autonomie: »du kannst es auf deine Weise tun«;

- bzgl. Selbstwert: »so wie du bist, bist du in Ordnung«, »du bist wichtig«.

Wenn sich aus den Reaktionen der Stellvertreter (und/oder der Klientin) schließen lässt, dass Elternpersonen im Bild einen solchen nährenden Satz prinzipiell hätten sagen wollen und wenn sie durch Ressourcen, die sie selbst gebraucht hätten, »versorgt« sind, kann der Satz einem elterlichen Stellvertreter vorgeschlagen und von diesem ausgesprochen werden. Die Klientin erlebt dann in einer Altersregression die Eltern so, wie sie sie damals gebraucht hätte. Wenn der Satz und die Szene zu dem damals unbefriedigten Grundbedürfnis passen und mit körperlichen Aktionen (Berührung, Umarmung, Gehaltenwerden oder respektvolle Distanz) einhergehen, kann womöglich eine emotional starke neue Erfahrung und ein positives inneres Gegenbild zur erlebten Geschichte etabliert werden. Die Idee dabei ist, unerfüllte Bedürfnisse aus der Kindheit symbolisch zu befriedigen und körperlich so zu verankern, dass dadurch die Bahnung neuer Verhaltensmuster eröffnet wird (siehe auch Pesso 1999). Eine Variante dazu ist, die Klientin entsprechende Sätze (aus der Erwachsenenposition) selbst sagen zu lassen, zum Beispiel: »Ich kann stolz auf mich sein«, »ich tue es auf meine Weise«; »ich schaue auch auf mich«.

Man könnte auch Sätze als kurativ bezeichnen, die seitens des Klienten mit Vergebung oder Versöhnung assoziiert sind, obwohl die elterlichen Vertreterinnen sprachlos und verschlossen bleiben und nachholend keine Annäherungsgeste vollziehen können. In diesem Akt der Selbstermächtigung verlässt der Klient die regressive, bedürftige und letztlich Opferposition und sieht die Eltern mehrgenerational in ihrem Schicksal und mit ihren (fehlenden) Möglichkeiten, ohne dass das Fehlende bagatellisiert oder verschwiegen werden muss: »Für mich war es ganz schlimm – und jetzt ist es vorbei.«

Bei *performativen Sonden* wird ein Satz mit Handlungen wie dem Angebot für Berührungen (z. B. Stützen im Rücken), Bewegungen (z. B. Distanzregulierung) oder Körperhaltungen (z. B. Verneigung und Aufrichtung) verbunden. Der Satz selbst entspricht schon einer Probehandlung. Er wird beispielsweise ausgesprochen, während die Klientin ein Element im Bild platziert (z. B. »ich gebe dir jetzt einen Platz«) oder den eigenen Platz verändert (z. B. »ich stelle mich jetzt neben dich«).

Die Gleichzeitigkeit von Sprechen und Handeln wird hier als *Handlungsdialog* bezeichnet, zum Beispiel wenn ein ausgesprochener Dank mit einer Neigung des Kopfes verbunden wird oder wenn bei einem Abschiedsritual der verbale Gruß mit langsamer Entfernung einhergeht. Dieser verdichtete Prozess muss nicht weiter in Sprache übersetzt werden, auch ein Sprechen »über« entfällt. Auf diese Weise wird gespürt und verbalisiert, erlebt, gehandelt und kognitiv integriert.

Entsprechende Vorschläge sind nur begrenzt planbar und müssen sofort neu ausgerichtet werden, wenn sie abgelehnt werden. Möchte die Klientin (oder ihre Stellvertreterin) einen Satz oder einen Handlungsvorschlag nicht umsetzen, kann das verschiedene Gründe haben: Das Angebot wird als unpassend erlebt; sie braucht noch Zeit, um die Stimmigkeit zu prüfen; es ist so überraschend und prägnant, dass sie es selbst noch nicht umzusetzen wagt.

Wenn eine Stellvertreterin einen Satz ablehnt, kann getestet werden, ob die Klientin selbst ihn sagen würde – und umgekehrt.

Es sei nochmals betont, dass wir sehr darauf achten müssen, ob das Gegenüber bei unseren Angeboten »aus dem Herzen heraus« kooperiert. Das gilt für jede Art der Intervention, aber auch und gerade für die Arbeit mit Deutungen oder Sätzen. Manchmal werden diese lediglich nachgesprochen und sind nicht wirklich gemeint. Wenn die Begleiterin dennoch auf ihrem Angebot besteht und dieses womöglich so lange wiederholt, bis die Klientin aufgibt und es nachspricht, verlässt sie ihre beobachtend-begleitende Position und überträgt, was die Klientin aus ihrem Alltag schmerzlich kennt: dass andere ihre Suchbewegung nicht anerkennen oder abkürzen wollen. Von Sonden kann dann keine Rede mehr sein.

Die Bedeutung der Sätze wird auch missverstanden, wenn nach »richtigen Sätzen« gesucht wird. Lernenden helfen zunächst theoretische Herleitungen und methodische »Knoten im Taschentuch«, letztlich geht es jedoch um die forschende Haltung, mit der eine Sonde angeboten wird, und diese ermöglicht der Klientin jederzeit, diese abzulehnen, womöglich sogar die gegenteilige Aussage zu »schmecken« (z. B. statt »es ist vorbei«: »ich will dich behalten«) oder eine eigene, stimmige Formulierung zu suchen. Das »stellvertretend im Gegenüber Sein«, der feine Affektabgleich mit Sprachübersetzung ist für beide Seiten tief befriedigend, wenn er gelingt.

3.2.6 Umgang mit Emotionen

Szenisches Arbeiten wie mit Aufstellungen hat den Vorteil, dass die Klientin die bisher ausschließlich innerpsychische Realität zunächst aus der Außenperspektive betrachtet. Die Erstellung eines Aufstellungsbilds ist ein stark verdichteter Prozess zur Erfassung eines Systems, der zeit- und raumübergreifend sein kann, etwa wenn Vertreter mehrerer Generationen aufgestellt werden. Hier können mit einem Blick Zusammenhänge erfasst werden, die sich sprachlich nur nacheinander benennen lassen. Die Repräsentanten stehen in Wechselwirkung zueinander, und es kann an mehreren Stellen gleichzeitig etwas passieren, insbesondere dann, wenn sie ihren Bewegungsimpulsen folgen. Dies ist eine *Exposition* auf mehreren Sinneskanälen gleichzeitig: visuell, auditiv, kinästhetisch, motorisch-expressiv, emotional, kognitiv. Die Komplexität wird durch die Triangulation von Leiterin, Klient und Stellvertretern noch erhöht. Deren Wahrnehmungen und Befindlichkeiten können sich ergänzen oder sich widersprechen, und Repräsentanten können »stellvertretend« etwas spüren, benennen oder tun, was der Klient / die Therapeutin (noch) nicht spürt beziehungsweise erst dadurch, dass es modellhaft gezeigt/gesagt wird. Es wird dann tendenziell mit den Informationen weitergearbeitet, die am ehesten stimmig erscheinen.

All diese Faktoren tragen dazu bei, dass Prozesse gleichzeitig intensiviert und (im Vergleich zu sprachlichen Vorgängen) verkürzt oder beschleunigt werden. Dadurch haben sie oft eine starke emotionale Ladung sowohl für die Repräsentanten und die (zunächst zuschauende) Klientin als auch für Personen in der Außengruppe. Dies macht sowohl einen Teil der Wirkkraft als auch eine mögliche Problematik dieser Arbeitsweise aus. Während in »klassischen« Therapieausbildungen die Ausbildungskandidaten durch Emotionen manchmal verunsichert sind und diese vermeiden wollen, ist in Aufstellungskreisen eher die Idee verbreitet, dass schon die Erzeugung intensiver Gefühle therapeutisch wirksam sei. Intensives emotionales Erleben kann aber kontraindiziert sein, zum Beispiel wenn es um *traumabezogene Inhalte* geht. Dem professionellen Umgang der Leiterin mit entsprechenden Entscheidungen kommt hier eine große Bedeutung zu. Wer also mit emotionsaktivierenden Methoden arbeitet, sollte sich eigener Emotionen und (Gegen)übertragungen bewusst sein und mit ihnen umgehen können. Die Interventionen sollten zum Entwicklungsstand der Klientin und zum Können der Therapeutin passen. Überschätzt oder überfordert sie sich oder die Klientin, wird sich die damit einhergehende Beunruhigung auf die Beteiligten im Bild und in der Gruppe übertragen. Anzeichen für eigene Unsicherheit ernst zu nehmen, ist ein Indiz für Professionalität.

Bei der Aufstellungsarbeit hat sich eine einfache Heuristik für die *Unterscheidung verschiedener Gefühlsqualitäten* als hilfreich erwiesen:

Primäre Gefühle sind unmittelbare emotionale Reaktionen auf einen konkreten Auslöser. Sie sind authentisch, potenziell intensiv, aber endlich und gerichtet, z. B. heftige Angst, Ärger in einer konkreten Situation oder Traurigkeit über ein bestimmtes Ereignis.

Sekundärgefühle treten situationsübergreifend immer wieder auf (Lieblingsgefühle); sie gehören eher zur Person als zur Situation, dauern tendenziell länger als angemessen, haben etwas Dramatisches und dienen oft als Ersatz fürs Handeln, z. B. Empörungs-, Schuld- oder Vorwurfsgefühle. Sie sind insofern vorgeschoben, als sie anstatt des jeweiligen Primärgefühls dargeboten werden, zum Beispiel Wut statt Sehnsucht, Vorwurf statt Traurigkeit. Möglicherweise sind es gelernte *Reaktionsmuster,* wenn Primärgefühle in der persönlichen Entwicklungsgeschichte nicht adäquat beantwortet wurden.

Tertiäre Gefühle (übernommene, verschobene, Fremdgefühle) erscheinen für die Person oder Situation inadäquat, fremd, unpassend. In Aufstellungen sieht man verschobene Gefühle, wenn eine Person zum Beispiel stellvertretend für jemand anderen Gefühle von Trotz, Wut oder Rache ausagiert, die dann »Unschuldige« treffen. Dahinter steckt meistens die Liebe zu der Person, deren Gefühle man übernommen hat (z. B. die Tochter rächt sich an ihrem Partner für das Leid, das der Vater ihrer Mutter zugefügt hat).

Das Erleben von Stellvertretern könnte man als bewusst induzierte *Fremdgefühle* bezeichnen, gehen diese doch in die Aufstellung wie in ein fremdes System, um dann mit zum Teil hoher Präzision als fremd und nicht zur eigenen Person gehörend erlebte Gefühle und Gedanken zu spüren.

Mit *Metagefühl* ist eine (therapeutische) Qualität gemeint, bei der ein Gefühl kräftig und klar gespürt und ausgedrückt wird und man sich zeitnah reflektierend darauf beziehen kann.

Die Leiterin machte mehrere Angebote für das weitere Vorgehen, die abgelehnt und kritisiert wurden. Als die Klientin der Leiterin vorwirft, sie fühle sich von ihr nicht ausreichend abgeholt und herabgesetzt, formuliert diese in deutlichem Ärger, dass sie angesichts dieser Misstrauensbekundungen nicht weiter arbeitsfähig sei. Nach einer kurzen Pause, bei der alle im Raum die Luft angehalten haben, fragt sie die Klientin ruhig, wie es ihr mit der Rückmeldung gehe und ob sie diese nachvollziehen könne. Beide haben ein »Reset« vereinbart und das Gespräch fortgesetzt.

Bei der Prozessarbeit ist eine *potenzielle Übersteuerung* emotionalen Erlebens durch Reizüberflutung zu beachten, zum Beispiel wenn zu viele stressende Aspekte in einem Bild gleichzeitig auftauchen, wenn bisher nicht bewusste oder abgewehrte belastende Informationen *(Traumamaterial)* generiert werden oder wenn regressiven Impulsen der Stellvertreterin oder der Klientin in der Aufstellung ohne Absicherung nachgegangen wird. Das Wissen um die damit verbundenen Risiken und der verantwortungsvolle Umgang damit ist für eine professionelle Anwendung der Arbeit unabdingbar, denn intensives emotionales Erleben kann retraumatisierend sein (zum Beispiel bei Patienten mit posttraumatischen Belastungssymptomen). Diese Risiken können durch die Arbeit mit Stellvertretern eigentlich angemessen gesteuert werden: Die Klientin kann zuschauen, von außen ins Bild sprechen oder (zeitweise) selbst hineintreten. Mittels dieser therapeutischen Ich-Spaltung in einen erlebenden und einen beobachtenden Teil können die Therapeutin und sie gemeinsam einschätzen, wieweit eine erlebensnahe Rückkehr zu biografischen Erlebnissen sinnvoll ist oder vermieden werden sollte.

Wenn entsprechende Informationen vorher nicht bekannt oder bewusst waren und erst in der Aufstellung auftauchen, muss die Aufstellerin *spontane traumabezogene Reaktionen* bei Klienten erkennen und angemessen damit umgehen können. In diesem Fall gibt es verschiedene Möglichkeiten für sie, einzugreifen, zum Beispiel:

- das Angebot an die betroffene Person (Stellvertreterin oder Klientin), Distanz zum Bild herzustellen,
- der Vorschlag, das Bild einzufrieren und darüber zu sprechen oder es vorläufig abzuschließen,
- die Etablierung eines »sicheren Ortes« mit Hilfe der anderen Gruppenmitglieder,
- von der Klientin mitgesteuerte Aktionen der Stellvertreter, ohne dass sie selbst ins Bild muss,

- Übergang in ein dialogisch-szenisches Arbeiten mit starker Verlangsamung jeder Aktivität.

Die Hoheit über die Stimmigkeit des Prozesses hat die Klientin, nicht ihre Stellvertreterin. Sie wird darin unterstützt, die Emotionsstärke des äußeren und inneren Prozesses selbst zu steuern, zum Beispiel durch räumliche Annäherung an vs. Distanzierung von ihrem Bild.

Neben einer hohen Gefühlsladung gibt es auch das vermeintliche *Fehlen von Gefühlen*, wo man sie erwarten würde: sogenannten flachen Affekt, mangelnde Mimik und Stimmmodulation, fehlendes Benennenkönnen von Befindlichkeiten. Dabei können früh gelernte Stressreaktionen, schutzbedingte Intellektualisierung oder kulturelle Normen eine Rolle spielen. Auch hier ist Vorsicht geboten dabei, Gefühle aktivieren zu wollen mit dem Ziel, die Person mit ihrem inneren Erleben oder dem Geschehen in der Gruppe in Kontakt zu bringen. Beim Navigieren zwischen einer Aktivierung emotionaler Erlebensebenen und einer Untersteuerung oder Vermeidung gilt es, einzuschätzen, ob das Wiedererleben von (früheren) Erfahrungen durch die Unterstützung einer Halt gebenden Gruppe transformiert werden oder ob eine Exposition zu Reizüberflutung und erneuter Überforderung führen kann.

Der Teilnehmer einer therapeutischen Jahresgruppe hatte sich zwar zunehmend am Geschehen beteiligt, jedoch persönliche Mitteilungen über seine Lebens- und Familiensituation vermieden. Nun möchte er der Gruppe »sein Herkunftssystem zeigen«. Aus diesem Wunsch schließt die Leiterin, dass es nicht um eine Aufstellung im eigentlichen Sinn gehen kann. Er wird eingeladen, aus der Gruppe einen Zeugen zu benennen, der unterstützend die einzelnen Prozessschritte zusammenfassen soll. Im Lauf der Aufstellung entsteht im Handlungsdialog von Sprechen und Aufstellen das Bild einer Lebensphase zwischen 6 und 16, in der er unter anderem wegen einer Lese-Rechtschreib-Schwäche massive Herabwürdigungen durch den Vater und Spott durch Gleichaltrige erlitten hat. Zwischendurch stellt er sich einmal versuchshalber in das Bild hinein, da bricht es aus ihm heraus: »Bevor ich das Risiko eingehe, erniedrigt zu werden, sage ich lieber gar nichts mehr.« Er tritt wieder aus dem Bild heraus, nimmt dann den Vorschlag an, mehrere Personen aus der Gruppe auszuwählen, die sich entsprechend seiner Anleitung um ihn herum postieren und ihn an Schulter, Rücken und Armen berühren und stützen. An sie angelehnt, sagt er: »Hier kann ich mich zeigen, hier probiere ich mich aus« und zur Familie hin: »Auf euch werde ich ein andermal wieder zurückkommen.«

Es ist beeindruckend, wie intensive Gefühle durch Platzwechsel und bestimmte Handlungen in der Aufstellung fast unmittelbar verändert werden können oder bei den Repräsentanten nach Entlassung aus der Rolle wieder verschwinden. Damit geht die unmittelbare Erfahrung einher, nicht komplett mit den eigenen Gedanken und Gefühlen identifiziert zu sein. Dies ist auch ein vorrangiges Ergebnis der Übung von Achtsamkeit. Wenn diese gelingt,

> »ist das, was wir erfahren, nicht mehr ›mein‹ Gedanke, sondern lediglich ›ein‹ Gedanke und nicht mehr ›mein‹ Gefühl, sondern ›ein‹ Gefühl. Das kann uns vom hartnäckigen Haften an ›unseren‹ Gedanken, Meinungen und Gefühlszuständen befreien und uns eine umfassende Perspektive für größere Freiheit geben« (Kabat-Zinn u. Kabat-Zinn 2000, S. 46).

Sparrer (2004, S. 107) weist auf die Erfahrung in Aufstellungen hin, dass Emotionen und Körperempfindungen nicht »stabil« sind und dass wir uns nicht über sie definieren sollten. Sie treten auf und können bei Umstellungen und nach dem Entrollen verschwinden, was einem *Training im Nichtanhaften* gleichkomme.

Zusammengefasst eignen sich Aufstellungen in idealer Weise, aktuelles Erleben in einen Verstehenskontext sowohl von (kindlichen) Erfahrungen als auch von mehrgenerationalen Dynamiken zu stellen. Damit verbundene schmerzhafte Affekte können erlebt, gezeigt, durchgearbeitet werden. Durch die aktive Unterstützung der Gruppe werden neue Beziehungserfahrungen möglich. Das ganzheitliche »Be-Greifen« in Kombination mit unterstützender Zeugenschaft ankert das Erlebte für die Zukunft. In längeren Therapiegruppen und mit dem Faktor »Zeit« als maßgeblicher therapeutischer Ressource ist die Etablierung tiefgreifender neuer Schemata möglich.

3.2.7 Ritualelemente

Ein *Ritual* ist eine nach bestimmten Regeln durchgeführte Handlung oder Handlungsabfolge, die durch Zeugenschaft bekräftigt und symbolisch verstärkt wird. Eine übliche Funktion von Ritualen ist das Aufrechterhalten von Ordnung, Strukturen und Sinnsystemen.

Wichtige Charakteristika sind der formalisierte Ablauf, der Einsatz von symbolischen, sinngebenden Handlungen, die sich von täglichen Handlungen unterscheiden, und die Einbeziehung transzendentaler Aspekte.

Der französische Ethnologe Arnold van Gennep (1873–1957) hat weltweit die soziale Bedeutung von Riten (Ritualhandlungen) untersucht, die Übergänge in menschlichen Gemeinschaften begleiten (*Übergangsriten*, frz. rites de passage; van Gennep 1909), und festgestellt, dass sich ihre Funktion und ihre Strukturen überall ähneln. Rituale helfen dem Individuum und der Gemeinschaft, die Dynamik sozialer Übergänge zu steuern und sicher von einem Zustand in einen anderen zu gelangen, z. B. aus der Welt der Ungeborenen in die Welt des Kindes, des Jugendlichen, des Erwachsenen oder der Gemeinschaft der Toten. Jedes Individuum vollzieht im Lauf seines Lebens zahlreiche Übergänge in unterschiedliche Altersklassen und verschiedene gesellschaftliche und soziale Gruppen, z. B. bzgl. Verwandtschaft, Religion oder Beruf. Riten

> »initiieren und begleiten die für solche Prozesse notwendigen Um- und Neuorientierungen und lenken diese in Bahnen, die den Werten der jeweiligen Kultur entsprechen« (Baxa 2001, S. 131).

Laut van Gennep werden Übergangsriten in allen Gesellschaften praktiziert und in Analogie zu räumlichen Übergängen und Grenzüberschreitungen in drei aufeinanderfolgenden Phasen gestaltet. In der *Trennungsphase (symbolischer Tod)* wird Altes abgeschlossen und verabschiedet, in der *Schwellen- oder Umwandlungsphase (Chaos)* schwebt man noch richtungslos zwischen zwei Welten, in der *Angliederungsphase (Wiedergeburt)* wird der neue Ort oder Zustand ins Leben integriert.

Therapeutische Prozesse werden häufig mit Übergangsritualen verglichen (siehe z. B. Imber-Black, Roberts u. Whiting 1993; Klein 1998; Welter-Enderlin u. Hildenbrand 2002; Baxa, Essen u. Kreszmeier 2002), und Aufstellungen weisen als solche und in einzelnen Teilen verdichtet Aspekte eines Übergangsrituals auf: Die Seminare werden häufig von Menschen mit lang anhaltenden Problemen und Lebensfragen besucht. Sie müssen manchmal lange vorher gebucht und selbst bezahlt werden, der Seminarbesuch ist also mit hohen Erwartungen »aufgeladen«. Im Unterschied zu interaktionellen Gruppen ist der Ablauf relativ standardisiert. Schon das Setting hat Aspekte eines Rituals. Es ist öffentlich und gleichzeitig geschützt, dabei wird eine gemeinsam erzeugte und geteilte Wirklichkeit kreiert, und was geschieht, wird durch Beteiligung und Zeugenschaft der sogenannten beobachtenden Teilnehmer validiert und bekräftigt. Auch der Ablauf einer Aufstellung selbst hat eine tendenziell gleichbleibende Struktur, die sich wesentlich von Aktivitäten des Alltags und auch vom Setting interaktioneller Gruppen unterscheidet. Der sichere Rahmen und die klare Rollenverteilung im Aufstellungsprozess sowie die bestmögliche Vermeidung von Übertragungsdynamiken zwischen den Gruppenmitgliedern zugunsten des individuellen Prozesses verdichten das intensive direkte Erleben.

Mit *Trennung* ist das Verlassen des vertrauten Bezugsrahmens und gewohnter Handlungsabläufe gemeint. Jeder Teilnehmer steht am Ufer seines Problems, das er verlassen möchte, und er weiß noch nicht, wie er wegkommt und was ihn am anderen Ufer erwartet. Nachdem entschieden wurde, welcher Systemausschnitt aufgestellt wird, und mit Beginn der Aufstellung selbst wird der Prozess zu etwas Besonderem, das sich vom Alltag und der Alltagskommunikation explizit unterscheidet. Klientin, Repräsentanten und Aufstellungsleiterin treten in eine andere Zeit, eventuell in sich überlagernde Zeitdimensionen ein und verlassen die alltägliche Welt *(die Seele ist zeitlos)*. Die Repräsentanten begeben sich wie in ein fremdes System, die aufstellende Person nimmt eine partielle Dissoziation vor, indem sie auch eine Stellvertreterin für sich selbst wählt und sich dann zunächst in eine Zuschauerposition begibt.

Der Aufstellungsvorgang wurde häufig mit tranceartigen Vorgängen in Verbindung gebracht, in denen sich das Zeitempfinden verändert. Zeit kann sich verlangsamen oder in einem extremen Zeitraffer vollziehen, z. B. wenn in einem Bild Vertreterinnen mehrerer Generationen aufgestellt werden, die zum Teil bereits verstorben sind.

Die *Umwandlungsphase* ist durch eine Grenzerfahrung mit Unstrukturiertheit und Mehrdeutigkeit gekennzeichnet. Einerseits kündigt sich Veränderung an, andererseits ist noch nicht absehbar, wohin diese gehen wird. Zunächst entfalten die Repräsentanten ihre Äußerungen und Bewegungsimpulse, auf die der Klient und die Leiterin keinen Einfluss haben und mit denen sie erst einmal zurechtkommen müssen. Diese können mit Gefühlen der Verwirrung, Orientierungslosigkeit, Angst und Neugier verbunden sein. In diesem Zwischenfeld kann ein vorschnelles, unachtsames Bewegen der Stellvertreterin oder Klientin auf einen anderen Platz wertvolle Orientierungsversuche verhindern.

Eine Klientin berichtet, sie habe sich nach vielen Enttäuschungen wieder verliebt und habe nun Ängste, ihr langjähriges Singledasein zu verlassen. In einer Aufstellung (und auch sonst in Beratungen) könnte sich die Begleiterin vorschnell mit dem vermeintlichen Ziel verbinden: Es werden Ressourcen aufgestellt, Annäherungen vorgeschlagen oder forciert. Schwieriger, aber auch angemessener ist es, sich und der Klientin klarzumachen, dass mit dem Verlassen des bekannten Terrains (Autonomie, Sicherheit) ein Teil ihrer Identität infrage gestellt wird, dass es keine Garantie für ein Gelingen von Beziehung gibt und dass neue Enttäuschungen folgen könnten.

An solchen Stellen sollte es Zeit geben für einen Rückblick, für die Würdigung des Bedürfnisses, dass alles so bleibt, und für die Würdigung des Mutes, möglicherweise die Hoffnung aufzugeben, dass alles bleibt. Das Ignorieren der Schwellenphase und das schnelle Aufstellen von sogenannten Lösungsbildern mag alle Beteiligten kurzfristig entlasten, hat aber im Alltag häufig keine anhaltende Wirkung. Deshalb kann es eine kraftvolle Intervention sein, an dieser Stelle die Aufstellung zu beenden und der Klientin die weiteren Schritte im Alltag anzuvertrauen.

In anderen Fällen kommt gerade dem Vollzug eines Schrittes in das »neue Land« vor Zeugen eine besondere Bedeutung zu.

Ein Klient hatte im Ausgangsbild jeweils eine Vertretung für sein Herkunftssystem, für das Gegenwartssystem und sich selbst aufgestellt. Auslöser für die Aufstellung war eine Konfliktsituation mit seinen Eltern, die sich gegen seinen Wunsch stellten, mit seiner Frau eine Wohnung außerhalb des Firmensitzes zu beziehen. Im Prozessverlauf und auf seinen Wunsch hin beendete er die Arbeit, indem er mit Tüchern die Grenze zum Herkunftssystem markierte, sich von diesem Aspekt der Bindung zum alten System verabschiedete und sich über die Schwelle in sein »eigenes Land« stellte. Hier lud er seine anwesende Partnerin ein, das gemeinsame Land zusammen zu gestalten.

Das starke, sinnliche Erleben erleichtert ein Ankern »des neuen Platzes« und eine veränderte Sicht auf die eigenen Lebenszusammenhänge. Die neuen Bilder und performativen Sätze sind hoch symbolisch: »Ich stelle mich an deine Seite«, »ich nehme mein Leben in die Hand«, »ich möchte mein Leben mit dir teilen«.

In der *Wiederangliederungsphase* nimmt der Klient einen anderen Platz als im Anfangsbild der Aufstellung ein, und er betritt diesen spätestens gegen Ende selbst.

Eine Patientin schreibt nach einer dreijährigen Teilnahme an einer Aufstellungsgruppe: »Das alles kommt mir im Moment vor wie in diesen alten Märchen, in denen Menschen in die Unterwelt gehen und verschiedene Prüfungen ablegen müssen, damit sie dann ein gutes und reichhaltiges Leben führen können« (Martina J. u. Drexler 2004, S. 123).

Ritualelemente während einer Aufstellung sind zum Beispiel:

- *Rituale der Zuwendung und Kontaktaufnahme,* z. B. mit ausgeschlossenen oder vergessenen Familienmitgliedern;
- *Rückgabe- oder Rücknahmerituale* von Gefühlen, Aufgaben, Verpflichtungen.

In einer Aufstellung war deutlich geworden, wie stark sich die Klientin für beide (inzwischen verstorbenen) Eltern verantwortlich gefühlt hatte. Im Verlauf hatte sich ihre Stellvertreterin aus ihrer ursprünglichen Position herausbewegt. Vor den Eltern stehend wurde ihr ein schwerer Stein in die Hände gelegt, den diese sofort bei den elterlichen Stellvertretern »abgeben« wollte. Das Hereinstellen der Klientin selbst ins Bild zeigte deutlich eine andere Bewegung. Sie beendete die Aufstellung mit ihrem Satz: »Inzwischen kann ich die Last tragen. Sie gibt mir seelisches Gewicht.«

- *Rituale zur Mobilisierung von Ressourcen,* z. B. durch das Aufstellen von hilfreichen Elementen im Rücken wie Ahnen, Peers, Schutzengel, Eigenschaften;
- *Rituale der Würdigung,* z. B. eine Verneigung als abschiedliche Geste; damit ist kein Unterwerfungsakt im Sinn einer Verbeugung, sondern ein Ausdruck von Achtung gemeint, der erst durch die nachfolgende Aufrichtung ganz vollzogen wird.

Ein Mann berichtet bei der Anliegenklärung über Probleme in vielen Lebensbereichen. Beim Versuch, einen Fokus zu finden, wiederholt er mehrfach, die tote Mutter seiner Halbbrüder sitze ihm im Nacken, er wolle sie loswerden. Diese Formulierung stößt auf Unverständnis in der Gruppe, zumal er sie nicht weiter erklären kann. Trotz Zurückhaltung bzgl. dieses Anliegens stimmt die Begleiterin einer Aufstellung des Herkunftssystems zu. Der Vater des Mannes hatte nach dem Tod seiner ersten Frau im Kindbett relativ schnell die Mutter des Klienten geheiratet, um auch seine zwei Söhne aus erster Ehe versorgt zu wissen. In der sukzessiv erweiterten Aufstellung »geht« der Klient die Geschichte in vielen kleinen Prozessschritten »durch«: die Liebe des Vaters zur ersten Frau, sein für alle Söhne und die zweite Frau lebenslang spürbarer Schmerz um den Verlust, Symptomentwicklungen der Halbbrüder, die Lebensschuld des Klienten. Am Ende der Aufstellung verneigt er sich auf eigenen Wunsch vor der Stellvertreterin der ersten Frau mit den Worten »Ich bin da, weil du gestorben bist« und bittet sie um ihren Segen.

- *Trauer- und Abschiedsrituale*; in therapeutischen Prozessen werden Abschiede manchmal (gemeinsam) abgewehrt, »wegerzählt« und durch Neues abgelöst und verdeckt. In Aufstellungen wird darauf geachtet, diese nachholend zu vollziehen.

Eine Frau berichtet, dass sie das Zimmer ihres vor 10 Jahren verunglückten Sohnes immer noch unverändert pflege. Nun nahe sein 40ster Geburtstag und sie erwäge immer wieder, das Zimmer aufzulösen, bringe dies jedoch nicht übers Herz. Wir entscheiden gemeinsam, einen Stellvertreter für den Sohn in einiger Entfernung auf die Erde zu legen. Sie bleibt zunächst neben mir sitzen, spricht ihn an und erzählt die Geschichte seines Todes. Sie habe sich nicht von ihm verabschieden können, wolle dies nun aber endlich tun. Sie nähert sich dem Stellvertreter am Boden, setzt sich zu ihm, gerät in einen heftigen Schmerz, in dem sie sich neben ihn legt. Nach einiger Zeit beruhigt sie sich, setzt sich auf. Die Leiterin hat inzwischen in ihre Blickrichtung eine Person für »das Leben« aufgestellt, ohne dieses zu benennen. Die Klientin beendet die Arbeit mit dem Satz in deren Richtung: »Ich schaue dich mal an.«

Wir stellen also auch tote Personen oder abstrakte Begriffe auf und nähern uns damit Themen an, die schwierig zugänglich sind: metaphysische Grundwerte, Sinn, Mitgefühl, Glück, Schicksal, Tod. Gunthard

Weber hat einmal gesagt, das Familienstellen sei eine neuzeitliche Möglichkeit, wieder auf gute Weise Anschluss an die Ahnen zu schaffen – Anschluss und Würdigung, wie sie seit Menschengedenken in fast allen menschlichen Kulturen zum religiösen Vollzug gehören. Der Therapeut hat eine exponierte Position bei der Begleitung des Geschehens, ist aber auch integraler Teil des Prozesses. Es bedarf genauen Abwägens, ob die vorgeschlagenen Symbolhandlungen und Sätze anschlussfähig an die Bedeutungswelt des Klienten sind, damit sie nicht einerseits »aufgeladen« und gleichzeitig leer sind (Klein 1998). Hier liegen also Chancen und Risiken. Doch schon die Markierung von vergangenen oder geplanten Richtungsänderungen im Lebensweg, seien es Orts-, Berufs- oder Partnerwechsel, kann ordnende Wirkung haben. Vor allem negative Lebensereignisse werden ja sonst häufig übergangen und in ihrer anhaltenden Wirkung unterschätzt – oder haben Sie schon einmal eine Scheidungsanzeige gelesen? Eine Aufstellung kann hier einen umschriebenen Raum und eine besondere Zeitspanne zur Verfügung stellen, um innezuhalten und sich der Vergänglichkeit des Lebens gewahr zu werden. Der Grenzbereich zwischen Therapie, Religion und Esoterik ist je nach Leitungspersönlichkeit schwer auszuloten, und es liegt letztlich in der Verantwortung der mündigen Klientin, eine für sie stimmige Begleitung zu haben.

Zur Vertiefung der Thematik sei auf Daan van Kampenhout verwiesen, der in einem eigenständigen Großgruppenansatz schamanische Rituale und Aufstellungsarbeit miteinander verbindet (*Systemic Ritual®*; van Kampenhout 2010, 2014).

Zusammengefasst kann Aufstellungsarbeit unter dem Ritualaspekt als symbolische Reorganisation von Strukturen beschrieben werden, die zuvor in einem ungünstigen Verhältnis zueinander standen. Die Suche nach einem besseren Platz für die aufstellende Person ist auf besondere Weise das Gesamtwerk einer Gruppe, in der diese Person Zugehörigkeit, Anteilnahme und Unterstützung erfährt. Im Prozessverlauf sind unterschiedliche Ritualhandlungen und die Verwendung ritualisierter Sätze zur Veränderung von Beziehungen möglich, die durch ihre räumliche und symbolische Inszenierung erlebnisintensiv und alltagstranszendierend wirken.

3.2.8 Der Umgang mit Überlagerungen

Die Arbeit mit Überlagerungen und mit der kataleptischen Hand sind wichtige methodische Elemente von Systemischen Strukturaufstellungen (SySt®), die auch in Familienaufstellungen nützlich sein können. Der Begriff Überlagerung greift einen innerpsychischen Mechanismus auf, der in der Psychoanalyse als Projektion bezeichnet wird. Dabei werden Gefühle, Impulse, Konflikte, Eigenschaften, Wünsche usw. auf andere Personen oder Menschengruppen als die ursprünglich gemeinten verlagert. Analog dazu können in einer aufgestellten Person oder in einem Aufstellungselement Aspekte inkludiert sein, die nicht zu diesen gehören bzw. aus einem anderen Kontext (oder aus einem anderen Altersabschnitt der Klientin) stammen und dieses überlagern.

Anhaltspunkte, dass es sich um eine Überlagerung handeln könnte, sind zum Beispiel,

- wenn die Klientin oder ihre Stellvertreterin sich verhalten oder sprechen wie auf einer jüngeren Altersstufe;
- wenn (bei der Anliegenklärung) übertrieben erscheinende Erwartungen, Vorwürfe oder Idealisierungen gegenüber einer Person geäußert werden, die offensichtlich über das aktuelle Beziehungsgeschehen hinausgehen;
- wenn ein Stellvertreter sich in einer Art und Weise verhält, die ungewöhnlich für das Element ist, das er verkörpert (zum Beispiel, wenn ein Ziel agiert wie ein Mensch, wenn ein Symptom auf den Platz einer elterlichen Person gestellt wird, wenn sich eine Ressource wie ein Antreiber verhält etc.).

Die Hypothese, dass eine Überlageru ng vorliegt, kann mit dem Einsatz der *kataleptischen Hand* geprüft werden, wie sie Matthias Varga von Kibéd und Insa Sparrer aus der Hypnotherapie und aus der Arbeit mit Fingersignalen von David Cheek auf die Aufstellungsarbeit übertragen haben (siehe Sparrer 2016b). Im Folgenden ein Anwendungsbeispiel:

Eine Teilnehmerin formuliert als Thema, sie habe viele Erwartungen an ihren Ehemann und wisse, dass sie ihn damit überfordere.

- Die Stellvertreter für sie und ihren Ehemann werden einander in einer für beide passenden Entfernung gegenübergestellt.
- Ohne Befragung wendet sich die Therapeutin direkt an die Klientin: »Du hast bemerkt, dass es Erwartungen an deinen Mann gibt, die nicht stimmig sind. Angenommen, diese gehören in einen anderen Bereich oder zu einer anderen Person aus deinem Leben:

Nimmst du sie eher vor, hinter, rechts oder links von dem Stellvertreter deines Mannes wahr?« Die Leiterin bewegt dabei passend zu den angedeuteten Alternativen einen weit ausgestreckten Arm vor, hinter, rechts oder links des Stellvertreters. Aus hypnotherapeutischer Sicht verkörpert der Arm in dem Moment »das Andere«, das Abzulösende.
- Die Leiterin entfernt sich mit dem ausgestreckten Arm vom Stellvertreter, bis ein Halt signalisiert wird. »Wenn dieses Element im Raum einen eigenen Platz bekommt: Wer aus der Gruppe könnte das repräsentieren?«
- Die Klientin wählt jemanden und gibt ihm einen Platz.
- Auch die Stellvertreterin kann befragt und beide Aussagen können miteinander abgeglichen werden. Sind diese unterschiedlich, werden womöglich zwei oder mehrere Aspekte aus der Stellvertreterperson abgelöst.

Danach werden die Stellvertreterin und die Klientin eingeladen, zwischen dem Stellvertreter des Ehemannes und dem hinzugestellten Element hin- und herzuschauen und auf veränderte Wahrnehmungen zu achten.

Hier assoziiert die Klientin mit dem herausgezogenen Element ihren Vater, von dem sie sich zeitlebens nicht angemessen gesehen gefühlt habe. Die Entmischung der Elemente »Ehemann« und »Vater« relativiert die Vorwürfe gegenüber dem Ehemann.

Bei der Entmischung zweier Kontexte findet oft ein Systemebenenwechsel wie im obigen Beispiel vom Gegenwartssystem/Partner ins Herkunftssystem/Vater statt. Es wird dann mit der Klientin besprochen, ob man sich dem herausgezogenen Aspekt zuwendet (z. B. Vater) oder ob es für die weitere Arbeit ausreicht, dass beide Kontexte entmischt sind. Wenn eine Differenzierung zwischen dem Repräsentanten und dem, was in ihm verborgen war, erst einmal ausreicht, wird dem bisher ausgeblendeten Aspekt ein Lösungselement dazugestellt, z. B. mit dem Satz: »Ich vertraue es dir an. Ich komme irgendwann darauf zurück.«

3.2.9 Kontraindikationen?

Aufstellungsarbeit ist eine Methode, die im Rahmen (psycho)therapeutischer Arbeit Anwendung finden kann. Die randomisiert-kontrollierte sogenannte Heidelberger Studie (Weinhold et al. 2014) erbrachte kurz-

und mittelfristig (bis zu einem Jahr nach einem dreitägigen Seminar) positive Ergebnisse bzgl. psychischem Befinden, Systemerleben und dem Erreichen persönlicher Ziele. Auch die Ergebnisse einer jüngeren Übersichtsarbeit weisen auf die Wirksamkeit von Familienaufstellungen im Sinn einer Verbesserung der psychischen Gesundheit hin (Thege et al. 2021). Studien zu indikationsspezifischen Wirkungen bei klinischen Erkrankungen liegen m. W. noch nicht vor.

Bei den Anliegen in Aufstellungsseminaren handelt es sich in den meisten Fällen um persönliche oder (familiäre) Beziehungsprobleme und Lebensfragen. So gesehen muss die Indikationsfrage zunächst nicht gestellt werden. Allerdings finden sich gerade in Aufstellungsseminaren oft Menschen ein, die anhaltende körperliche oder psychische Symptome haben und von gängigen schulmedizinischen Behandlungsmethoden enttäuscht sind. Wie schon beschrieben (siehe Abschn. 4.1), empfehle ich für meine Seminare, dass sich Interessierte erst als teilnehmende Beobachter anmelden, um die Leiterin und die Arbeitsweise kennenzulernen und sich selbstverantwortlich für eine Teilnahme entscheiden zu können. Hier ist realistische Aufklärung wichtig: Ein dreitägiges Seminar ist keine Ultrakurztherapie, es kann bestenfalls neue Suchbewegungen und Veränderungsprozesse auslösen.

Von *Kontraindikation* spricht man, wenn ein Symptom oder eine Krankheit gegen die Durchführung einer bestimmten therapeutischen Maßnahme spricht. Wie bei psychotherapeutischen Methoden generell (einschließlich übender Verfahren wie Entspannungsmethoden) ist auch Aufstellungsarbeit bei akuten (psychischen) Symptomen nicht indiziert und auch gar nicht möglich, zum Beispiel wenn jemand psychotisches oder stark depressives Verhalten zeigt. Ansonsten besteht eine Kontraindikation bzgl. szenischen Arbeitens im Allgemeinen und Aufstellungsarbeit im Besonderen meines Erachtens am ehesten in der Person der Aufstellerin: im Fehlen von Qualifikation, Erfahrung und insbesondere ihrem Umgang damit (Selbstüberschätzung bzw. -überforderung). Eine Aufstellerin sollte wissen und merken, wenn sie eine Thematik oder Verhaltensweise schwer handeln kann und in diesem Fall einen für alle Beteiligten akzeptablen Ausstieg finden. Wichtig im Aufstellungsprozess sind *adaptive Indikationsentscheidungen* bezüglich des Settings und der Expositionsintensität des aufgestellten Bildes, denn Letztere ist der Belastungsfähigkeit des Klienten anzupassen. Diesbezügliches Wissen muss besonders im Ausbildungskatalog für Personen stehen, die mit Aufstellungen im nichttherapeutischen Kontext arbeiten bzw. keine psychotherapeutische Ausbildung haben.

4 Aufstellungsarbeit in Gruppen

In den folgenden Abschnitten wird zunächst beispielhaft der Ablauf eines dreitägigen Gruppenseminars beschrieben, wie es unter dem Titel »Psychotherapeutische Selbsterfahrung mit Systemaufstellungen« unter meiner Leitung am WISL angeboten wird. Es folgen (ergänzend zu den Abschn. 2.1.5, 2.2.5, 2.4.4, 2.5.3) Praxisbeispiele für das Vorgehen bei der Arbeit mit (familiären) Beziehungssystemen sowie Basics über Strukturformate in Aufstellungen.

4.1 Ablauf eines Gruppenseminars

Im Rahmen einer Wirksamkeitsstudie über Systemaufstellungen haben die Studienleiterinnen den meines Wissens ersten Versuch unternommen, Systemaufstellungen standardisiert zu beschreiben, und zwar sowohl das Dreitagesformat eines Seminars als auch die Elemente innerhalb einer Aufstellung (Weinhold u. Zwingmann 2014). Diese Beschreibungskriterien werden im Folgenden berücksichtigt.

Informationen für die Teilnehmenden zu Seminarbeginn sind in direkter Rede formuliert und kursiv gesetzt.

4.1.1 Warm-up: Rahmung und Kennenlernen

Die Vorbereitung der Klienten für eine Gruppe gilt als einer der am besten gesicherten Prädiktoren für die Effektivität von Gruppentherapie (Mattke 2009). Eine solche Vorbereitung ist im hier vorgestellten Kurzzeitsetting nicht einheitlich gewährleistet. Viele Teilnehmerinnen kommen auf Empfehlung von Bekannten, von niedergelassenen Behandlern oder im Rahmen einer ambulanten Psychotherapie. Sie kennen sich meistens untereinander und die Leitung nicht, kommen aber mit bestimmten Vorerfahrungen (auch von anderen Seminaren) und Erwartungen. Deshalb wird auf das Kennenlernen, die Schaffung eines vertrauensvollen Klimas und die Vermittlung eines Rahmenmodells für das Seminar besonderer Wert gelegt.

Begrüßung, Organisatorisches

Zu Beginn gebe ich Informationen zur Organisation (Zeiten, Pausen, Regeln der Zusammenarbeit, Verwendung des Arbeits-Du im

Seminar, Rolle der Teilnehmer und der Beobachter) und weise auf die Verantwortung jedes Einzelnen für sich selbst und den Gruppenprozess hin.

Erläuterungen zur eigenen Arbeitsweise und zur Methodik

Aufstellungen sind eine wunderbare Möglichkeit, gemeinsam zu forschen, wie ein Problem, ein Thema, ein Symptom oder was immer dich anhaltend bewegt, im Zusammenhang mit den inneren Bildern steht, die du dir von diesem Thema machst. Erfahrungsgemäß haben wir selbst in inneren Problembildern keinen guten Platz, und umgekehrt kann die Veränderung dieses Platzes positive Auswirkungen auf die Haltung gegenüber Problemstellungen haben. Das ist die Arbeit einer Aufstellung. Die Veränderung innerer Bilder beinhaltet keine Handlungsanweisungen für konkrete Situationen im Alltag. Sinn-bildlich hat sich die Metapher vom »Boot des Lebens« bewährt, das gestrandet ist, herumdümpelt oder im Strudel kreiselt und das durch diese Arbeit einen »Anschub« bekommt, um wieder Fahrt aufzunehmen. Das Seminar ist also keine Ultrakurztherapie, und es geht weniger um Lösungsbilder als um den besagten »Anschub«.

Da ich im Vorfeld keine Informationen zum Ablauf oder Fragebogen über die biografischen Daten versende, beginne ich mit einer kurzen Einführung in die Grundlagen mehrgenerationalen Denkens. Ich informiere darüber, wer nach diesem Ansatz prinzipiell zum Herkunfts- bzw. Gegenwartssystem gehört, welche Informationen eventuell erfragt werden (siehe unten) und dass wir bei der Rundenarbeit und der Klärung des Anliegens gemeinsam entscheiden, mit welchen Personen/Elementen wir die Aufstellung beginnen. Für viele, die mit der Arbeit noch nicht vertraut sind, wird rund um ihr Thema der Möglichkeitsraum für Bedeutungszusammenhänge erweitert, und häufig kommen hier schon Suchprozesse in Gang, manchmal werden abends noch Informationen eingeholt.

Informationen zur Technik des Aufstellens für aktive Teilnehmerinnen

Wenn wir uns geeinigt haben, welchen Systemausschnitt du für die Bearbeitung deines Anliegens aufstellen wirst, wählst du Repräsentanten für die entsprechenden Personen oder sonstige Aufstellungselemente aus. Dann stellst du sie, deinen inneren Bewegungen folgend, gesammelt und ohne Worte auf einen Platz im Raum. Das Bild entsteht beim Stellen, es sind keine weiteren Anweisungen zu Mimik, Gestik, Körperhaltung notwendig.

Instruktionen für die Rolle als Stellvertreter

Du kannst jederzeit eine Rolle ablehnen. Wenn du innerlich bereit bist, eine Rolle zu übernehmen, ist die Vorstellung hilfreich, dass du aus deinem eigenen System heraus und wie in ein fremdes System hineintrittst. Natürlich »nehmen wir uns immer mit«, und manchmal werden wir nicht zufällig für bestimmte Rollen gewählt, dann kommen wir als Stellvertreter womöglich auch in Resonanz mit eigenen Themen. Es kann aber auch ganz anders sein: Auf den Plätzen können Gefühle oder Impulse auftauchen, die du aus deinem Alltag so nicht kennst und die dir fremd erscheinen. Es geht nicht darum, diese oder das aufgestellte Bild zu verstehen und Vermutungen darüber anzustellen, sondern lediglich darum, Empfindungen oder Impulse auf Befragen hin kurz und prägnant mitzuteilen. Erfahrungsgemäß wird man innerhalb kurzer Zeit sicherer in seiner Wahrnehmung. Bitte habt Verständnis, dass ich euch unterbreche, wenn zu viele Interpretationen in eure Aussagen einfließen oder Dialoge entstehen.

Es kann vorkommen, dass Plätze anstrengend sind und belastende Gefühle auftreten. Deshalb ist es wichtig, nach der Aufstellung die Rolle bewusst wieder zu verlassen.

Ich überlasse das Entrollen jedem Stellvertreter selbst. Wenn dies schwerfällt oder eigene Themen angetönt sind, werden kleine Pausen, Abkühlung oder eine rituelle Rückgabe der Rolle an die Klientin vorgeschlagen (siehe Abschn. 4.1.5).

Ergänzend kann die Information erforderlich sein, dass es nicht Aufgabe der Repräsentanten ist, dass die Klientin sich oder ihre Angehörigen in deren Reaktionen wiederfindet und dass sie möglichst das reproduzieren, was die Klientin ohnehin schon kennt. Es sind vielleicht besonders die überraschenden, herausfordernden, bisher unbekannten Informationen, die Neues in Gang setzen.

Wer gehört dazu, welche Informationen werden eventuell erfragt?

In der Ausbildung zur systemischen Familientherapeutin haben wir lediglich Informationen über die in einem Haushalt zusammenlebenden Personen erhoben. Unter einer mehrgenerationalen Perspektive und insbesondere bei der Aufstellungsarbeit werden – je nach Anliegen und Problemstellung – potenziell noch weitere Personen und Informationen bedeutsam, die bei den Klienten nicht selbstverständlich im Fokus der Aufmerksamkeit stehen.

Aus diesem Grund erfolgt zu Seminarbeginn eine kurze Einführung darüber, wer als zugehörig zu Herkunfts- und Gegenwartssystem gilt, welche Informationen im Prozessverlauf eventuell erfragt werden und auf welche bewusst verzichtet wird (z. B. Narrative und Geschichten, Beschreibungen etc.). *Relevante Hinweise* betreffen Ereignisse, von denen die Familie betroffen war und besondere Schicksale von Einzelnen: Trennungen, Symptome und Krankheiten, Drogen-, Alkoholkonsum, früher Tod, Suizid, Ereignisse im Zusammenhang mit Krieg, Vertreibung, Flucht, Täter-/Opferschaft, »schwarze Schafe«, Erbstreitigkeiten etc. Im Unterschied zu Beratung und Therapie liegt der Fokus zunächst auf der Frage: »Was ist passiert?« statt auf der Frage: »Wie haben Einzelne das erlebt?«.

Zum Herkunftssystem gehören:

- *Ich (Fokus), Geschwister und Halbgeschwister (wenn du welche hast oder denkst, dass du welche hast);*
- *die Eltern und deren Geschwister;*
- *Adoptiv- oder Pflegeeltern;*
- *die Großeltern und evtl. deren Geschwister (wenn besondere familiäre Ereignisse und Schicksale bekannt sind).*

Wir gehen so weit zurück, wie das Systemgedächtnis reicht. Wenn Informationen über Urgroßeltern verfügbar sind, können diese ebenfalls relevant sein.

Zum System gehören auch die, die für andere Platz gemacht haben, das sind z. B. frühere Partner und/oder Herzensbindungen der Eltern (siehe unten), tot Geborene oder früh Gestorbene.

Abgetriebene Kinder oder Fehlgeburten werden nicht selbstverständlich in der Geschwisterreihe des Herkunftssystems mitgezählt. Sie werden dann mit aufgestellt, wenn sie für die Aufstellende eine besondere Bedeutung haben (z. B., wenn die Fehlgeburt spät erfolgte und das Kind von der Mutter wie ein Geschwister gezählt wurde).

Manchmal werden zu Familiensystemen auch nicht verwandte Personen oder Wesen gezählt, denen Familienangehörige in existenzieller Weise etwas verdanken oder schulden.

Einem Jugendlichen war beim Aufstellen seines Herkunftssystems wichtig, dass er seinen Lehrer als »existenzielle Ressource« dazustellen konnte. Zu ihm hatte er sich aus seinem gewalttätigen Elternhaus geflüchtet und mehrere Wochen bei ihm gelebt. Dieser habe ihm zu einem guten Schulabschluss verholfen.

Bei einer blinden Frau war es selbstverständlich, dass ihr Hund »live« mit in der Aufstellung stand.

Zum Gegenwartssystem gehören:

- *Ich (Fokus), Partner / Partnerin;*
- *die gemeinsamen Kinder und die jeweiligen Kinder des/der anderen;*
- *jeweilige frühere Partner und/oder Herzensbindungen (z. B. die erste Liebe), auch Personen, für die du eine Herzensbindung bist oder warst.*

Relevant können sein: tot geborene und ungeborene Kinder, Abtreibungen, Fehlgeburten, (unerfüllter) Kinderwunsch, »Beziehungskonten« im Sinn von Vorwürfen, Kränkungen und Verlusten.

Mit Herzensbindungen sind emotionale seelische Verbindungen gemeint, die »Spuren im Herzen« hinterlassen haben. Diese müssen nicht an Partnerschaft gebunden und sie müssen nicht positiv konnotiert sein, z. B. die erste unglückliche Liebe oder ein geliebter Mensch, der mich verlassen hat, etc. Die Bedeutung des Begriffs wird am ehesten durch Unterschiedsbildung spürbar: Affäre – Beziehung – Partnerschaft – Herzensbindung. Nach Herzensbindungen wird gefragt, wenn es zum Beispiel um den Wunsch nach einer Partnerschaft geht und frühere diesbezügliche Erfahrungen innerlich nicht abgeschlossen oder integriert sind.

Ein Seminarteilnehmer berichtet, dass auf dem Nachttisch seiner Mutter nicht ein Foto seines Vaters, sondern des gefallenen Verlobten gestanden habe.

Relevante Herzensbindungen können auch von anderen uns gegenüber bestehen, z. B., wenn eine Person verlassen wurde und allein geblieben ist.

Von jungen Teilnehmenden wird manchmal darauf bestanden, dass ihnen ihre *Wahlfamilie* (Mitglieder von Lebens-, Wohn-, Aktionsgemeinschaften) wichtiger sei als die Kernfamilie, ja dass sie sogar »die eigentliche Familie« sei. Einem Vorschlag von Hildenbrand (2007, S. 213) folgend, werden diese »außerfamilialen, signifikanten Anderen« zusätzlich zur biologischen Familie benannt und evtl. auch in ein Genogramm eingezeichnet, die strukturelle Grenze zwischen Herkunftssystem (auch und gerade, wenn hier einzelne Mitglieder faktisch fehlen) und signifikanten Anderen wird aber nicht aufgelöst. Zwar konstatieren moderne Familienkonzepte, dass andere Systemmitglieder die ursprüngliche, sozialisatorische Triade strukturell ersetzen, dies gelingt aber erfahrungsgemäß besser dann, wenn die »Nachgestelltheit« zum Kernsystem nicht geleugnet wird. Unter der theoretischen Voraussetzung, dass strukturell zwischen Familie, Verwandten und signifikanten Anderen unterschieden wird, entstehen ja gerade dann problematische, familiendynamische Verstrickungen, wenn (signifikante) Andere ursprünglich Dazugehörige ersetzen, verleugnen oder verschweigen wollen bzw. sollen.

Besondere Lebensereignisse und belastende Erfahrungen

Bei manchen Anliegen und Symptomen frage ich nach Ereignissen und Erlebnissen in deiner bisherigen Lebensgeschichte und im unmittelbaren Umfeld, zum Beispiel:

- *Gibt es Informationen über die Schwangerschaft deiner Mutter mit dir?*
- *Weißt du etwas über deine Geburt und die Zeit danach? Gab es frühe Trennungen von wichtigen Bezugspersonen, Krankenhaus-, Heimaufenthalte?*
- *Hast du besondere Erfahrungen im Zusammenhang mit Schule (z. B. Mobbing), Umzügen, Wohnortwechseln?*
- *Gab es Unfälle, Krankheiten, Symptome, Übergriffe?*

Diesbezügliche Fragen werden dann gestellt, wenn sich Hinweise auf ungünstige verinnerlichte Beziehungserfahrungen, Kränkungen und Verluste ergeben, wenn Symptome wie mangelnde Affektregulation, fehlendes Selbstwertgefühl, mangelndes Urvertrauen auffallen, wenn Zwänge und soziale Ängste (z. B. Angst vor Exposition in Gruppen) thematisiert werden.

4.1.2 Vorstellungsrunde, Anliegenklärung und Rundenarbeit

Die Bedeutung einer inneren Ausrichtung auf das Anliegen wird schon bei der Einführung zu Seminarbeginn und bei der Vorstellungsrunde betont, und der Prozess der Anliegenklärung setzt sich über den Seminarverlauf bis zur eigentlichen Aufstellung fort (siehe auch

Abschn. 3.2.3). Die aktive Strukturierung der Informationserhebung durch die Leiterin und die Unterbrechung von Beziehungsbeschreibungen und Interpretationen zugunsten von Fakten aus der Familiengeschichte sind ein sensibler Prozess bei der Beziehungsgestaltung, der ständig neu auszuloten ist und die Klientin einerseits fordern, aber nicht brüskieren sollte. Die Unterbrechung von Narrativen löst anfangs einige Widerstände, aber letztlich intensive, innere Suchprozesse bei den Teilnehmern aus.

Die Entscheidung, was bei der *Anliegenklärung* vertieft erfragt und auf welche Informationen nicht oder näher eingegangen wird, stellt bei der *Entscheidung für ein Aufstellungsbild* eine besondere Herausforderung dar, denn das mehrgenerationale Genogramm jeder Familie bietet einen fast unbegrenzten Fundus an Ereignissen und Schicksalen, und wenn wir weit genug zurückgehen, findet man in jeder Familie früher oder später einen Mörder. Die Auflistungen möglicher Fragen (siehe Abschn. 4.1.1) sind wie die »Knoten im Taschentuch« lediglich eine Hilfestellung dafür, welche Informationen für die Bearbeitung bestimmter Anliegen potenziell erfragt werden. »Dramatische« Ereignisse sind nicht per se wichtig, sondern dann, wenn sie in Bezug auf das Anliegen relevant erscheinen. Außerdem steht in einem Seminar mit einander unbekannten Teilnehmerinnen für die Informationserhebung viel weniger Zeit zur Verfügung als im Einzelsetting.

Aufstellungsarbeit ist ein mehrgenerationaler Ansatz, und wir werden in jeder Familie eine Fülle von Ereignissen und Geschichten finden. Die Entscheidung, welchen Strohhalm wir aus dem Haufen an Informationen herausziehen, hängt von deinem Anliegen ab. Dieses auf Anhieb zu formulieren ist eine besondere Herausforderung, denn uns allen fällt es in der Regel leichter, Probleme zu beschreiben als Wünsche und Ziele, zumal, wenn es um mögliche Veränderungen bei uns selbst geht. Auch dass wir uns auf die Benennung von Ereignissen in Familien beschränken werden, ist zunächst ungewohnt und bedarf einer gewissen Übung. Manchmal werde ich den Erzählfluss Einzelner unterbrechen oder abkürzen. Dies geschieht nicht, um dich zurechtzuweisen oder zu provozieren, sondern um deinen inneren Suchprozess zu fokussieren und mir und den Stellvertretern nicht zu viele Informationen vor der Aufstellung zu geben.

Im Verlauf des Seminars finden immer wieder *dialogische Runden* zwischen Leitung und Teilnehmern statt. Hier wird exploriert, konkretisiert, herausgearbeitet, welche Bedeutung das Anliegen für die persönliche Entwicklung hat. Ausgelöst durch die Aufstellungen anderer und durch die Stellvertretung in unterschiedlichen Rollen entwickelt sich das persönliche Thema, und es wird deutlicher, welcher Systemausschnitt für die eigene Arbeit und welche Systemelemente relevant werden. *Systemische Frageformen* (die »Wunderfrage«, positive Konnotationen, Verschlimmerungsfragen, der Blick zurück aus der Zukunft, die Besinnung auf frühere, ähnliche Situationen) können bei der Rundenarbeit und bei der Anliegenklärung hilfreich sein, um den Blick für Handlungsspielräume zu weiten und die Aufmerksamkeit auf eigene Lösungskompetenzen zu lenken.

Ich empfehle Zurückhaltung bei Anliegen, bei denen etwas über nicht anwesende Familienangehörige (auch Partner) »in Erfahrung gebracht werden« oder für diese »geregelt« werden soll, z. B., wenn betagte Elternpersonen eine Aufstellung »für« ihre erwachsenen Kinder machen möchten. Frei nach dem Motto, dass »in der besten Aufstellung die anderen sich möglichst wenig ändern müssen«, wird hier nach einem die eigene Person betreffenden Fokus gesucht.

Manchmal kommen mehrere Mitglieder aus einem System ins Seminar.

> Ein Teilnehmer hatte anlässlich seines 80sten Geburtstags seine beiden jüngeren Schwestern um gemeinsame Teilnahme am Seminar gebeten, und alle drei stellten jeweils ihr Bild vom Herkunftssystem. Es waren berührende Erfahrungen für sie, wie unterschiedlich sie ihre Geschwister- und Geschlechterpositionen und die der jeweils anderen erlebt hatten und doch »alles irgendwie zueinanderpasste«. In einem Abschlussbild stellten sie einander ihre Gegenwartssysteme vor.

4.1.3 Fokuswahl und Anfangsbild

Durch die Rundenarbeit, Aufstellungen der anderen Teilnehmenden, die Stellvertretung in unterschiedlichen Rollen und schließlich die Anliegenklärung vor der eigenen Aufstellung präzisiert sich das Anliegen der Klientin weiter. Je nach therapeutischer Orientierung und Vorliebe werden sich Aufstellerinnen darin unterscheiden, welche Vorschläge sie bevorzugt bezüglich *Fokus, Zeit- und Systemebene* machen, ob zuerst Aspekte der Gegenwart oder relativ früh inter- und transgenerationale, kollektive, kulturelle oder gar archetypische Perspektiven einbezogen werden. Diese interagieren miteinander und überlagern sich gegenseitig.

> »Ein Verhaltenstherapeut wird einen anderen Klienten kreieren als ein Psychoanalytiker oder ein spiritistischer Heiler. Ich schaue die Welt gern mit unterschiedlichen Brillen an und wähle aus, welche Brille ich zu welchem Zweck verwende: eine fürs Autofahren und eine, um einen Splitter aus dem Finger zu ziehen. Manche Brillen sind für das Autofahren gefährlich, mit anderen finde ich den Splitter nicht« (Hunter Beaumont, mündliche Mitteilung in einem Seminar).

Diese Perspektiven schließen sich nicht aus, im Gegenteil: Bezüglich länger dauernder Probleme und sogenannter Lebensthemen werden sich unterschiedliche Fokussierungen und mehrere Aufstellungen ergänzen. Das ist bei der therapeutischen Arbeit genauso, nur kann man im Einzelgespräch einfacher »abbiegen« und einen anderen Fokus wählen.

> Ein Klient kommt wegen seiner von der Partnerin als übertrieben bezeichneten Anhänglichkeit und Trennungsangst. Die Nachfrage ergibt, dass er traumatisch erlebte Trennungen durch mehrere Klinikaufenthalte in der Kindheit gehabt hat. Seine Mutter sei in dieser Zeit immer hilfloser geworden, habe ihn nicht trösten können und Abschiede von ihm vor seinen Klinikaufenthalten vermieden. Sie selbst sei in der DDR kurz nach der Geburt für mehrere Jahre in eine Kinderkrippe gegeben worden, weil beide Eltern gearbeitet hätten.
>
> Mögliche Systemebenen hier sind: Gegenwart (Fokus – Partnerin), intergenerationale Dynamik (Fokus – Mutter), transgenerationale Dynamik (Mutter – Eltern der Mutter).

Wenn Paare ins Seminar kommen, hat prinzipiell jede die Möglichkeit für eine Aufstellung (z. B. wenn eine das Gegenwartssystem aufstellen möchte, die andere ihr Herkunftssystem). Wenn beide gemeinsam an einem Konflikt arbeiten möchten, können auch die jeweiligen Bilder zu diesem Konflikt miteinander verglichen werden.

Hier einige Vorschläge für Anfangsbilder:

- die Aufstellung des Gegenwartssystems durch eine Partnerin oder durch beide hintereinander;
- die Aufstellung der jeweiligen Herkunftssysteme;
- die Aufstellung der Personen und zusätzlicher, abstrakter Systemelemente, die im Konflikt eine Rolle spielen, z. B. der jeweilige Job, das gemeinsame Dritte, das Eigene etc.;

- die Kombination aus diesen Zeit- und Inhaltsebenen, wenn sich beim Aufstellen des Gegenwartssystems eine Dynamik aus der Herkunft heraus als wichtig erweist.

Keine dieser Optionen ist »falsch«, bei jeder werden Informationen generiert, die für die Thematik nützlich sein können.

Zusammengefasst gleicht die Auswahl des aufzustellenden Systemausschnitts dem Ziehen eines Halms aus einem Heuhaufen, *und* sie geschieht natürlich trotzdem nicht zufällig.

Es folgen einige erfahrungsbasierte Hinweise, deren Beachtung bei Entscheidungen für das Anfangsbild hilfreich sein kann:

- Es gibt kein »objektiv« definierbares System; dieses entsteht kontextabhängig aus den Elementen, um die die Beobachterin eine Grenze zieht. Unabhängig von Vorlieben der Leitung sollte die Wahl der aufzustellenden Elemente und Personen vor allem in Hinblick auf das Anliegen erfolgen. Handlungsleitende Fragen können sein: Welche Personen oder Elemente brauche ich, um das Anliegen angemessen abzubilden? Welche Elemente kann ich (erst einmal) weglassen, um den Überblick zu behalten?
- Tendenziell mit der Aufstellung des Gegenwartssystems zu beginnen, macht die aktuelle Problembeschreibung »plastisch« und zeigt hilfreiche Schritte im Hier und Jetzt. Aus dieser Anfangskonstellation können sich diagnostische Hinweise für unbewältigte Themen aus einem oder beiden Herkunftssystemen ergeben, mit denen man dann weiterarbeiten kann.
- Für den Start ist es sinnvoll, nicht zu schnell verschiedene Systemebenen (z. B. Gegenwarts- und Herkunftssystem) gleichzeitig aufzustellen, »möglichst klein« zu beginnen und die Aufstellung sukzessive um neue Aspekte zu erweitern. Welches Bild auch immer wir wählen – es ist nur eines von vielen, nur der Teil eines größeren Bildes oder nur die Spitze eines Eisbergs. Auch wer oder was nicht gestellt wird, »ist da«. Und es bleibt die ganze Zeit die Frage: Was ist vielleicht noch wichtig für den Prozess? Das macht immer wieder sensible Entscheidungen notwendig, wie viele Zeit- und Erlebensebenen aktiviert werden.

Positionierung und Befragung der Stellvertreter

Die Klientin wählt Repräsentanten für die vereinbarten Systemelemente und stellt diese gesammelt und ohne weitergehende Anweisungen bzgl. Mimik, Gestik, Körperhaltung in Beziehung zueinander auf. Es kommt eine Vielzahl von Faktoren in Betracht, welche (unbewussten) Kriterien bei der Wahl von Stellvertretern eine Rolle spielen. Das können äußerliche Ähnlichkeiten, Sympathie/Antipathie und komplexere Übertragungen oder Zufallsfaktoren sein. Diese haben für die Interpretation der Bilder keine Bedeutung, auch nicht Hypothesen der Leiterin, dass manche Personen bessere oder schlechtere Stellvertreter seien. Diesen nachzugehen, würde die Beteiligten erheblich verunsichern und Konkurrenzdruck erzeugen.

Manchmal zögert eine Klientin bei der Wahl, zum Beispiel, weil sie niemandem eine schwere Rolle zumuten möchte. Dann wird gefragt, wer diese übernehmen möchte.

Eine weitere Variante ist, dass sich die gewählten Stellvertreter selbst einen Platz im Raum suchen.

Das innere Bild ist *zeitlos* – es wird also kein Bezug auf biografische Zusammenhänge (wie es jetzt ist oder wie es früher war) genommen. Eine Ausnahme ist, wenn bei der Aufstellung innerer Anteile bewusst zum Beispiel ein junger und ein erwachsener Anteil aufgestellt werden. Tote oder Totgeborene werden wie Lebende ebenfalls aufgestellt.

Wird das Bild sehr schnell und »schematisch« aufgebaut, könnte es sich um ein vorher ausgedachtes Bild handeln. Die Klientin wird dann mit dem Hinweis, dass schon kleine Änderungen einen Unterschied für die Stellvertreter machen können, eingeladen, noch einmal nachzujustieren.

Ist das Anfangsbild aufgestellt, setzt sich die Klientin zur Leiterin. Der Aufstellungsprozess geschieht von Beginn an als *Trialog* zwischen Leitung, Klientin und den Repräsentanten im Aufstellungsfeld. Wir arbeiten mit einer »doppelten Realität«: Die Klientin kann der eigenen Stellvertreterin von außen zuschauen, mit der Leiterin über das Erlebte sprechen, eventuell von außen Sätze zu Repräsentanten ins Bild »hineinsprechen« und vorübergehend oder spätestens am Schluss selbst in das Bild hineintreten.

Es hängt vom ersten Eindruck des Geschehens ab, mit welchem Stellvertreter die *Befragung* beginnt, ob alle gefragt werden oder ob früh dazu eingeladen wird, einem geäußerten Bewegungsimpuls zu folgen. Zu Beginn brauchen die Stellvertreter evtl. Hilfestellungen, um sich lediglich auf ihre Wahrnehmungen zu konzentrieren und nicht zu kommentieren, was im Bild geschieht. Auch Dialoge oder gar beginnende Diskussionen werden unterbrochen, damit das Geschehen nicht den Charakter eines Rollenspiels annimmt. Die Leitung entscheidet, wie viel Raum und Bedeutung sie den Reaktionen und Handlungsvorschlägen der Stellvertreter gibt.

4.1.4 Prozessarbeit während einer Aufstellung

Alle bisher beschriebenen Aufstellungsschritte geschehen mehr prozess- als zielorientiert. Das meint, dass sich die Leiterin in jedem Einzelfall beginnend mit der Anliegenklärung sukzessiv und kleinschrittig für bestimmte Interventionen entscheidet, die über den Verlauf hinweg eine Verbesserung des Befindens bei den Repräsentanten und primär bei der Klientin bewirken sollen. Diese bestehen aus Umstellungen, Angeboten von Sätzen und Handlungen, beziehungsklärenden Dialogen, Techniken der Ressourcenaktivierung, probeweiser Hereinnahme der Klientin in ihr Bild usw. Die Vorschläge basieren auf einer inneren Landkarte, die sich aus den theoretischen und methodischen Grundlagen, Erfahrungen und situativen, intuitiven Impulsen zusammensetzt.

Wie bei anderen therapeutischen Persönlichkeiten auch, versuchten manche Schüler Hellingers in den Anfangsjahren, ihn »nachzuahmen«. Es gab keine Weiterbildungen, und er lehnte es ab, seine Arbeit didaktisch zu kommentieren, sodass Lernende sich die Herleitung mancher Interventionen mühsam zu erschließen suchten. Publikationen bestanden fast ausschließlich aus Transkripten seiner Aufstellungsseminare, in denen jede Umstellung im Bild und die sprachlichen Interventionen wörtlich dokumentiert waren. Es wurden sogar Listen von sogenannten »lösenden Sätzen« für bestimmte Probleme und Symptome erstellt und zusammen mit »Ordnungsbildern« standardmäßig festgelegt.

Dass man ein Geländer für beraterische Herausforderungen sucht, ist bei Lernenden verständlich. Ich selbst habe als teilnehmende Beobachterin bei Gunthard Weber ebenfalls jede Aufstellung im Detail protokolliert – und selten wieder gelesen. Dennoch möchte ich diese Zeit nicht missen, lernte ich dabei doch, metamethodologische Zusammenhänge der Arbeit meines Lehrers vermeintlich zu erkennen und den Einsatz bestimmter Interventionen besser einzuordnen.

Die Entscheidungen für konkrete einzelne Schritte erscheinen bei Aufstellungen besonders anspruchsvoll, weil wir es mit einem komplexen Zusammenspiel von Klientin (ihre Reaktionen beim Zuschauen), Aufstellerin (ihre Gegenübertragungen, Impulse), Repräsentanten (mit Bewegungs- und Satzvorschlägen) und Außengruppe (Reaktionen von Aufregung oder Langeweile) zu tun haben, das nicht vorhersagbar oder gar steuerbar, aber atmosphärisch wirksam ist. Dies löst bei Lernenden erfahrungsgemäß Entscheidungs- und Handlungsdruck aus.

Einige *häufiger vorkommende Prozesssequenzen* kann man unter inhaltlichen Gesichtspunkten wie folgt beschreiben:

- *Vorschläge für Zuwendung, Wahrnehmung, Würdigung,* zum Beispiel, dass die Klientin mit kommentierender Unterstützung der Leiterin Ereignisse aus ihrer Familien- oder Lebensgeschichte mitteilt und damit einhergehende Affekte als Gegenpol zur Dissoziation gewürdigt und integriert werden können;
- *Nachholen von unerledigten »Geschäften«,* zum Beispiel,
  - wenn ausgeschlossene Personen, Informationen oder Gefühle sichtbar werden dürfen,
  - wenn zurückgegeben wird, was nicht zur Klientin gehört (z. B. Verantwortung),
  - wenn zurückgenommen wird, was zur Klientin gehört (z. B. Verantwortung),
  - wenn eine Annäherung oder ein Abschied vollzogen werden;
- Erinnerung an und *Aktivierung von Ressourcen,* indem diese sicht- bzw. spürbar aufgestellt werden;
- körperliche Verankerung von Lernerfahrungen *(Embodiment),* zum Beispiel durch Aktivitäten unter Einbeziehung der Gruppenmitglieder wie Anlehnen, Gehaltenwerden, im Rücken oder an der Seite Spüren, Gewichtabgeben, Summen etc.

Hier einige *Interventionen,* die bei der sogenannten Stellungsarbeit vorkommen können:

- Parallel zur Anliegenklärung kann in schnellen Strichen eine *Genogrammskizze* erstellt werden, um einen mehrgenerationalen Überblick über das Familiensystem zu erhalten und den Systemfokus festzulegen.

- Die Leiterin wird einzelnen Repräsentanten immer wieder Positionsveränderungen vorschlagen und deren Wirkung erfragen:
  - Diese können in »drastischen« Varianten als *diagnostischer Test* für unterschiedliche Verhaltensoptionen (z. B. »gehen« oder »bleiben«) eingesetzt werden, indem Stellvertreter aufgefordert werden, sich aus dem Bild abzuwenden, zu entfernen oder sich zu nähern.
  - *Gegenüberstellen* und *Ausloten des Abstands* symbolisiert Klärungsbedarf. Die Reaktionen der Stellvertreter darauf können für diagnostische Hypothesen nützlich sein.
  - Das *Hinlegen* von Stellvertretern wird manchmal eingesetzt, um deren »Gestorbensein« zu symbolisieren und zu betonen.
  - Repräsentanten können eingeladen werden, achtsam ihren *Bewegungsimpulsen* zu folgen. Dabei sollen keine »Bewegungsaktionen« entstehen, denn »das Tun des einen ist das Tun des Anderen« (Stierlin 1976): Wenn ein Stellvertreter seinen Platz verändert, kann dies wiederum Veränderungsimpulse bei anderen auslösen.
  - Bei Paaraufstellungen kann es diagnostisch interessant sein, beide Stellvertreter in der Ausgangsposition stehen zu lassen und abzuwarten, ob sich bei einem oder beiden ein Bewegungsimpuls einstellt.
  - Im Prozessverlauf werden meistens weitere Repräsentanten dazugestellt, selten wieder herausgenommen.

Als *Strukturelemente* werden abstrakte im Gegensatz zu menschlich definierten Aufstellungselementen eingesetzt, z. B. Krieg, Heimat, das Herkunftssystem, Symptom, Ressource etc. Diese sind insofern »verdeckt«, als andere nicht und manchmal nicht einmal die Klientin konkret wissen müssen, was mit dem aufgestellten Element inhaltlich genau gemeint ist (z. B. bei Geheimnissen: »das, was ich nicht weiß«, »das, was nicht gesagt wird«).

Abschließend sei darauf hingewiesen, dass die (Selbst)erlaubnis für *Pausen und Warten,* das Aushalten von Stillstand und Chaos, der Verzicht auf Struktur die eindrucksvollsten neuen und relevanten Informationen zu bringen vermag. Das schrittweise Sichvortasten setzt eine Makro- und Mikroabstimmung mit den Beteiligten und die Beobachtung der eigenen Beobachtungen für jeden Schritt voraus, sodass mir als Leitung nur die unablässige Prüfung bleibt, ob ich selbst mich in meinem Tun authentisch erlebe und mit den Reaktionen der Klientin im Einklang bin. Es geht also weniger um das »richtige Handeln« als um den Mut, Pläne loszulassen, Unsicherheit auszuhalten und den Zeitpunkt abzuwarten, wo etwas Neues, Weiterführendes auftaucht.

Die entschleunigte Erkundung des aktuellen Geschehens für stimmige Entscheidungen bzgl. Zeitpunkt und Dosierung bestimmter Interventionen ist als »Technik« nicht anzueignen. Sie entsteht durch *kontinuierliches Tun* und anhaltende Beschäftigung mit der Methode mit unterschiedlichen Klienten und Fragestellungen. Die heuristischen Prinzipien bleiben als Hintergrundwissen hilfreich in Situationen, wo man nicht weiterweiß. Auch das *Protokollieren* von Aufstellungen hilft dabei, das Geschehen verstehend zu reflektieren. Dies geschieht jedoch nicht mittels wörtlicher und szenischer Wiedergabe, sondern durch die Zusammenfassung von Prozessdynamiken und die Auswahl wichtiger Interventionsschritte im Einzelfall. Konkrete Vorgehensweisen können im Nachhinein beschrieben werden, aber eben nur so, wie ein bestimmter Mensch sie zu einem bestimmten Zeitpunkt angewendet hat. Die gemeinsame Auswertung solcher Mitschriften mit der Aufstellungsleiterin ist für lernende und übende Aufstellerinnen sehr hilfreich.

4.1.5 Das (vorläufige) Abschlussbild

Es gibt unterschiedliche Ansichten darüber, wann eine Aufstellung als beendet gilt.

In klassischen Vorgehensweisen steht häufig das Ordnen des Systems hin zu einem »Lösungsbild« im Vordergrund, in dem sich möglichst alle Beteiligten stimmig bzw. besser fühlen (Schneider 2001b, S. 370 ff.). Dies ist m. E. dann sinnvoll, wenn schon im Anliegen der Wunsch nach einem besseren Platz im Herkunfts- oder Gegenwartssystem geäußert wurde (eine Klientin mit 10 Geschwistern wollte sich »endlich einmal Überblick verschaffen«) oder wenn der rituelle Aspekt eines geordneten Bildes im Vordergrund steht (ein Paar bat um ein »Hochzeitsbild« mit Eltern, Großeltern und weiteren Verwandten).

In jüngerer Zeit versuche ich in den Aufstellungen, nicht mit einem Lösungsbild, sondern vielmehr »an der Schwelle« zu enden, sodass die künftige Aufgabe zwar erkennbar und benannt wird, der Klient entsprechende Schritte aber zu gegebener Zeit »in der wirklichen Welt« selbst vollzieht. In der Aufstellung bemessen sich diese Schritte auf ein paar Meter, im wirklichen Leben wurden sie eventuell seit Jahren nicht gegangen oder bedürfen sogar beraterischer Begleitung.

> Im Rahmen einer Paarproblematik wurde mit der Frau in deren Herkunftssystem gearbeitet. Gegen Ende der Aufstellung wird ihr Partner ihr außerhalb des Bildes gegenübergestellt. Ihre Sätze zu ihm sind sinngemäß: »Ich merke jetzt, dass du schon lange auf mich wartest. Vielen Dank für deine Geduld. Ich verspreche, dass ich mich auf den Weg mache.«

Das *(vorläufige) Abschlussbild* zeigt bestenfalls eine mögliche oder vorläufige Lösung, aber nicht statisch, sondern als Ausgangspunkt einer veränderten Wirklichkeitskonstruktion, und diese zieht oft weitere Themen und neue Fragen nach sich.

Am Schluss steht die Klientin in ihrem »neuen« Bild. Sie lässt es auf sich wirken, manchmal wird nachgearbeitet, Sätze werden noch einmal ausgesprochen. Möglichkeiten für eine *körperliche Ankerung* des Erlebten sind zum Beispiel eine Selbstberührung, die Einladung, ein »inneres Foto« zu machen, oder was ihr selbst dazu einfällt. Empfehlenswert ist, dass das Bild volatil bleibt, also kein reales Foto davon zu machen. So kann jederzeit innerlich umgestellt und ergänzt werden.

Die Repräsentanten verlassen eigenständig und bewusst ihre Rollen. Sie waren womöglich stark am Geschehen beteiligt oder es wurden eigene Prozesse angestoßen. Vorschläge zum »Entrollen« können sein, sich der Klientin gegenüberzustellen und die Rolle explizit abzugeben, sich zu schütteln oder kalt abzuwaschen.

Hier einige *Minirituale/Sätze zum Entrollen* (nach Guni Baxa):

- *Nimm einen Stein in die Hand und lasse energetisch hineinfließen, was du loslassen möchtest. Wasche ihn ab und gib ihn der Natur zurück.*
- *Stelle dir in gutem Abstand die Person vor, die du verkörpert hast. Sprich sie an und sage sinngemäß: »Ich habe dich eine Zeitlang vertreten, das war nicht leicht für mich. Ich habe auch für mich etwas gelernt, das wertvoll sein kann. Doch jetzt entlasse ich dich ganz aus mir, ich bin wieder [eigener Name].«*
- *»Was immer das Erlebte mit mir zu tun hat, ich stelle innerlich vorläufig eine gute Lösung dazu und komme später darauf zurück.«*

Für Fragen zum Prozess oder zur Arbeitsweise wird auf die *Nachbesprechung* der teilnehmenden Beobachter am Ende des Seminartags verwiesen. Auch wird geraten, die Vorgänge nicht in den Pausen zu diskutieren, sondern die Klientin in ihrem persönlichen Prozess zu belassen.

4.2 (Familiale) Beziehungssysteme

Bisher ist es üblich, von Familienaufstellungen (im Unterschied zum Beispiel zu Organisationsaufstellungen) zu sprechen. In den folgenden Abschnitten widmen wir uns verschiedenen Familienformen und weiter gefassten Beziehungssystemen.

Es gibt keine einheitliche Definition von Familie, aber meistens werden drei Aspekte hervorgehoben, die familiale von nichtfamilialen Formen des Zusammenlebens unterscheiden (siehe z. B. Becker, Hank u. Steinbach 2023):

- Familien erfüllen bisher zu allen Zeiten eine biologische (Reproduktion) und eine soziale (Schutz, Fürsorge) Funktion.
- Eine Familie besteht aus mindestens zwei Generationen, demnach »beginnt« Familie, eine solche zu werden, mit einer Triade.
- Es gibt zeit- und kulturabhängig spezifische, normative Rollenerwartungen an die Mitglieder.

Nach diesen Kriterien ist das Zusammenleben oder die biologische Verbundenheit nicht maßgebend für eine Familie und war es historisch auch nie. Der eigentliche Unterschied zwischen historischen und heutigen Familienformen ist die größere Freiheit von sozialen und ökonomischen Zwängen und die Freiwilligkeit, mit der Entscheidungen über das Zusammenleben getroffen werden: ob und wen man heiratet oder nicht, dass man sich trennen oder scheiden und wieder verheiraten kann. So gesehen sind in den letzten Jahrzehnten nur zwei Familienformen zur »klassischen« hinzugekommen: Familien mit Kindern, die mittels Reproduktionsmedizin, zum Beispiel durch künstliche Befruchtung (Insemination) gezeugt wurden, und Familien mit gleichgeschlechtlichen Eltern; im Gegensatz zur klassischen Familiendefinition ist Geschlechterdifferenz nicht mehr Voraussetzung der Zeugung.

Allerdings gibt es immer öfter Stimmen, die den Familienbegriff für überholt halten, und tatsächlich muss die Frage beantwortet werden, ob und wie sich das System Familie heutzutage von der Umwelt abgrenzen lässt, d.h., wer zum System dazugehört und wer nicht. Die Vorstellungen über Zugehörigkeit haben sich geändert, und in Aufstellungsseminaren wird die Frage nach der Familienzugehörigkeit mitunter sehr kreativ und »inklusiv« beantwortet. Gleichzeitig steigen die Möglichkeiten und Risiken, dass Einzelne aus dem konkreten Kontakt oder gar Bewusstseinskontext ausgeschlossen werden, zum Beispiel wenn biologische und soziale Elternschaft nicht identisch sind. Die größeren Entscheidungsspielräume der Beteiligten haben das Zusammenleben also nicht einfacher gemacht, sie bringen sogar vermehrt Unsicherheiten darüber mit sich, wie die neuen Lebensformen gestaltbar sind.

Im folgenden Abschnitt fasst Bruno Hildenbrand zunächst einige Aspekte von »Familie« aus seiner familiensoziologischen Sicht zusammen.[8] Danach werden »Knoten im Taschentuch« für die Aufstellungsarbeit mit Angehörigen verschiedener Familien- und anderer Lebensformen aus vorherigen Abschnitten (3.1) wieder aufgegriffen und anhand weiterer Beispiele ergänzt. Solche liegen für die Arbeit mit queeren Personen bisher begrenzt vor, ich erlaube mir eine persönliche Bestandsaufnahme.

4.2.1 Was man über Familien wissen sollte, bevor man mit ihnen arbeitet

Bruno Hildenbrand

Mein Auftrag für diesen Abschnitt bestand darin, darzulegen, was ein Familienaufsteller (weiblich oder sonst was) über Familien wissen sollte. »So eine blöde Frage«, werden Sie vielleicht jetzt denken. »Was eine Familie ist, das weiß doch jeder.« Aber genauso gut könnte man die Auffassung vertreten, dass die Wissensbasis fachlichen Handelns sich auf Alltagswissen beschränken kann.

Wenn Sie also wissenschaftliche Ansätze zur Familie hinzuziehen, dann werden diese sich nicht auf Verlautbarungen der Psychologie oder Soziologie zur Familie beschränken, sondern sie beziehen wichtige Erkenntnisse der Kulturanthropologie und der Sozialgeschichte

8 Der Abschnitt ist eine stark gekürzte Version seines gleichnamigen Artikels, der ungekürzt auf der Homepage des Autors nachzulesen ist: https://bruno-hildenbrand.de/publikationen/schublade/was-man-uber-familien-wissen-sollte-bevor-man-mit-ihnen-arbeitet/ [5.1.2026].

ein. Im Folgenden möchte ich Ihnen einen auf die Familie bezogenen wissenschaftlichen Orientierungsrahmen vorstellen, der sich in meinem Berufsleben bewährt hat. Dabei werde ich eine europäische Perspektive einnehmen und weiß dabei wohl, dass die Wanderungs- und Fluchtbewegungen in dieser Welt es immer problematischer werden lassen, ein eurozentrisches Weltbild zu unterlegen. Gleichwohl ist das europäische Familienkonzept (engl. *European marriage pattern*), das sich in der europäischen Geschichte der Neuzeit herausgebildet hat (für Details vgl. Funcke u. Hildenbrand 2018, Abschn. 4.3), aufgrund von Auswanderungsbewegungen aus Europa weltweit geläufig und wurde orientierungsleitend bis in die Gegenwart hinein.

Vorsicht also; denn wie gehen Sie zum Beispiel mit dem Sachverhalt um, dass man in Westafrika lange Zeit der Auffassung war, dass die leiblichen Eltern die Letzten sind, die ihr Kind gut erziehen können, weshalb sie es vorziehen, ihr Kind ab dem dritten Lebensjahr an möglichst weit entfernte Menschen abzugeben. Als weltweit orientierungsleitendes Konzept ist diese Praxis nicht angemessen, denn die Begründung, die dafür vorgebracht wurde, war die folgende: Aufgrund des in dieser Gegend herrschenden Unfriedens zwischen den Stämmen und der allgegenwärtigen Gewaltbereitschaft war die Abgabe eines Kindes an Fremde eine gute Vorkehrung, um mit diesen Fremden keinen Streit anzufangen; denn es könnte ja sein, dass man im Krieg das eigene Kind tötet. Erst, als die Kolonialmächte in der Befriedung des Landes vorangeschritten waren, ging diese Praxis messbar zurück (Alber 2005).

Man ist, darauf will ich mit diesem Beispiel hinweisen, nicht gut beraten, wenn man die eigenen alltagsweltlichen Vorstellungen von Familie in der interkulturellen Arbeit auf Klienten[9] überträgt, auch dann nicht, wenn diese Landsleute sind.

Doch nun zu den Themen des Orientierungsrahmens:

Die Familie als System sozialisatorischer Interaktion mit Betonung der Triade

Menschheitsgeschichtlich betrachtet ist die Triade, bestehend aus Vater, Mutter und Kind, die Grundlage der Familie als einer sozialisatorischen Einheit. Voraussetzung für ihr Entstehen ist das Inzest-Tabu (Lé-

9 Da generische Formen grammatische Konstruktionen sind und Personen aller Geschlechter implizieren, wird in diesem Text auf Genderisierung verzichtet.

vi-Strauss 1981, Kap. XXIX). Soziologisch betrachtet hat Simmel (1983, Kap. II) die herausragende Bedeutung der Zahl 3, also der Triade, für Interaktionsverhältnisse herausgestellt. Dass dies keine theoretischen Hirngespinste sind, das haben Fivaz-Depeursinge u. Corboz-Warnery (2001) in ihrer Untersuchung nachgewiesen. Dorett Funcke und ich (Funcke u. Hildenbrand 2009) haben die Probe aufs Exempel gemacht und die Triade aus ihrer Abwesenheit heraus untersucht. Wir haben Familienverhältnisse in Augenschein genommen, in denen die Triade unvollständig ist. Man kommt so zu Familien Alleinerziehender, Stieffamilien, Adoptivfamilien, Pflegefamilien, schließlich zu kinderlosen Paaren sowie gleichgeschlechtlichen Paaren, die ihren Kinderwunsch durch eine Samenspende realisieren konnten. Im vergleichenden Herangehen kamen wir zu dem folgenden Befund: »Ein Kind kann in konventionellen wie in unkonventionellen Familienformen glücklich oder unglücklich aufwachsen. Jedoch stellen unkonventionelle Familienformen besondere Herausforderungen an die Beteiligten« (Funcke u. Hildenbrand 2009, S. 10).

Oevermann (2001) hat unter Einschluss der Großeltern väterlicherseits wie auch mütterlicherseits die Triade auf drei Generationen erweitert, auf die Heptade. Das ist der Personenbestand, der für die Rekonstruktion eines Verwandtschaftssystems unerlässlich ist. Werden dabei auch die »Seitenverwandten« berücksichtigt, hat man ein vollständiges Verwandtschaftssystem vor sich, ausreichend für eine angemessene Übersicht über eine Familie und eine gute Grundlage für Genogrammarbeit im Hildenbrand-Stil (Hildenbrand 2018).

Das Familienparadigma: familienspezifische Weisen der Weltwahrnehmung

Nach dem Konzept des Familienparadigmas (Reiss 1981) ist die Familie der Ort, an dem gesellschaftliche Erfahrung organisiert und an den Nachwuchs vermittelt wird.

> »Die Familie bietet ihren Mitgliedern allerlei Erklärungen der Welt an, die dazu dienen, primär externe und interne Erfahrung zu organisieren. Diese Reduktion von Ungewissheit ist ungeheuer lohnend« (Reiss 1981, p. 155; Übers.: B. H.).

Familienparadigmen als Bündelungen dieser Erklärungen werden durch Interaktion geschaffen und aufrechterhalten, und gleichzeitig prägen sie die Interaktion. Familienspezifische *Interaktionsmuster* formen und modulieren Information. Des Weiteren speichern sie Informationen über die Zeit, vor allem, was Lösungsmuster in Krisensituationen anbelangt. Schließlich objektivieren Interaktionsmuster die Vorstellungen der Familie von sich selbst. Umgekehrt wird in familialen Interaktionsmustern den Familienmitgliedern die außerfamiliale Welt vermittelt, allerdings in familienspezifisch modulierter Form (Berger u. Luckmann 1971, S. 141). Dabei geht es um drei grundlegende Themen: um die Betonung der graduellen Trennung von der Familie und ihrer Umgebung, um den Erhalt einer über Generationen tradierten Familienkultur und schließlich darum, dass Familien in unterschiedlicher Weise ihre Beziehung zu ihrer Umwelt gestalten – die einen eher passiv, die anderen eher aktiv.

Fazit: Reiss' Überlegungen machen deutlich, wie Familien gegenüber der Außenwelt ihre relative Autonomie herstellen und aufrechterhalten: Sie bedienen sich der Ressourcen der sie umgebenden Welt, d.h. der jeweilig vorfindlichen gesellschaftlichen Handlungs- und Orientierungsmuster, und passen diese der Spezifik ihrer eigenen Welt an. Diese Entwicklung verläuft im Wesentlichen unbemerkt.[10]

Interaktionsprozesse an den Familiengrenzen

In Bezug auf die Sozialisation des Nachwuchses hat eine Familie eine doppelte Aufgabe: In der Zeit, in der die Kinder noch klein sind, fördert sie ihr Gedeihen, wenn diese gegenüber der Außenwelt geschützt werden. Förderlich sind hier die Abgrenzung nach außen und die Schließung der Familiengrenzen. Bedenkend, dass heute bereits Dreijährige Smartphones verwenden, wird die Rolle der Medienwelt sehr kontrovers und aufgeladen diskutiert, jedoch hier lediglich kurz erwähnt.

Werden die Kinder älter, steht deren Ablösung von der Familie an. Damit diese gelingt, gilt es, die Familiengrenzen zu lockern und die Familie gegenüber der sie umgebenden Welt zu öffnen. In jedem Fall sind Schließung und Öffnung Aufgaben, die die gesamte Dauer des Aufwachsens der Kinder betreffen, Flexibilität erfordern und je nach Situation widersprüchlich sind. Olsen und Mitarbeiter haben entlang der Achsen Kohäsion (Grenzen schließen) und Flexibilität (Grenzen

10 Ein Fallbeispiel dazu unter: https://bruno-hildenbrand.de/publikationen/schublade/was-man-uber-familien-wissen-sollte-bevor-man-mit-ihnen-arbeitet/ [5.1.2026].

öffnen) eine Matrix von 16 Feldern gebildet, die in den Extrempositionen problematische Familien kennzeichnen (Olsen 2000; Funcke u. Hildenbrand 2018, Abschn. 9.7, mit einem Beispiel).

Familienmuster und die Frage nach Wiederholungen

Eine der Grundfragen der menschlichen Existenz bezieht sich darauf, wie der Mensch historisches Geschehen deutet und ihm einen Sinn gibt. Deutet er Zeitlichkeit als Wiederholung, dann greift er zu einem Mythos. Mythen machen die Welt verständlich und vorhersehbar und sind insofern im Alltag nützlich. Entscheidet sich der Mensch gegen den Mythos, dann begreift er sich als Erzeuger der Geschichte, der nicht von Mythen abhängig ist (Eliade 2007, Abschn. IV.1). Auch das ist eine Möglichkeit, Tradition und Moderne gegeneinander abzusetzen.

Ein Beispiel: Nach Kriegszeiten verweist der Sachverhalt des abwesenden Vaters auf ein kollektives Schicksal, das nicht erklärungsbedürftig ist. Viele Väter sind im Krieg gefallen. Im »Goldenen Zeitalter der Familie«, welches in den 1950er-Jahren zu Ende ging, wird die Abwesenheit des Vaters als Zeichen für soziale Desintegration skandalisiert. Später, in Zeiten hoher Scheidungsquoten, löst sich diese Einschätzung auf, an ihre Stelle treten Normalitätszuschreibungen, und Alleinerziehende werden zu Helden. Andere familienbezogene Themen werden bedeutsam, zum Beispiel die Vereinbarkeit von Beruf und Familie. Kurzum: Innerhalb von 50 Jahren, bezogen auf Deutschland, hat das Muster der um jeden Preis vollständigen Triade einen mehrfachen Wandel erfahren.

Aus ähnlichen Phänomenen gleiche Schlussfolgerungen zu ziehen, ist demnach absurd. Um der Frage nach der Bedeutung von Wiederholungen im menschlichen Leben näherzukommen, erinnere man sich an Goethe, der geschrieben hat:

> »Was du ererbt von deinen Vätern hast / erwirb es um es zu besitzen« (Goethe 1999, S. 43).

Auf den vorliegenden Zweck übersetzt heißt das, dass ein Erbe, ein Vertreter der nachfolgenden Generation, sich zum Objekt der Familiengeschichte macht, wenn er das Vorgegebene einfach nur übernimmt. Wenn er aber das Vorgegebene erwirbt, dann macht er sich zum Subjekt der Familiengeschichte, und es kommt zu einer Transformation. Bei *Transformationen* kann man unterscheiden zwischen solchen, die mit dem bisherigen Muster *identisch* sind, einerseits, und solchen, die dem bisherigen Muster *äquivalent* sind, andererseits. Manche Berater, die mit Transformationen in einem gegebenen Fall befasst sind, sind enttäuscht, wenn es nicht zu einer Transformation kommt, die das gänzlich Neue hervorbringt. Das ist dann der andere Mythos; denn das gänzlich Neue gibt es nicht. Am Leitfaden Goethes betrachtet, lässt sich also feststellen, dass das Diktum von den Wiederholungen, die bei der Vergegenwärtigung von Familiengeschichten so wichtig sein sollen, wesentlich differenzierter ist, als das auf den ersten Blick aussieht. Auf diese Erkenntnis stößt man bei den nächsten beiden Zeilen im *Faust:*

> »Was man nicht nützt, ist eine schwere Last, / nur was der Augenblick erschafft, das kann er nützen« (Goethe 1999, S. 45).

Die Transformation findet demnach in der Spontaneität des Augenblicks statt *und* beinhaltet unweigerlich noch Spuren des Vergangenen:

> »Das Neue folgt – wenn es in Erscheinung tritt – immer aus der Vergangenheit, doch bevor es auftritt, folgt es per Definitionem nicht aus der Vergangenheit« (Mead 1969, S. 230).

Abschließend sei hier nur erwähnt, dass sich die Alltagsrealitäten von Familien milieuabhängig natürlich sehr unterscheiden und dass Ehe und Familie im Lauf der Zeiten einen kontinuierlichen Wandel aufweisen, aber eben um einen stabilen Kern herum. Sie bleiben eine gesellschaftliche Tatsache.

Und schließlich sei zur Vorsicht gemahnt: Aus den Wissenschaften zusammengetragene Erkenntnisse helfen kein Jota weiter, wenn sie etwa der Art sind: »Älteste sind ...« (Geschwisterkonstellation), »Muslime sind ...« (gelebte Religion). Mitunter gelten solche Erkenntnisse als Vorteile, die im Alltag, falls genau geprüft, für die Handlungsorientierung nützlich sein können. Sie stellen aus meiner Sicht einen nützlichen Orientierungsrahmen dar, aus dem man Vermutungen ableiten kann, wie es im gegebenen Fall sein könnte. Wie es dann tatsächlich ist, wird sich im fallverstehenden Begegnen zeigen (Hildenbrand 2023).

Zielführend ist nach meiner Auffassung im berufsfachlichen Handeln zuvörderst die exakte Beobachtung des jeweils infrage kommenden Familiensystems im Einzelfall. Hier mit Algorithmen zu arbeiten, führt nirgendwohin. Denn Algorithmen sind sich wiederholende Schemata und auf das Allgemeine gerichtet. Klientenfamilien allerdings sind ein Einzelfall. Die schlichte Regel: »Hast du eine Familie gesehen, hast du alle gesehen«, gilt hier nicht, wenn es auch möglich ist, aus Einzelfällen allgemeine Strukturmerkmale zu isolieren, die dann allerdings getestet werden müssen. Für die Entdeckung von familiären Mustern ist nach meiner Auffassung die *Sequenzanalyse* die Methode der Wahl (Hildenbrand 2005a, siehe auch Abschn. 5.1).

Welche Zukunft der Familie?

Die Antwort auf diese Frage hängt davon ab, welches Konzept von Zukunft man zugrunde legt. Ein lineares Konzept von Zukunft schreibt schlicht linear die Gegenwart in die Zukunft weiter. Diesem Ansatz liegt jedoch ein elementarer Fehler zugrunde, denn das Vergangene ist in der Gegenwart genauso enthalten wie das Zukünftige. Etwas raffinierter drückt das die französische Geschichtsschreibung aus, wo es heißt, dass die Stimmen der Vergangenheit und der Zukunft in einem Chor laut werden (in Anlehnung an Fernand Braudel). Manche dieser Stimmen drängen sich in den Vordergrund und überdecken andere, und was die Stimmen der Zukunft anbelangt, so ragen sie als Möglichkeiten in die Gegenwart. Das sind ungedeckte Wechsel insofern, als niemand wissen kann, was sich auf der Strecke von jetzt bis zu einem unbekannten Punkt in der Zukunft ereignen wird – ein Grundproblem jeder Prognose.

Burkhardt und Kohli (1992, S. 261) führen gegen die beobachtbare gesellschaftliche Unverbindlichkeit in Sachen Familien ins Feld, dass »die soziale Lage immer noch bis zu einem beträchtlichen Grad das Verhalten und die Einstellungen« (Burkhardt u. Kohli 1992, S. 261) diesbezüglich bestimmt. In dieser Hinsicht sehen die Autoren den zentralen Einfluss in der Bildung. In meinem Verständnis heißt das: Je gebildeter die Menschen sind, desto geringer ist die Wahrscheinlichkeit, dass sie sich traditionalen Entwürfen unreflektiert hingeben. Und weiter halten die Autoren fest: Sowohl die individuellen als auch die familialen Lebensformen haben über Epochen und Kulturen hinweg gemeinsam existiert. Ob der Konflikt zwischen Individualismus und

Familienorientierung auch in Zukunft gelöst werden kann, ist eine Frage, die für die Autoren offen ist. Funcke und ich (Funcke u. Hildenbrand 2009) gehen an die Frage nach der Zukunft der Familie nicht aus gesellschaftstheoretischer, sondern aus sozialisationstheoretischer Sicht heran und kommen zu folgenden Schlüssen:

- »Auch unkonventionelle Familien orientieren sich an kernfamilialen Mustern – das zentrale Thema ist die Differenz von Anwesenheit und Abwesenheit der Positionen in der Triade« (Funcke u. Hildenbrand 2009, S. 233 ff.).
- Die Familie ist also eine »unverwüstliche Lebensform« (siehe auch Allert 1998).
- »Anthropologisch gesehen ist die Familie unersetzbar«, und: »Soziale Gesetze können nicht ausgehebelt werden« (Funcke u. Hildenbrand 2018).

Falls Sie nun zu dem Schluss kommen, dass dem Autor zum Thema Zukunft der Familie nichts Belastbares einfällt, außer dass er auf den in der Vergangenheit entstandenen elementaren Strukturen beharrt und jenseits dessen Prognosen ablehnt, kann ich nicht widersprechen.

4.2.2 Beziehungs- und Familienformen

»Mögen wir auch in unseren Wünschen Utopisten sein,
in unserem Herzen sind wir Konservative.«
Oliver König (2004a, S. 49)

Herkunfts- und Gegenwartssysteme

Die Herkunftsfamilie ist das System, in dem eine Person Kind war; im Gegenwartssystem ist sie erwachsen. Klienten fällt diese Unterscheidung manchmal schwer. Schon bei der Anliegenklärung tauchen sowohl Ereignisse aus dem autobiografischen Gedächtnis als auch generationale Phänomene auf, und je nach Thema können diese miteinander interagieren und sich gegenseitig überlagern. Dennoch ist die Unterscheidung relevant für die Frage, auf welcher Zeitebene wir in die Problembetrachtung einsteigen. Die Entscheidungskriterien dafür orientieren sich tendenziell an der therapeutischen Ausrichtung der Leiterin und – im besten Fall – am Anliegen der Klientin (siehe Abschn. 4.1.3).

Für einen *Start mit dem »Jetzt«* spricht, wenn die Klientin mit Leidensdruck bzgl. konkreter Themen im Gegenwartssystem kommt: Beziehungsprobleme, Patchworkdynamiken, Probleme mit Kindern, unerfüllter Kinderwunsch etc.

Die Aufstellung des Paar- bzw. Gegenwartssystems ist herausfordernd, wenn *beide Partner* anwesend sind. Herkunftsthemen mögen schwer und belastend sein, sie sind in den meisten Fällen Vergangenheit. In der Gegenwartsaufstellung stellen sich beide im Wortsinn dem Hier und Jetzt. Das ist mutig und brisant, und vor einer (fremden) Gruppe sind aktualisierte Paarthemen von Scham, Rechtfertigungen oder Zurückhaltung begleitet. Wie in der Paarberatung auch ist es hier besonders wichtig, dass die Leiterin allparteilich agiert und mit ihren Gegenübertragungen umgehen kann. Bei Einzelnen oder Paaren mit dem Anliegen (bisher unerfüllter) *Kinderwunsch* ist m. E. maximale Enthaltsamkeit bzgl. möglicher (eigener) Tendenzen oder Parteilichkeiten gefragt. Es kommen häufig Paare, die sich bzgl. des Kinderwunsches uneins sind, die schon eine Geschichte mit reproduktionsmedizinischen Maßnahmen hinter sich haben und einer von beiden beenden möchte, oder die vor der Entscheidung stehen, solche zu beginnen. Wenn bei diesen Fragen eine Aufstellung angestrebt wird, ist die Vermutung zulässig, dass beide den Wunsch nach einer Schiedsrichterin oder elterlichen »Entscheiderin« haben.

Bei *Gegenwartssystemen mit Kindern* kann die Heuristik der zeitlichen Rangfolge (siehe Abschn. 3.1.2) nützlich sein:

- *Partnerschaft kommt vor Elternschaft;* demnach entstehen möglicherweise Probleme, wenn die Paarbeziehung anhaltend hinter die Eltern-Kind-Beziehung zurücktritt.
- *Ältere Kinder haben Vorrang vor den Jüngeren,* wobei früh Gestorbene oder totgeborene Kinder »voll gezählt« werden. So wird zum Beispiel der Platz des bisher vermeintlich Ältesten korrigiert, wenn es vor ihm ein totgeborenes Kind gab.

Aus Gegenwartsthemen oder -bildern ergeben sich häufig diagnostische Hinweise für *Vermischungen mit Themen aus den (jeweiligen) Herkunftsfamilien.* Dann wird die Aufstellung entweder um entsprechende Personen aus dem Herkunftssystem erweitert oder eine der Beteiligten oder beide stellen im nächsten Schritt ihr jeweiliges Herkunftssystem auf (siehe Abschn. 3.1.2). Jeder ist (in Identifikation oder Abgrenzung) beeinflusst von den Werten und Normen seiner Familie, und es kann eine maßgebliche Beziehungsdeterminante in Partnerschaften werden, wie beide mit dem Konflikt umgehen, eher dem eigenen Herkunftssystem oder der neuen Kernfamilie gegenüber loyal zu sein. Solche Themen werden möglicherweise virulent, wenn Herkunfts- und Gegenwartssysteme in einem Haus oder Haushalt zusammenwohnen, wenn Eltern von Angehörigen gepflegt werden oder wenn es in Familienunternehmen eine Rollenüberlagerung von Familie und Organisation gibt (Vater oder Chef? Schwiegertochter oder Sekretärin?). Als »Knoten im Taschentuch« bewährt sich hier eine *inverse Zeitfolge zwischen Systemen* (siehe Abschn. 3.1.2), wonach das jüngere System Vorrang vor dem Herkunftssystem haben sollte.

Zur Komplexitätsreduktion bei solchen Familiendynamiken kann als Start der Aufstellung zum Beispiel ein Strukturformat mit drei Elementen: Fokus – Herkunft – Gegenwart gewählt werden.

Eine neuere Entwicklung in Aufstellungsseminaren ist, dass die *Wahlfamilie* aufgestellt werden soll und signifikante Andere das klassische Familiensystem ersetzen (sollen). Ich selbst bin bisher nicht geneigt, die Strukturannahmen von Familie über Bord zu werfen, *und* erlebe, dass auch in Aufstellungsbildern dem »Aushandeln« von Beziehungen jenseits von Normalitätsvorstellungen eine Notwendigkeit und Chance zukommt. Hierfür gilt es, eine Haltung zu finden, um den Klientenanliegen nachzukommen und zwischen Kernfamilie, Verwandtschaft und außerfamilialen signifikanten Anderen zu unterscheiden.

Beziehungen und Partnerschaften

Angebote für Paar- und Familienberatung und Aufstellungsarbeit sind häufig noch an traditionellen Beziehungsformen orientiert. Diese sind in der Mehrzahl *(seriell) monogam;* das impliziert den Anspruch, dass Sexualität nur mit einer Partnerin stattfindet und dass offenes Begehren anderer Personen die Beziehung potenziell gefährdet. Ein Risiko in Aufstellungen ist, die ausschließlich für diese Partnerschaftsform geltenden Heuristiken selbstverständlich auf andere Beziehungsformen zu übertragen und diesen nicht gerecht zu werden (siehe hierzu Debus u. Laumann 2018, 2022).

In *offenen Beziehungen* gibt es eine Verabredung des Paares, neben der zentralen Partnerschaft Sex mit anderen Menschen haben zu können, z. B., um langjährige Partnerschaften aufrechterhalten zu können, ohne auf sexuelle Wünsche verzichten zu müssen, die innerhalb der Partnerschaft nicht (mehr) erfüllt werden.

Unter dem Begriff *Polyamorie* finden sich unterschiedliche Arrangements, mehrere bedeutsame Liebesbeziehungen parallel führen zu können. Menschen in offenen und polyamoren Beziehungen definieren sich nicht als »untreu«, weil vom Anspruch her die jeweiligen Umgangsweisen verhandelt und abgesprochen werden sollen (was jedoch auch mit therapeutischer Begleitung manchmal nicht einvernehmlich gelingt).

Auch das Selbstverständnis, als *Single* leben zu wollen, sollte nicht ohne Auftrag hinterfragt und zum Thema gemacht werden.

Beim *Wunsch nach einer Partnerschaft* kann die »Zukünftige« aufgestellt werden, und in der Aufstellung können dann verschiedene Zeitebenen aufscheinen, z. B. die bisherigen Herzensbindungen/Beziehungen, der Fokus als Single, die Situation mit einer neuen Partnerschaft.

Eine Teilnehmerin beschreibt ihre »Familiensituation« in einer größeren Lebensgemeinschaft. Sie frage sich immer öfter, ob sich dieses Modell für sie überholt habe. Auch bezüglich einer Liebesbindung sei sie unschlüssig, und dass sie keine Geschlechtspräferenzen habe, mache die Partnersuche nicht einfacher. Wir entscheiden uns, unser Gespräch – unterstützt durch eine Aufstellung von ihr und einer zukünftigen Liebesperson – weiterzuführen. Sie wählt für die Liebesperson eine Frau als Stellvertreterin, die sich als »älterer Mann« fühlt. Beide schauen aneinander vorbei ohne Interesse. Nach ihren Fantasien dazu befragt, berichtet sie, dass sie selbst in einem ähnlichen Familienkonstrukt wie ihrem jetzigen aufgewachsen sei; man habe keine bzw. viele Eltern gehabt, jeder oder keiner sei zuständig gewesen. Der ältere Mann im Bild repräsentiere wohl ihren Vater, sie »suche« ihn immer noch.

Unkonventionelle Familien

Im Folgenden werden weitere Heuristiken (Knoten im Taschentuch) für die Arbeit mit Aufstellungen bei verschiedenen Beziehungs- und Familienformen vorgeschlagen. Es geht nicht darum, ein »normales« System Familie von anderen zu unterscheiden, sondern vielmehr um die Frage, wie mit den Themen Herkunft, Abstammung, Zugehörigkeit im familiären Gedächtnis umgegangen wird. Als familiensoziologische Basis beziehe ich mich auf Funcke und Hildenbrand (2009), weil ich die dort berichteten Erfahrungen aus meiner Praxis (bisher) bestätigen kann. Wie sich die postulierten »universellen Aspekte« von Familie künftig verändern oder seltener werden, wird sich auch in Aufstellungsseminaren abbilden.

Alleinerziehende

Es gibt mehr alleinerziehende Mütter als Väter, und elterliche Versorgungsarbeit wird nach wie vor hauptsächlich von Müttern erwartet. Die Unmittelbarkeit der frühen Bindung durch Schwangerschaft und Stillen ist noch tief gesellschaftlich (»Mütterlichkeit ist weiblich«) und auch rechtlich verankert. Väter haben nur dann ein automatisches Sorgerecht, wenn sie mit der Kindesmutter verheiratet sind. Daraus erwachsen komplexe Konfliktsituationen bei einer Trennung der Eltern, von deren Folgen primär die Kinder betroffen sind.

Bei Aufstellungen geht es nicht um eine Beratung hinsichtlich der konkreten, praktischen Fragestellungen zur Alltagsbewältigung in solchen Fällen, sondern vielmehr um die Auswirkungen, die bestimmte Formen des Konfliktmanagements und damit einhergehende, gegenseitige Ausschlussversuche der Erwachsenen für die Kinder haben.

Es gibt *verschiedene Formen von Abwesenheit eines Elternteils* und unterschiedliche, kindliche Lösungsversuche dafür. Hier einige Beispiele aus Seminaren:

- Ein Elternteil fällt schicksalsbedingt (z. B. durch Krankheit, Tod) aus:
  Das Kind stellt sich auf den Platz des Ausgeschlossenen und versucht ihn beim anderen Elternteil zu ersetzen.
- Der Kontakt mit einem Elternteil wird vom zweiten unterbunden oder boykottiert:
  Ein Kind stellt sich auf den Platz des Ausgeschlossenen und »holt ihn in den Gedächtnisraum«, z. B., indem es Verhaltensweisen von ihm wiederholt oder dem »Ausschließenden« das Leben auf andere Weise schwer macht.
- Bei zerstrittenen Eltern »stehen« Symptombildungen oder Verhaltensauffälligkeiten eines Kindes auf einem beide verbindenden Platz wie ein zwingender Anlass, miteinander zu kommunizieren.

- Ein Elternteil ist schon früh real oder innerlich nicht präsent oder verlässt die Familie mit wenig Interesse an Kontakt und Verantwortungsübernahme:
  Das Kind (z. B. ein Mädchen) bleibt sehnsuchtsvoll und idealisierend mit dem fehlenden Vater verbunden und vergleicht spätere Partner mit ihm oder das Kind (z. B. ein Mädchen) identifiziert sich mit dem verlassenen Elternteil (z. B. der Mutter) und »rächt« diese stellvertretend, zum Beispiel in ihrem Umgang mit späteren Partnern.

In den beschriebenen Fällen wird bei der Aufstellung die Frage nach einem Platz für den nicht anwesenden Elternteil thematisiert und ausgelotet, ob dessen Einbeziehung ins Bild möglich ist.

Stief- bzw. Patchworkfamilien

Varianten von Stief- oder Patchworkfamilie sind heutzutage im Beratealltag und bei Aufstellungen von Gegenwartssystemen am häufigsten. Hier findet man viele Beispiele für eine Verletzung der Heuristiken bzgl. Zugehörigkeit und zeitlicher Rangfolge.

Einige »Knoten im Taschentuch« für Aufstellungsbilder:

An erster Stelle steht die *Würdigung* des Umgangs mit der z. T. bis zur Unübersichtlichkeit hohen Komplexität von Stieffamilien. Gleichzeitig gilt es, dem Wunsch solcher Familien entgegenzuwirken, ein Scheitern durch vermeintliche Normalität verhindern zu wollen. Wut, Trauer, Verlust werden thematisiert und (Stellvertretern von) Kindern in der Aufstellung nachholend erklärt. Das neue Paar wird in seiner Wahrnehmung bestätigt, dass Kinder hier konflikthaft mit Verlustangst und Ambivalenzen reagieren und dass dies in der »Natur der Sache« liegt.

Die Lösung der letzten Partnerschaft wird markiert, aber auch die *bleibende Elternschaft* der Eltern. Ein häufiges Problembild ist, dass die neue Partnerschaftsperson den Platz der fehlenden einnehmen möchte und das neue Paar zu verschleiern oder zu bagatellisieren versucht, dass die betroffenen Kinder in zwei Welten aufwachsen – ob diese gelebt werden oder nicht.

Wenn eine neue Partnerin in Konkurrenz zur Vorgängerin versucht, geschlechtsrollentypisch »eine besonders gute Mutter« zu sein, wird ihr dies häufig nicht gedankt, im Gegenteil: Sie wird zur »bösen Stiefmutter« (gemacht).

Gemeinsame Elternschaft der leiblichen Eltern (engl. *co-parenting*) und deren Möglichkeiten werden ausgelotet, um Loyalitätsverstrickungen zu vermeiden – auch hier ist das Erproben unterschiedlicher Plätze für die Beteiligten zunächst produktiver als eine aufgeheizte Diskussion. Und: Ein Weg zur gemeinsamen Sorge muss oft helfend begleitet werden!

Nach dieser Betrachtungsweise entsteht beim Eingehen einer neuen Beziehung nicht ein neues System, sondern es erfolgt eine *Erweiterung des bereits bestehenden Systems.* Es kann hilfreich sein, wenn die zeitliche Rangfolge im Bild sichtbar wird. Die Anerkennung durch die neue Partnerin, dass es eine Vorgängerin gab und deren Kinder vor ihr im System waren (diese stehen dann im Bild zum Beispiel rechts von der neuen Partnerin), kann alle Beteiligten entlasten – erspart ihr jedoch nicht, ihren eigenen Platz neben dem Partner sichtbar und ganz einzunehmen. Die Komplexität ihrer Aufgaben und die stellvertretende Übernahme von Verantwortung wird in Sätzen gewürdigt und eventuell sprachlich markiert, z. B. als »Vizemutter«. Dies gilt ganz besonders dann, wenn das neue Paar keine gemeinsamen oder wenn die neue Partnerin keine eigenen Kinder hat.

Nach den Zeitkriterien sind auch die *Positionen von Stiefgeschwistern* zu beachten; diese ändern sich womöglich im neuen Familiensystem im Vergleich zum bisherigen. Ein Erstgeborener steht im Stieffamiliensystem zum Beispiel an zweiter Stelle, wenn der Mann ein älteres Kind mitgebracht hat.

Evtl. werden auch Teile der *Großelternschaft* dazugestellt, z. B., wenn diese an der Alltagssorge um die Kinder aktiv beteiligt sind. Auch ihnen bzw. deren Stellvertretern wird die neue Familiensituation aufgezeigt. Hier gilt es zu beachten, dass bei Familienneubildungen nach einer Scheidung vier Herkunftsfamilien »im Spiel« sind. *Stelle so wenig wie möglich und so viel wie nötig!* Es geht nicht um Vollständigkeit, sondern um akzeptable Plätze für kritisch bewertete Interaktionspartner.

Vorsicht mit den Heuristiken! In Aufstellungsbildern besteht immer die Verführung, Ordnung schaffen zu wollen und besserwisserisch aufzustellen, ohne dass die Beteiligten vom Herzen her zustimmen können. In einem Seminar kann lediglich an der *Haltung der Anwesenden* gearbeitet werden. Die Alltagserfahrung zeigt dann, dass vermeintlich idealtypische Bilder als Ergebnis einer Aufstellungsarbeit durch die vielen Interaktionspartner im Alltag nicht umsetzbar sind. Realistisch betrachtet können Aufstellungen bei Einzelnen bestenfalls eine Haltungsänderung einleiten und die oft langwierigen Beratungsprozesse abkürzen, für die oft alle Beteiligten einen hohen Preis zahlen, auch an die jeweiligen Anwälte.

Adoptivfamilien

In Adoptivfamilien sind beide biologischen Elternteile abwesend, die anwesenden Eltern sind in der Regel mit dem Kind nicht leiblich verwandt. Mit der Adoption erlischt mit deren Zustimmung rechtlich der »Zugriff« der leiblichen Eltern auf das Kind, und es wird voll erb- und unterhaltsberechtigt gegenüber den Adoptiveltern.

Allerdings birgt Verheimlichung oder der Versuch, »eine ganz normale Familie« zu sein, Risiken des Argwohns und schließlich des Bruchs, wenn die Wahrheit ans Licht kommt (siehe Funcke u. Hildenbrand 2009). Die Aufstellungspraxis,, den »Bewusstseinskontext« diesbezüglich zu öffnen und leibliche Eltern nicht auszuschließen, entspricht auch den Empfehlungen sozialwissenschaftlicher Untersuchungen und der korrigierten Rechtslage. Das Recht auf Kenntnis der eigenen Abstammung ist seit 1989 gesetzlich verankert. Adoptierte haben ab Vollendung des 16. Lebensjahres das Recht, Einsicht in das Personenstandsregister bei dem Standesamt zu nehmen, das ihre Geburt beurkundet hat, und damit den Namen ihres zweiten leiblichen Elternteils zu erfahren.

Als hilfreich für Bilder von Adoptionsfamilien empfehle ich, dass zunächst die Aufstellerin den leiblichen Eltern in ihrem inneren Bild einen Platz gibt. Dies vorschnell auch in der Aufstellung zu tun und die Möglichkeit eines Zugangs zu ihnen aufzuzeigen, der dem Kind auch real offengehalten werden muss, stellt für Adoptiveltern manchmal eine starke Herausforderung und Provokation dar. Sie sollten zunächst für ihren Einsatz gewürdigt und in ihrer Position gestärkt werden. Risiken von Pseudonormalität unter Ausschluss der leiblichen Eltern werden oft in der Aufstellung sichtbar. Hier sollte betont werden, dass es zunächst um innere Bilder geht, und die Feinabstimmung für den konkreten Alltag kann sorgfältige Begleitung erfordern. Sind die leiblichen Eltern oder ihr Aufenthalt nicht bekannt (z. B. bei Auslandsadoptionen), wird manchmal das Geburtsland aufgestellt.

Pflegefamilien

Pflegefamilien sind besonderen Herausforderungen ausgesetzt. Auch hier sind beide Eltern abwesend, das kann sich aber, anders als bei

Adoptionen, jederzeit ändern. Das Familienverhältnis ist von allen Beteiligten oder vom Jugendamt kündbar; es ist in jedem Fall zeitlich befristet und endet in der Regel mit der Volljährigkeit des Kindes. Die meisten Kinder in Pflegefamilien kommen aus belasteten Familienverhältnissen und sind schon früh bzgl. Bindung und Verlässlichkeit von Familie verunsichert; sie sollen unter diesen Bedingungen alternative Erfahrungen mit »fremden Eltern« machen.

Noch komplizierter wird die Situation, wenn Geschwister bei einem oder beiden leiblichen Eltern verbleiben dürfen oder müssen bzw. in anderen Pflegefamilien untergebracht sind. Es ist also davon auszugehen, dass diese Familienform immer wieder und anhaltend Verunsicherungen für alle Beteiligten birgt. Wenn sie gelingt, schaffen Pflegefamilien etwas ganz Besonderes: eine »unbedingte Solidarität bis auf Weiteres« (Funcke u. Hildenbrand 2009, S. 98).

Nützliche Vorgehensweisen in Aufstellungen mit Pflegeeltern:

- Eine stimmige Abgrenzung gegenüber dem Herkunftssystem scheint vor allem in frühen Lebensjahren für die Kinder hilfreich zu sein, aber ohne den Versuch, die leiblichen Eltern zu ignorieren oder abzuwerten.
- In der räumlichen Darstellung kann das flexible Ausbalancieren zwischen den Polen Kontakt und Distanz erprobt, sollte aber nicht als endgültiges Bild fixiert werden. Vielmehr stellt dieses Balancieren im Alltag je nach Ausgangslage und Bedarf eine der großen Leistungen solcher Systeme (und ihrer Beraterinnen) dar. Es bedarf des Mutes, in Aufstellungen (und auch sonst) nicht auf bisherige Erfahrungen oder angelesene »Regeln« zurückzugreifen, zum Beispiel, wenn man in einem Familienbild selbstverständlich und ungefragt die leiblichen Eltern ins Bild holt und vermeintliche Lösungsbilder aufruft. Es kann hier nicht um Lösungen gehen, sondern um die verantwortungsvolle Prüfung, ob sich Bildangebote im Hier und Jetzt eher stärkend oder schwächend für das System und besonders für die Position des Kindes auswirken. Vermeintliches Wissen – und sei es auch wissenschaftlich begründet – wird nur auf Anfrage und bei Interesse angeboten. Dann allerdings werden Ratschläge von den Betroffenen durchaus als hilfreicher erlebt als eine systemisch postulierte »Ambiguitätstoleranz«.

Gleichgeschlechtliche Eltern

Kinder gleichgeschlechtlicher Paare stammen derzeit noch meistens aus einer früheren, heterosexuellen Beziehung eines Elternteils. Die Adoption eines Kindes durch Homosexuelle war bis 2017 nur für eine lesbische oder schwule Einzelperson erlaubt; der Partnerin / dem Partner wurde dann lediglich ein sogenanntes »kleines Sorgerecht« eingeräumt. Inzwischen gibt es das »Gesetz zur Einführung des Rechts auf Eheschließung für Personen gleichen Geschlechts«, umgangssprachlich »Eheöffnungsgesetz« genannt. Damit können gleichgeschlechtliche Ehepartner gemeinschaftlich ein Kind adoptieren.

Daten dazu:

- 2001: Einführung der »eingetragenen Lebenspartnerschaft« für gleichgeschlechtliche Paare und Gleichstellung mit der ehelichen Lebensform.
- 2004: Die eingetragene Lebenspartnerschaft vorausgesetzt, kann eine homosexuelle Person das Kind der Partnerin / des Partners adoptieren, wenn beide leiblichen Elternteile zustimmen.
- 2006: Eine heterologe Insemination sollte nach Empfehlungen der Bundesärztekammer nur verschiedengeschlechtlichen Paaren in fester Beziehung erlaubt sein. Entgegen dieser Empfehlung führen Reproduktionszentren in Deutschland Inseminationen auch bei Frauen in lesbischen Paarbeziehungen durch.
- 2017: Das Recht auf Eheschließung gleichgeschlechtlicher Paare und das Recht zur gemeinschaftlichen Adoption eines Kindes werden verabschiedet.

Es gibt also verschiedene Möglichkeiten für gleichgeschlechtliche Paare, Eltern zu werden. Wenn sich ein schwules und ein lesbisches Paar gemeinsam den Kinderwunsch erfüllen *(queer family)*, kann Schwangerschaft per Samenspende erfolgen durch:

- Selbstinsemination mit privatem Samenspender (der dann als bekannt oder unbekannt angegeben wird), ggfs. Stiefkindadoption durch die Partnerin;
- Inseminationskliniken im Inland (nur mit bekanntem Samenspender und Zugang des Kindes ab 16 Jahren zu den Daten) oder im Ausland.

Es gibt dann unterschiedliche Vereinbarungsmöglichkeiten bzgl. der Beteiligung des schwulen Vaters an der Kindesbetreuung, z. B. Pflegeelternschaft oder Adoption.

Die derzeitig verfügbaren *Forschungsergebnisse* zu Familien mit gleichgeschlechtlichen Eltern sind einheitlich und eindeutig. Ihre Kinder entwickeln sich mindestens ebenso gut wie Kinder mit einem gemischtgeschlechtlichen Elternpaar. Es gibt keine Unterschiede bzgl. emotionaler, sozialer und psychosexueller Entwicklung und keine erhöhte Neigung zu emotionalen Unsicherheiten (für einen Überblick siehe Golombok 2020). Kinder in Regenbogenfamilien entwickeln sich tendenziell günstiger im Sinne von höherem Selbstwertgefühl, verstärkter Offenheit und Toleranz. Allerdings könnte ein spezifischer Risikofaktor für die Entwicklung von Kindern gleichgeschlechtlicher Paare die Erfahrung von Diskriminierung durch Gleichaltrige sein.

Paare mit einem Kind aus einer Samenspende (Inseminationsfamilien)

Immer mehr Menschen nehmen verschiedene Formen medizinisch assistierter Reproduktion in Anspruch, dabei kann es sich um künstliche Befruchtung durch Samenspende, Eizellspende, Embryoadaption oder Leihmutterschaft handeln. Mögliche Gründe dafür sind Unfruchtbarkeit, Kinderwunsch in gleichgeschlechtlicher Partnerschaft oder der Wunsch, ein Kind allein aufzuziehen.

Für Familien, die mittels Reproduktionstechnologien zustande kamen, gibt es noch keine kulturell gewachsenen Normen oder gar Erfahrungswerte in Aufstellungen. Die Kinderwunschmedizin wird bisher vor allem aus der Perspektive der Erwachsenen diskutiert, und die multiplen systemischen Einflüsse und möglichen Interessenskonflikte zwischen den beteiligten Elternteilen sowie zwischen Eltern und dem so gezeugten Kind sind noch wenig dokumentiert. Ähnlich wie vormals bei der Adoption gibt es Beispiele, dass ein Elternteil oder beide die Art der Zeugung verschweigen möchten bzw. verunsichert über den Zeitpunkt der Aufklärung sind. Andererseits wollen Kinder meistens ihre biologische Herkunft erfahren und haben ein Recht auf Aufklärung. Krisen in Inseminationsfamilien entstehen erfahrungsgemäß dann, wenn Kinder Fragen nach ihrer Herkunft stellen und Paare sich uneins über ihre Informationspolitik sind.

Im Seminar berichtet eine Teilnehmerin, dass sie sich als Kind und Jugendliche immer als »Fake« gefühlt habe. Sie habe unerklärliche Schuldgefühle gegenüber ihrem Vater gehabt und in der Pubertät durch Recherchen erfahren, dass sie aus einer Samenspende entstanden sei. Sie verüble den Eltern bis heute, dass diese sie nicht aufgeklärt hätten, und gleichzeitig wolle sie ihren sozialen Vater nicht kränken. Die Eltern hätten sich herausgeredet, sie als »Wunschkind« bezeichnet; sie selbst fand ihr Gefühl bestätigt, nur Ersatz gewesen zu sein.

Die Option einer anonymen Samenspende lehnen Funcke und Hildenbrand (2009) als einzige für die genannten unkonventionellen Familienformen aus rechtlichen und ethischen Gründen kategorisch ab. Sie ist in Deutschland offiziell auch nicht möglich, da sie dem Kind das Recht auf Kenntnis seiner Herkunft nimmt. Künftig werden wir von den sogenannten »Spenderkindern« mehr darüber erfahren, wie sie die Erfüllung ihrer Entwicklungsbedürfnisse und die komplexen familiären Beziehungen erlebt haben und worauf Paare achten können, wenn sie das Abenteuer einer künstlichen Befruchtung eingehen.

Ein Paar mit einem lang anhaltenden Konflikt »wegen der unbegründeten Eifersucht des Mannes« stellt das Gegenwartssystem auf. Erst während der Aufstellung wird von beiden mitgeteilt, dass die drei Kinder mittels Samenspende von drei unbekannten Männern gezeugt worden seien. Der Paarkonflikt habe sich u. a. daran entzündet, dass die Frau den Kindern ihre Herkunft mitteilen wolle, der Ehemann dies aber strikt ablehne. In der Aufstellung stellt er die Stellvertreter der biologischen Väter in eine Reihe mit seiner Frau und sich selbst ihnen mit großem Abstand gegenüber.

Informationen zur Rechtslage von Inseminationsfamilien:[11]

1989: Entscheidung des Bundesverfassungsgerichts: Es gehört zu den Persönlichkeitsrechten eines Menschen, seine genetische Herkunft zu kennen.

2013: Das OLG Hamm entscheidet, dass ein durch künstliche Befruchtung gezeugter Mensch das Recht auf die Herausgabe des Na-

11 Dank an Markus Kowalzyk.

mens seines biologischen Vaters hat. Das Recht auf Wissen um die eigene Abstammung hat demnach Vorrang vor der Anonymität, die den Samenspendern ursprünglich zugesichert wurde. Der Bundesgerichtshof (BGH) hat diese Position 2015 bestätigt.

2018: Wer vermutet, durch heterologe Verwendung von Samen bei einer ärztlich unterstützten künstlichen Befruchtung gezeugt worden zu sein, hat Anspruch auf Auskunft aus dem Samenspender-Register (SaReg).

2022: Ein adoptiertes Kind kann von seiner leiblichen Mutter Auskunft über die Identität des leiblichen Vaters verlangen.

Zusammengefasst entstehen immer neue Formen familiären Zusammenlebens. Die sich ändernden rechtlichen Rahmenbedingungen für familiäre Beziehungen machen deutlich, wie sich die Möglichkeitsräume gegenüber früheren Generationen erweitern. Gleichzeitig sind diese wachsenden Optionen in kulturell geprägte Strukturen eingebettet. Derzeit bestätigen sozialwissenschaftliche Forschungen und Erfahrungen aus Seminaren und Familienberatungen noch die These, dass auch in sogenannten unkonventionellen Familienformen überdauernde Merkmale von Familienleben als Orientierungsgröße aufrechterhalten werden. Die Attraktivität von Familie (welcher Art auch immer) scheint zumindest als Sehnsuchtsziel weiter zu bestehen und das in Westeuropa über lange Zeiträume (ca. 1000 Jahre) gewachsene Familienmodell als normativer Standard weiterzuwirken.

> »In der Art, wie die Familienmitglieder in den unkonventionellen Familienformen versuchen, eine Ordnung ihres Zusammenlebens herzustellen, entdecken wir eine Konstante. Es ist die Orientierung an kernfamilialen Mustern« (Funcke u. Hildenbrand 2009, S. 234).

Die bewusste Auseinandersetzung mit der sozialen Konstruktion von Familie und mit den klassischen Strukturen der Kernfamilie scheint eine wichtige Voraussetzung für einen gelingenden Identitätsbildungsprozess von Kindern zu sein, statt so zu tun, als ob es keine Unterschiede zu konventionellen Familien gäbe. Die wichtigste Herausforderung für alle Familienformen, in denen die ursprüngliche Triade nicht (mehr) besteht, seien dies Pflege-, Adoptions-, Stief- oder gleichgeschlechtliche Familien, ist die Frage, wie mit der Abwesenheit von ursprünglich Beteiligten umgegangen wird und wie diesen ein angemessener Platz im systemischen Raum angeboten werden kann.

Was die Bedeutung sogenannter *signifikanter Anderer* angeht, gibt es in der Familiensoziologie (und in der Bindungsforschung) zwei gegensätzliche Positionen: Die eine betrachtet die ursprüngliche Triade als unersetzlich (z. B. Talcott Parsons, Claude Lévy-Strauss), die andere betont das Netz sozialer Bindungen und Kommunikationen, das sogar Vorteile gegenüber dem Ursprungssystem haben könne (Niklas Luhmann, Pierre Bourdieu, Judith Butler). Ich beziehe mich hier auf Hildenbrand (2007) und Funcke (2021) mit ihrer Zwischenposition: dass sich auch nicht biologische Familien auf die Ursprungstriade als zentrales Strukturmerkmal beziehen, aber nicht in einem biologischen, heteronormativen Sinn, sondern indem sie die Ursprungstriade aktiv reproduzieren (können).

Nazarkiewicz (2016, S. 92) fasst offene Fragen aus einem Forschungskreis »Aufstellungsarbeit zum Thema Reproduktionsmedizin« zusammen, die ich hier nur wiedergeben, aber nicht beantworten kann:

- »Welche Folgen hat die Aufhebung der konventionellen Abstammung?«
- »Brauchen wir eine neue Theorie der Familie?«
- »Was passiert mit den transgenerationalen Themen aller Beteiligten?«
- »Was ist mit der Inzestschranke?«
- »Wie geht man mit dem Nichtwissen um?«

Zusammengefasst sind die Folgen der Verfügbarkeit von Fortpflanzung, Genetik, Intelligenz und Geschlecht derzeit nicht abzusehen, und wir sollten uns mehr denn je vor Vereinfachungen in der Beurteilung hüten. Eine wachsende Zahl von Erfahrungswerten wird wichtig sein, um einer Ideologisierung von Einzelerfahrungen vorzubeugen.

Postskriptum 1: Die medizinischen Möglichkeiten biologischer Elternschaft werden kontinuierlich weiterentwickelt. Schon 2016 kam in Mexiko ein Baby aus dem Genmaterial von zwei Frauen und einem Mann zur Welt. Bei dieser »Drei-Eltern-in-vitro-Fertilisation« wurde DNA aus dem defekten Ei der Mutter entnommen und in ein gesundes Spender-Ei eingesetzt, dieses wurde mit dem Samen des Vaters befruchtet. Das Kind zeigt keine bekannten, ernsten, gesundheitlichen Probleme. Auch die Herstellung von Ei- oder Samenzellen aus Haut-

bzw. Stammzellen (In-vitro-Gametogenese, Abk. IVG) steht kurz vor der klinischen Nutzung. Der Weg zum »Designer-Baby« ist offen.

Postskriptum 2: In diesem Beitrag wurden wichtige Einflussfaktoren auf familiäre Strukturen nicht berücksichtigt, seien dies soziale und Bildungsmilieus oder die wieder wachsende Bedeutung von Gewalt und Armut in der Gesellschaft. Hier kommt – entgegen der Individualisierungshypothese – dem Verwandtschaftssystem (insbesondere Großeltern) sowie sogenannten »Wahlverwandtschaften« und signifikanten Anderen bei der Alltagsbewältigung eine wachsende Rolle zu. Dies zeigt sich auch in Aufstellungsbildern.

4.2.3 Aufstellungen mit Queers

Queer wird hier als inklusiver Begriff für Menschen verwendet, die sich bezüglich sexueller Orientierungen und Geschlechtsidentitäten außerhalb gesellschaftlich vorherrschender Normen definieren. Die Bezeichnung findet seit den 2000er-Jahren auch in Deutschland zunehmend Verbreitung und ist im Vergleich zu schwul, lesbisch, transsexuell vielfältiger und fluider gemeint. Mir ist bewusst, dass die Gruppe insgesamt sehr heterogen ist und dass sich nicht alle mit der Bezeichnung »queer« identifizieren.

Die Pathologisierung von Homosexualität und Transgeschlechtlichkeit reicht weit bis in die Gegenwart hinein. Mein alter Freund W. (geb. 1944) wurde nicht für die psychoanalytische Ausbildung angenommen, weil er schwul ist. Die WHO entschied erst im Mai 1990 (!), Homosexualität nicht mehr als psychische Krankheit zu klassifizieren. Erst danach konnte thematisiert werden, dass sexuelle Orientierung und Geschlechtsidentität zwei Paar Schuhe sind, und in der Auseinandersetzung der letzten Jahre geriet auch die traditionelle, biologisch begründete Sichtweise einer Zweigeschlechtlichkeit des Menschen ins Wanken. 2018 konstatierte die WHO auch bei der transgeschlechtlichen Entwicklung, dass es sich um eine gesunde Form geschlechtlicher Vielfalt handelt, und strich Transgeschlechtlichkeit aus der Liste der psychischen Erkrankungen.

Bei der Infragestellung der Zweigeschlechtlichkeit handelt es sich nicht um einen »Krieg der Sternchen«; sie kennzeichnet vielmehr eine tiefgreifende kulturelle Umwälzung unserer Zeit, mit weitreichenden Herausforderungen auch im rechtlichen und medizinischen Bereich. In jüngster Zeit ist ein sprunghafter Anstieg von Abweichungen im Geschlechtsidentitätserleben bei Jugendlichen festzustellen, und es gibt einige (fach)öffentlich höchst kontrovers und emotional geführte

Auseinandersetzungen z. B. darüber, wie die Rolle und die Rechte von Kindern und Jugendlichen bei der Entscheidung für eine Transition zu regeln sind. Damit ist auch und gerade an die therapeutischen Disziplinen der Auftrag gerichtet, sich mit dem Thema Identität, Geschlecht, seinen Variationen und den damit verbundenen Fragen der Behandlungsbedürftigkeit auseinanderzusetzen (siehe z. B. Rauchfleisch 2019).

Bert Hellinger hat, wie viele Psychotherapeuten seiner Zeit, Homosexualität noch als veränderbar angesehen, Zweigeschlechtlichkeit war »gesetzt«. In den Aufstellungsseminaren der Anfangszeit galten bestimmte Regeln, um die Geschlechtlichkeit zu markieren: »Der Mann steht rechts, die Frau links«, »Frauen sollen Frauen, Männer Männer vertreten«, und hatte man nicht genug Männer in den Seminaren, wurde das manchmal mit männlichen Insignien wie Stock und Hut ausgeglichen. Unter diesen Bedingungen waren Aufstellungsseminare für Homosexuelle mit guten Gründen nicht die erste Methode der Wahl zur Bearbeitung von Lebensthemen (siehe auch Bickert 2017).

Als ein schwuler Kollege und Aufsteller diesen Beitrag nicht zusammen mit mir schreiben wollte – die Erfahrungen seien so fluide, dass man fast immer falsch liege, und er selbst sei derzeit als schwuler Cis-Mann in bestimmten queeren Szenen nicht als Aufsteller akzeptiert –, bin ich fast abgebogen. Es kann natürlich als Anmaßung verstanden werden, dass ich als nicht queere Person über dieses Thema schreibe. Nun tue ich es doch. Warum nicht einige persönliche Eindrücke aus 25 Jahren Aufstellungsarbeit mit queeren Personen Revue passieren lassen und teilen, was ich bisher erfahren und gelernt habe? Diese Erfahrungen beziehen sich mehrheitlich auf gleichgeschlechtlich Liebende und deutlich seltener auf trans* und inter*.

Ich selbst hatte schon länger sogenannte Regenbogenfamilien beraten und wurde von schwulen Kollegen und lesbischen Kolleginnen zu meinen ersten Seminaren ermuntert. Diese fanden auf der gemeinsam vom Verein Deutsche AIDS-Hilfe e.V.(DAH) und dem Verband lesbischer Psychologinnen und schwuler Psychologen e.V. 2002 (VLSP; 2002) veranstalteten Fachtagung »Sexualität – wohin?« (siehe Drexler 2005) und 2003 im WISL statt. Der Titel lautete jeweils: »Kann rosa Liebe gelingen?«; eine lesbische Kollegin und ein schwuler Kollege nahmen als »Co's« daran teil, wobei es einige Teilnehmerinnen sogar begrüßten, dass die Seminarleiterin nicht aus den »eigenen Reihen« kam. Die Seminare richteten sich damals explizit an Homosexuelle und sekundär an Interessierte, heterosexuelle Verwandte, Freunde und Beraterinnen. Wir wollten dem Umstand Rechnung tragen, dass die Beziehungsmuster und Konflikte homosexueller Paare von besonderen Entwicklungen und Bedingungen geprägt sind und dass sich die Erfahrungen aus Beratungen mit heterosexuellen Paaren keineswegs unhinterfragt auf gleichgeschlechtliche Beziehungen übertragen lassen. Auch wollten wir explizit einen vorurteilsfreien Raum anbieten und damit würdigen, dass viele homosexuelle Paare aufgrund zahlreicher Verletzungen in ihrer Lebensgeschichte dieses Raums bedürfen. Es entstanden dennoch zunächst erhebliche Gruppendynamiken im WISL-Seminar. So kam zu Beginn die Forderung aus der Teilnehmergruppe, dass sich alle Heteros »outen« sollten, was bei diesen Irritationen auslöste. Und Homosexualität stellte sich keineswegs als verbindendes Merkmal von Männern und Frauen heraus: Der Genderkonflikt loderte immer wieder auf. Ich hatte die realen Unterschiede bzgl. Sozialisierung, gesellschaftlicher Positionierung und unterschiedlichen politischen Kulturen von Männern und Frauen völlig unterschätzt.

Im Folgenden werden einige Themen herausgegriffen, die mir in diesen und darauffolgenden Seminaren noch öfter begegneten. Die Leserin möge prüfen, ob sie diese ebenfalls kennt und ob sie derzeit noch Relevanz haben.

Homosexualität und Ausgrenzung

Ausgeklammert bzw. verleugnet oder gar diskriminiert zu werden, ist seit jeher fester Bestandteil homosexuellen Selbstverständnisses. In den Konzentrationslagern des Nationalsozialismus haben Schwule einen rosa Winkel auf der Kleidung tragen müssen und standen mit Juden und sowjetischen Gefangenen ganz unten in der Häftlingshierarchie. Lesbische Orientierung war kein offizieller Inhaftierungsgrund, Lesben konnten aber aus anderen Gründen (z. B. als »Asoziale«) in Lager geraten. Schwule KZ-Überlebende wurden weder in der DDR noch in der BRD als Opfer des Nationalsozialismus anerkannt und erhielten keine Wiedergutmachungsleistungen. Der berüchtigte Paragraph 175, welcher sexuelle Handlungen zwischen Männern kriminalisierte, war bis 1994 (!) in Kraft. Die Farbe »rosa«, einst Sinnbild des Spotts, wird heute ähnlich wie das Wort »schwul« stolz benutzt, und der rosa Winkel wird von schwulen Aktivisten immer noch getragen.

Bei Aufstellungen vor 25 Jahren waren Ausschlussthematiken vor allem in den (Herkunfts-)Aufstellungen gleichgeschlechtlich liebender Männer Thema. Oft stellten die Protagonisten sich selbst in Außenpositionen, und häufig fanden sich schon in den Herkunftsfamilien

Schicksale von Ausgeschlossenen (oder Opfern) und Ausschließenden (oder Tätern). Zur fehlenden positiven Präsenz der Väter kam bei einigen hinzu, dass ihre innere Beziehung zum Vater negativ bis bedrohlich besetzt und mit Zurückweisungserfahrung bis hin zu Verachtung und Aggression verbunden war, unter anderem angesichts der früh sich zeigenden sexuellen Orientierung des Sohnes. Dementsprechend fehlte lesbischen Frauen häufig eine innige Beziehung zur Mutter und gleichermaßen zum Vater, der sich dem Trost suchenden Mädchen hilflos gegenübersah und verlegen entzog.

Außenseitertum und Elitebewusstsein

In einigen Aufstellungen wurden die Hervorhebung und Stilisierung des Andersseins und das bewusste und trotzige Sich-nach-außen-Stellen zum Thema. Manchmal entstand sogar der Eindruck, dass das »Außenständigsein« zu einem Elitebewusstsein der Subkultur erhöht und die traditionellen Werte der heterosexuellen Anderen abgewertet wurden.

> »Ursache und Wirkung der Diskriminierung bedingen sich auch hier gegenseitig in einem Teufelskreis« (Bleibtreu-Ehrenberg 1978, S. 396).

Ein schwuler Mann wollte sein Herkunftssystem stellen, weil er sich von seinen Geschwistern ausgegrenzt fühlte. Der Bruder war nicht zu seiner Hochzeit gekommen. Im Prozessverlauf teilten – ganz anders als erwartet – die Stellvertreter der Geschwister des Protagonisten mit, sich von ihm nicht gesehen zu fühlen. Er bestätigte betroffen, dass er bisher keinen Hehl aus seiner Distanzierung von ihrer bürgerlichen Existenz und Lebensweise gemacht habe.

Herzensbindungen

Der Seminartitel »Kann rosa Liebe gelingen?« spielte auf die angebliche Bindungsunfähigkeit unter Schwulen an. Allerdings schließen sich dauerhafte, intensive Partnerschaft und flüchtige sexuelle Kontakte nicht aus, und die Anzahl sogenannter fester Partnerbeziehungen oder die Verbreitung des Wunsches danach ist höher, als das Klischeebild vermuten lässt. Dieses wertet andere Lebensformen als die treue Partnerschaft als promisk und setzt dies wiederum mit »Bindungsunfähigkeit« gleich. Als Motiv für eine promiskuitive Orientierung von Schwulen wurde damals unter anderem genannt, dass feste Partnerschaft das Heraustreten aus der Anonymität und somit die Gefahr verstärkter Diskriminierung beinhalte; auch Lesben verheimlichten aus Angst vor Benachteiligung, z. B. am Arbeitsplatz, ihre Lebensform. Die mangelnde soziale und bis in die 2000er-Jahre fehlende rechtliche Anerkennung sowie fehlende Traditionen positiver homosexueller Beziehungsmodelle waren jedenfalls Destabilisierungsfaktoren von außen und schlugen sich auch in entsprechenden Paarkonflikten nieder, z. B., ob die Beziehung offen gelebt werden sollte und wer darüber eingeweiht wurde.

In gleichgeschlechtlichen Liebesbeziehungen potenzieren sich biologische, sozial bedingte und kulturell geprägte Besonderheiten der Geschlechter. Zur Sozialisation älterer Frauen gehören noch verstärkt die Zurückstellung eigener Interessen und der Vorrang von emotionaler Verbindung vor Triebbefriedigung. In lesbischen Partnerschaften werden öfter ein starkes Harmoniebedürfnis – bis hin zu symbiotischen Tendenzen und damit einhergehenden Abhängigkeiten –, mangelnde Konfliktfähigkeit und nachlassende Sexualität beklagt. Trennungen »passieren« meistens, wenn sich eine Partnerin neu verliebt. In Paaraufstellungen mit diesem Thema standen die Repräsentantinnen zwar nah beieinander, aber sie äußerten sich eher wie Schwestern oder Kolleginnen, nicht wie ein Paar. Hier erwies es sich – ähnlich wie bei langjährigen heterosexuellen Partnerschaften – als sinnvoll, mit Abständen zu experimentieren und »autonome Elemente«, z. B. das jeweils »ganz Eigene«, aufzustellen.

Bei Männern ist die Unterscheidung von Sex und Beziehung üblicher, und »Treue« ist seltener ein Thema in Paarberatungen von Schwulen. Andererseits besteht bei vielen homosexuellen Männern die Tendenz, schnell von »fester Freundschaft« zu sprechen, diese aber genauso schnell wieder zu kündigen und eine neue Beziehung zu beginnen. Die Trennung vom bisherigen Partner geschieht dann leichtfertig und missachtend, und nachfolgende Partnerschaften leiden darunter, dass alte Rechnungen offengeblieben und Verletzungen nicht bewältigt sind. Dann geht es in Paaraufstellungen um die Wahrnehmung früherer Partner und einen guten Abschied von ihnen.

Ein Mann wollte im Rahmen einer Aufstellung »zeigen«, dass ihm an einer Etablierung seiner Beziehung zum anwesenden Partner gelegen sei. Durch das Aufstellen von Repräsentanten für frühere Beziehungen nahm sein Vorleben Gestalt an, und sein Vorhaben bekam bei seinem Partner Glaubwürdigkeit und Gewicht.

Kinder

Haben Homosexuelle aus früheren Partnerschaften Kinder, hat ein Coming-out für alle Betroffenen starke Konsequenzen und wird – zusätzlich zum Trennungsschmerz – häufig vom Verlassenen als so verletzend und entwertend empfunden, dass (kleine) Kinder den Expartnern entzogen oder als Mittel der Rache instrumentalisiert werden. Schuldgefühle gehen in verschiedene Richtungen (gegenüber der Expartnerin, Kindern, Verwandtschaft) und werden wiederum verletzend abgewehrt, indem das bisherige Leben als »endlich beendet« erklärt wird.

Schmauch (2008, S. 296) schreibt über lesbische Familienformen, dass Kinder aus früheren heterosexuellen Partnerschaften als Systemerweiterung ansehen, was die Erwachsenen lieber als Systemwechsel darstellen möchten, und dass das Vergangene in der Gegenwart ein Konfliktpotenzial bleibt.

In einer Aufstellung mit der Exfrau, dem 17-jährigen Sohn und dem neuen Partner wählte der Klient gegenüber dem Vertreter des Sohnes die Worte: »Ich bin dein Vater und ich mag deine Mutter. Wir sind und bleiben deine Eltern. Und jetzt lebe ich mit einem Mann. Ich wünsche mir, dass du das akzeptierst.«

Kinderlose Paare beklagen in der Beratung oft ein fehlendes gemeinsames Drittes bzgl. Zielen, Zukunftsplanung, Sinn. Bei heterosexuellen Paaren gelten der Wunsch nach und die Bemühungen um ein Kind selbstverständlich als verbindendes Element, manchmal scheint der Kinderwunsch eine Entscheidung für die Partnerschaft sogar zu ersetzen. Bezüglich dieser Themen »ziehen« queere Personen inzwischen »gleich«, und die Diskussion um politische Durchsetzung von Adoption, Insemination und Leihmutterschaft wird mit z. T. unversöhnlicher Heftigkeit auch in den eigenen Reihen geführt (Bickert 2017).

Hier halte ich mit Schreiben inne, und beim Wiederlesen des bisherigen Abschnitts fällt mir auf:

Die Anliegen in Psychotherapie und Aufstellungsarbeit mit gleichgeschlechtlich Liebenden haben sich in den letzten zwei Jahrzehnten deutlich geändert. In den 2000er-Jahren spielten Stigmatisierung, Ausschluss und soziales Coming-out eine größere Rolle als heute. Mit sozialer Anerkennung und Sichtbarkeit rückten Themen von partnerschaftlicher und familiärer Beziehungsgestaltung in den Vordergrund,

und diese unterscheiden sich weniger als früher von denen der heterosexuellen Mehrheit in Seminaren.

Trans*, inter* und nicht-binäre Personen kommen bisher vergleichsweise selten in Aufstellungen; womöglich befinden sie sich in ähnlichen Dilemmata wie Homosexuelle früher. Sie fühlen sich nicht repräsentiert, befürchten Vorurteile und können keinesfalls sicher sein, bei Beratern eine offene Grundhaltung oder gar therapeutische Vorerfahrung mit Trans*-Themen anzutreffen. Ihre Situation ist gegenüber cis-geschlechtlichen Homo- und Heterosexuellen insofern komplizierter, weil Letztere zumindest die normative Grundannahme von zwei klar unterscheidbaren Geschlechtern erfüllen. Schwule und Lesben können sich leichter ins bestehende Geschlechtersystem einpassen, Trans*-Personen stellen dieses System selbst infrage. Es geht nicht primär um Fragen von Beziehungen oder Begehren (»darf ich lieben, wen ich will?«), sondern um die gesamte Identität (»darf ich sein, wer ich bin?«).

Ich kannte Max von früheren Aufstellungen. Dieses Mal ging es um seine Neigung zur völligen Selbstüberforderung von früher Kindheit an. Er hatte als inneren kindlichen Anteil die Gruppenälteste gewählt. Im Prozessgeschehen sprach ich einmal »den kleinen Max« an, worauf der Klient neben mir aufstöhnte und so nicht genannt werden wollte. Ich war verwirrt und versuchte es damit, die Stellvertreterin als kleines Mädchen anzusprechen – mit der gleichen Reaktion des realen Max neben mir. Auf die Idee, die Stellvertreterin geschlechtsunspezifisch, zum Beispiel als »Kind«, anzusprechen, bin ich nicht gekommen.

Meine Hilflosigkeit und Nachfragen kamen für Max einem Zwangsouting gleich und gefährdeten für ihn gefühlt seinen Platz in der Gruppe. Er bezeichnete mich nach der Aufstellung als »Trüffelschwein« und wollte die Gruppe verlassen. Mein Versöhnungsangebot war wieder hilflos. Ich bot ihm den Satz an: »Ich bin einer von euch«, den er humorvoll mit einem eigenen Satz quittierte: »Ich bin ein Indianer.«

Es ist gut ausgegangen, alle Beteiligten haben daraus gelernt. »Queere sind keine Diagnosegruppe und brauchen keine spezielle Behandlung – wir wollen einfach alle gesehen werden, wie wir sind« (Max).

Ich biete keine Seminare mehr an, die sich nur an queere Personen richten. Diese braucht es fraglos, je nach (geplantem) Zeitpunkt von Coming-out oder Transition, wenn eine besondere Verletzlichkeit und

Schutzbedarf bestehen. Andere Personen von der eigenen Sexualität oder Identität in Kenntnis zu setzen, birgt immer noch das Risiko, Vorurteilen und sozialer Ächtung ausgesetzt zu sein. Insofern verweise ich hier an Kolleginnen mit Community-Bezug (siehe z. B. Wagner 2017).

Manchmal habe ich Mühe bzgl. Sinn und Notwendigkeit von immer neuen identitären Zuordnungen und unterscheidenden Begriffen, möchte ich mit meiner Arbeit doch gerade Toleranz für Mehrdeutigkeiten fördern und Markierungen überwinden, wer dazugehört und wer nicht. Die z. T. vehement geführten Debatten um Benennungen innerhalb aktivistischer Communitys sehe ich als aufgeladene Selbstverteidigung in Zusammenhang mit Verletzungen und Diskriminierung (*Ausschluss erzeugt Ausschluss,* siehe auch das Glossar von Debus u. Laumann, o. J.). Viele Klientinnen möchten ihre Geschlechtsorientierung oder -identität gar nicht thematisieren (wie Max) und sind wegen anderer Anliegen gekommen. In mannigfaltigen, heterogenen Gruppen besteht die Chance tiefer Verständigung gerade dadurch, dass stellvertretende Wahrnehmung intensive Erfahrungen des »Andersseins« ermöglicht und Verbundenheit jenseits aller Unterscheidungen entstehen lässt. Gleichwohl bedingen Klasse, Heteronormativität, Religion, Alter, Hautfarbe, Cis und Trans* unterschiedliche Erfahrungen, beeinflussen Zugehörigkeiten und sind mit unbewussten Zuschreibungen verknüpft. Das thematisiere ich bei Bedarf mit den Teilnehmenden, auch, dass ich gegen Missverständnisse und Fehler nicht gefeit bin (z. B. in der Ansprache) und Unterstützung brauche. Ansonsten müssen Aufstellende mit dem Dilemma klarkommen, dass wir einerseits keine Unterschiede machen *und* gleichzeitig diversitätssensibel arbeiten möchten.

Postskriptum: Seit November 2024 regelt in Deutschland das Selbstbestimmungsgesetz (SBGG) die rechtliche Anerkennung von Geschlechtseintrag und Vornamen für trans*, inter* und nicht binäre Menschen. Demnach kann jeder Mensch ab 18 Jahren seinen Geschlechtseintrag (männlich, weiblich, divers, kein Eintrag) und Vornamen ändern lassen. Dies gilt mit Zustimmung der Eltern auch für Minderjährige ab 14 Jahren. Eine Änderung des Geschlechtseintrags oder Vornamens ist einmal pro Jahr möglich.[12]

---

12 Herzlichen Dank an Philipp Stavenhagen, Thomas de Neve und Max!

4.3 Strukturen in Aufstellungen

Diana Drexler und Guni Baxa

Insa Sparrer, Matthias Varga von Kibéd und die Grazer Gruppe (Christine Blumenstein, Guni Baxa, Siegfried Essen) haben sich seit Ende der 1980er-Jahre mit der Frage beschäftigt, wie sich Arbeitsprinzipien für Familienaufstellungen auch auf andere Systeme übertragen lassen und wie Fragestellungen bearbeitet werden können, die sich (zunächst) nicht auf Familienthemen beziehen. Insa Sparrer und Matthias Varga von Kibéd entwickelten dann mit den *Systemischen Strukturaufstellungen* (SySt®) einen eigenständigen Aufstellungsansatz, den sie als systemisch-konstruktivistisches Gruppensimulationsverfahren verstanden wissen wollen (Sparrer 2006). Als *Systeme* werden von ihnen alle Arten von Zusammenhängen verstanden, seien es Familien, Organisationen, innere Stimmen, Körperteile. Kurz gesagt ist ein System alles, worum die Beobachterin eine Grenze zieht. Die Anwendung von SySt ist also nicht auf persönliche und familiäre Problemstellungen beschränkt, sondern kann sich auch auf Organisationen, Projekte, Träume und fiktive Systeme wie Drehbücher, Romane oder Marken beziehen. Die SySt-Autoren finden es allerdings passender, von *Strukturen* statt von Systemen zu sprechen. In Strukturen können je nach Thema und Blickwinkel ganz unterschiedliche Teile von Systemen auftauchen, z. B., wenn in der Aufstellung eines Klienten (in seiner Funktion als Führungskraft) und seines Vorgesetzten der Stellvertreter des Chefs in seiner Wahrnehmung »wie der Vater« spricht (siehe auch Abschn. 3.2.8).

Im Folgenden werden wichtige Merkmale von SySt zusammengefasst. Anschließend werden die Arbeit mit einigen *Strukturelementen* sowie *drei Basisformate für Strukturaufstellungen* in Anlehnung an SySt vorgestellt, wie sie von Guni Baxa und Christine Blumenstein mit Vorgehensweisen aus ihrer Dialogisch-systemischen Aufstellungsarbeit (DsA) kombiniert werden. Die Leserin mag sich zu Überlegungen angeregt fühlen, wann sie den Einsatz von Strukturelementen oder Strukturformaten bei Familien- und Beziehungsthemen nützlich findet.

Merkmale und Besonderheiten von SySt (s. a. Daimler 2015, S. 19–25):

- Ein grundlegender Unterschied zu anderen Aufstellungsmethoden ist die konsequente Orientierung an der lösungsfokussierten Kurztherapie von Steve de Shazer und Insoo Kim Berg (*Solution-Focused Brief Therapy* [SFBT]). Beide vertraten die Auffassung, dass Problem und Lösung voneinander unabhängig seien und dass man für die Lösung das Problem nicht kennen müsse. Auch eine Konkretisierung des Themas oder das »Verstehen« von Zusammenhängen historischer oder biografischer Ereignisse im System ist bei SySt weit weniger wichtig als bei dem hier beschriebenen Ansatz. Die Aufstellungen sind in Vor- und Nachbesprechungen mit einem strikt lösungsorientierten Vorgehen eingebettet. Dabei werden lösungsfokussierte Fragen dahingehend gestellt, woran Verbesserungen bzgl. des Themas spür- und erkennbar werden.

- SySt als Metamodell geht prinzipiell davon aus, dass es in den Beziehungsgefügen unterschiedlicher Systeme Strukturähnlichkeiten und Analogien gibt. Die »systemischen Grundsätze« der klassischen Aufstellungsarbeit (ursprünglich »Ordnungen«, in der WISL-Praxis: »Knoten im Taschentuch«) wurden übernommen, systemtheoretisch umformuliert und weiterentwickelt (siehe Daimler 2015, S. 39 ff.). Ihre Anwendung gilt für unterschiedlichste Systeme, und die in einem Kontext gefundenen Lösungen lassen sich prinzipiell auf andere Kontexte übertragen. Dies ist dadurch möglich, dass die Interventionen nicht auf einer inhalts- und bedeutungsbezogenen (semantischen), sondern auf einer *syntaktischen* (d.h. unterschiedsbezogenen) *Arbeitsweise* beruhen.
- Dadurch kann innerhalb einer Aufstellung von einem System in ein anderes gewechselt werden, z. B. wenn ein »Hindernis« für ein berufliches Thema aufgestellt wurde und mit »Mutter« assoziiert wird. Dieser *Strukturebenenwechsel* kann explizit oder implizit erfolgen, im letzteren Fall wird gleichzeitig auf verschiedenen Systemebenen (»systematisch ambig«; Sparrer 2004, S. 125) mit Formulierungen gearbeitet, die für unterschiedliche Systeme passen, z. B. indem in einem Rückgaberitual nicht konkretisiert wird, wem etwas zurückgegeben wird: »Ich gebe dir das Schwere, es gehört nicht zu mir.«
- Auch die Übernahme der sogenannten *Anordnungsprinzipien* für Umstellungen von Repräsentanten (Daimler 2015, S. 222 f.) sowie rituelle Sätze (ebd., S. 405 f.) erfolgen z. T. konsequent gemäß den klassischen Vorgehensweisen, wobei betont wird, dass

entsprechende Vorschläge für Plätze und Sätze nicht normativ, sondern ausschließlich kurativ anzuwenden seien.
- Als grundlegende Haltung gilt, dass *Prozess vor Inhalt* steht. Die Fragen der Aufstellerin an Klientin und Repräsentanten sind konsequent unterschiedsbasiert. Wenn Umstellungen stattfinden, wird nach Empfindungsänderungen statt nach Befindlichkeiten gefragt und nicht interpretiert oder gedeutet (»besser, schlechter, gleich, anders« im Gegensatz zu: »wie fühlst du dich jetzt?«). Auch auf kausal-erklärende Kommentare bzgl. dieser Veränderungen wird verzichtet, z. B. dass ein Symptom aus Loyalität zur kranken Mutter entwickelt worden sei.
- Prinzipiell besteht die Möglichkeit, dass alle Elemente *verdeckt* bleiben, d.h., dass weder die Leiterin noch die Repräsentanten wissen müssen, wer wen darstellt. Auch wenn »offen« gearbeitet wird, sollen Deutungen seitens der Aufstellerin oder der Repräsentanten vermieden werden, sie kommen ausschließlich von der Anliegenbringerin selbst.
- Als zielführend für eine Aufstellung gelten ausschließlich die *Einbeziehung von Ausgeschlossenem und die Simulation von Lösungen* (Vorhemus 2016, S. 30). Daraus ergibt sich auch, dass der Mehrgenerationenperspektive im Sinn einer Beschäftigung mit Verstrickungen aus der Vergangenheit weniger bzw. nur implizite Bedeutung zukommt zugunsten von Zukunfts- und Lösungsorientierung.

Sparrer und von Kibéd setzen ihre Forschungen bzgl. SySt in höchst kreativer Weise kontinuierlich fort, und es gibt eine wachsende Zahl von Aufstellungsformaten für unterschiedliche Anwendungsgebiete und Fragestellungen (siehe z. B. Sparrer 2004, 2006, 2021). Interessierten Fortgeschrittenen seien ihre Weiterbildungen und die der von ihnen zertifizierten Lehrenden nahegelegt.

Zum besseren Verständnis erfolgt die *Darstellung dreier Basisformate* möglichst strukturiert und orientiert sich tendenziell an jeweils drei Fragestellungen:

- *Wann* ist der Einsatz dieser Struktur empfehlenswert?
- *Was* wird aufgestellt?
- *Wie* können Prozessschritte exemplarisch aussehen?

4.3.1 Das ausgeblendete Thema

Das ausgeblendete Thema bezieht sich auf eine Grundgegebenheit menschlichen Wahrnehmens, das sich in einem Vordergrund (aktueller Fokus) und einem Hintergrund (was es sonst noch gibt, der Kontext) abspielt. Demnach kann in der vordergründigen (bewussten) Fragestellung ein Aspekt inkludiert sein, der zwar aktuell nicht im Fokus steht, aber für das Thema womöglich eine Rolle spielt.

Wir unterscheiden zwischen dem »ausgeblendeten Thema« als Strukturelement und als Format.

Das Strukturelement »ausgeblendetes Thema«

Wann?

Wenn der Arbeitsprozess stockt und/oder wenn die Idee aufkommt, dass eine Person oder eine Information fehlt, kann diesem fehlenden Aspekt ein Platz gegeben werden.

Was und wie?

»Das, worum es noch geht«, »das, was wir nicht wissen«, »das, was im Bild noch fehlt« kann von der Klientin aufgestellt werden oder es wird eine Repräsentantin dafür gewählt und diese sucht sich selbst einen Platz im Bild.

Wenn die Hypothese entsteht, dass in einem aufgestellten Element oder in einer Person etwas verborgen und dadurch ausgeblendet ist, kann dies durch den Einsatz der *kataleptischen Hand* (siehe Abschn. 3.2.8) »herausgezogen« werden und einen eigenen Platz erhalten.

Das Aufstellungsformat »ausgeblendetes Thema«

Wann?

Mit dieser Struktur können wir uns einem Thema vorsichtig vertiefend annähern, wenn die Klientin sich für mögliche »Hintergründe« dieses Themas interessiert (ein schwelender Konflikt, unklare Symptome etc.). Ein solches Forschungsexperiment kann am Anfang einer längeren Arbeit stehen, und es braucht dafür keine ausführliche Anliegenklärung. Vielmehr geht es darum, dass die Existenz eines ausgeblendeten Themas für möglich gehalten und es überhaupt angeschaut wird.

Was?

- *Fokus:* der Aspekt der Klientin, der (unbewusst) entscheidet, was im Vordergrund und was im Hintergrund ist.
- *Offizielles Thema:* »Worum soll es gehen?«, »Was ist die Frage?« (das Bewusste). Das Thema kann, muss aber nicht benannt werden.
- *Ausgeblendetes Thema* (Thema hinter dem Thema): »Was könnte noch wichtig sein?« (das, was noch nicht erforscht ist). Dieses Element bleibt inhaltlich unbestimmt.

Andere hilfreiche Aspekte werden bei Bedarf hinzugenommen, zum Beispiel »das, was der Fokus braucht«, »das, was gebraucht wird, um sich dem Thema überhaupt zuwenden zu können«, »das, was hier noch zusätzlich eine Rolle spielt«.

Wie?

Im Aufstellungsverlauf geht es häufig um Vorgänge von Annäherung, Wahrnehmung, Würdigung und eventuell um Ergänzung durch weitere Aufstellungselemente. Um das Hinschauen (das manchmal eine Konfrontation darstellen mag) zum ausgeblendeten Thema zu erleichtern, wird auf genügend Abstand geachtet (evtl. Abgrenzung mit einem Tuch).

Die weiteren Schritte ergeben sich aus dem Prozess, zum Beispiel aus Anregungen der Stellvertreterin und aus dem Austausch zwischen Leiterin und Klientin.

Wenn im Anfangsbild die Elemente keinen Kontakt miteinander haben, können sie so umgestellt werden, dass alle Blickkontakt aufnehmen können.

Wenn der Fokus stark auf das ausgeblendete Thema reagiert, kann dies ein Hinweis für dessen Wichtigkeit sein und die Möglichkeit eröffnen, dass dieses sogar das eigentliche Thema ist, das dem offiziellen Thema zugrunde liegt.

Mögliche Prozessschritte/ Sätze können dann sein:

Klientin – ausgeblendetes Thema:

- »Du machst mich auf etwas aufmerksam, das ich bisher nicht gesehen habe.«
- »Ich weiß nicht, wer oder was du bist, aber etwas in meiner Seele versucht etwas zu lösen, was zu dir gehört. Jetzt sehe und spüre ich dich.«

- »Worauf immer du hinweist, dafür stelle ich einen Aspekt zu dir, der hilfreich sein könnte« oder »ich stelle mir eine gute Lösung vor« (ein Lösungsaspekt wird dazugestellt).

In diesem »Die-Lösung-für-möglich-Halten« ist der Blickkontakt des Fokus (und später der Klientin) mit dem Lösungsaspekt hilfreich als Test, ob ein Impuls oder Gefühl entsteht. Wenn die Klientin ins Bild gestellt wird, gibt ihr der Fokus über Blickkontakt den Prozess weiter, den er schon durchgegangen ist.

Klientin – offizielles Thema: »Ich bin dem ein wenig nähergekommen, was bei dir noch eine Rolle spielt.«

Klientin – Lösungsaspekt: »Ich vertraue es dir an. Ich kann es noch nicht lösen.«

Das ausgeblendete Thema als narrative Struktur (nach Christine Blumenstein)

Bei dieser Arbeit mit einem ausgeblendeten Thema wird im Vergleich zum oben beschriebenen Vorgehen bewusst mit Inhalten und explorativen Prozesselementen gearbeitet. Leiterin und Klientin haben einen »Entdeckungskontrakt« im Unterschied zu einem »Veränderungs- oder Lösungsfindungskontrakt«, d. h., es geht um eine Erweiterung des Ideenhorizonts der Klientin darüber, was mit dem vordergründigen Thema noch in einem interessierenden Zusammenhang stehen könnte. Dazu werden die Stellvertreter im Bild auch inhaltlich befragt, die Klientin erkundet ihre Assoziationen dazu, ohne dass mit ihr in Narrative zum Thema eingestiegen wird. Dieser Prozess wird so lange fortgesetzt, bis die Klientin genug Hinweise und Ideen hat.

Ein Klient mit chronischen Schulterschmerzen interessiert sich für Ideen, wie er sich um das Thema noch auf andere Weise als um medizinisch-diagnostische Aspekte kümmern könnte.

Aufstellung: Fokus, Schulterschmerz (Thema), Thema im Thema

Im Prozessverlauf äußert sich der »Schulterschmerz« wie ein Antreiber. Es wird ein Element herausgezogen, das der Klient selbst als »weiblich« und schließlich mit etwas Mütterlichem assoziiert, dieses erhält einen eigenen Platz im Bild.

Der Klient wird immer wieder in Entscheidungen für die Prozessschritte einbezogen, z. B.: »Sollen sich die Stellvertreter selbst bewegen oder soll ich sie befragen?«, »Möchtest du etwas von ihren Impulsen besser verstehen?«, »Redet das ausgeblendete Thema wie eine Qualität oder wie eine Person?«. Dafür macht die Leiterin öfter ein Time-out: Sie teilt ihre Beobachtungen mit und legt die Kriterien offen, nach denen sie sich für Interventionen entscheidet.

Die Fragen an die Stellvertreter sind inhaltlich explorativ: »Was habt ihr bis jetzt erlebt?«, »Wie erlebt ihr die Beziehungen untereinander?«.

Wenn er das möchte, kann sich der Klient nach einiger Zeit selbst ins Bild stellen. Er nimmt mit den Händen Kontakt mit seinem Stellvertreter auf und »holt« sich die Erfahrungen ab, die dieser in der Rolle gemacht hat. Der Stellvertreter teilt seine wichtigsten Erfahrungen in der Aufstellung auch sprachlich mit.

Die Aufstellung endet mit der Frage an die Stellvertreter, ob sie dem Klienten noch etwas mitteilen möchten.

4.3.2 Problemaufstellung (PA)

Bei diesem Format werden Aspekte des Sprachspiels rund um den Begriff *Problem* und dessen Aufrechterhaltung aufgegriffen, wie sie auch in den Fragetechniken der SFBT vorkommen. Es eignet sich in der Aufstellungsarbeit als Einstieg und kann auch bei Beratungsgesprächen im Einzelsetting und mit Bodenankern eine hilfreiche Orientierung geben.

Wann?

Eine Problemaufstellung ist für nahezu alle Anliegen geeignet. Sie ist hilfreich, ein Problem neu zu betrachten, ohne dass dieses selbst aufgestellt wird, sondern vielmehr das Ziel, das bisher nicht erreicht wurde.

Wie bei vielen Strukturaufstellungsformaten kann auch bei der Problemaufstellung verdeckt gearbeitet werden, dann bleiben einzelne oder alle Elemente inhaltlich ungenannt.

Familien- und andere Systemaufstellungen können jederzeit durch Strukturelemente der Problemaufstellung ergänzt werden.

Was?

- *Fokus:* der Aspekt der Klientin, der das Problem als solches erlebt. Er repräsentiert also nicht ihr volles Potenzial, sondern nur den Aspekt, der über die Fragestellung in den Vordergrund gerückt ist.

- *Ziel (Wunder, Vision, Lösung, Erwartung):* Damit wird implizit oder explizit die Hoffnung der Klientin markiert, dass es etwas Besseres als das Problem gibt.
- *Hindernis(se):* Aspekte, die für die Nichterreichung des Ziels verantwortlich gemacht werden.
- *Evtl. Ressource(n):* bisher für die Zielerreichung noch nicht wahrgenommene oder ungenutzte Möglichkeiten der Unterstützung. Wenn es mehrere Hindernisse gibt, braucht es womöglich mehrere Ressourcen.
- *Evtl. (verdeckter) Gewinn:* Dieses Element ist mit folgenden Fragen verbunden: »Wofür ist das Problem in meiner jetzigen Situation nützlich?«, »Welche Vorteile haben ich oder andere, denen ich loyal bin, dadurch, dass das Problem noch nicht gelöst ist?«, »Welchen Preis müssten ich oder andere zahlen, wenn das Problem gelöst wäre?«. »Gewinn« ist hier nicht egoistisch gemeint, vielmehr geht es oft um unbewusste Loyalitäten oder Bindungen im Herkunftssystem.
- *Evtl. zukünftige Aufgabe* (hinter dem Ziel): der größere Kontext, in den das Ziel eingebettet ist; das, was kommt, wenn das Ziel erreicht ist: »Was wird dann die Herausforderung sein?«

Wie?

- Davon ausgehend, dass es mit Blick auf ein Problem schon implizite Vorstellungen oder Hoffnungen gibt, wo es hingehen könnte, wird auf die damit einhergehenden Veränderungen bereits beim Vorgespräch fokussiert, aber weniger auf Inhalte als auf Unterschiede in Gefühlen, Körperreaktionen und Verhalten. Dabei kommen Fragetechniken aus der lösungsfokussierten Therapie (SFBT) zum Einsatz, z. B.: »Woran wirst du merken, dass sich etwas positiv verändert hat?«, »Wo und wie wirst du die Veränderung im Körper wahrnehmen?«, »Werden das auch andere bemerken?« etc.
- Die Klientin beginnt die Aufstellung mit Fokus und Ziel, im weiteren Verlauf werden die anderen Elemente dazugestellt.
- Wenn es keinen Blickkontakt zwischen Fokus und Ziel gibt, wird dieser schon früh hergestellt.
- Die Elemente werden befragt, Bewegungsimpulse werden erkundet und ausgeführt.

- Wenn es jemandem schlecht geht, kann etwas dazugestellt werden, »was die Position erträglicher macht« oder »was hier gebraucht wird«.

Je nach Positionierung der Elemente oder Reaktionen der Stellvertreter ergeben sich *Hinweise für mögliche Prozessschritte,* hier einige Beispiele:

In Bezug auf das Ziel:

- Wenn im Anfangsbild das *Ziel hinter der zukünftigen Aufgabe* steht, kann dies ein Hinweis sein, dass der zweite Schritt vor dem ersten versucht wird, hier kann ein Tausch der Elemente erfolgen.
- Wenn das *Ziel hinter dem Fokus* steht, kann das auf ein Loyalitätsthema mit der Herkunft/Vergangenheit hinweisen. Dies könnte man die Klientin anschauen lassen und/oder das verdeckte Thema ablösen.

In Bezug auf das Hindernis:

- Jedes Hindernis könnte schon eine *verdeckte Ressource* darstellen, und ein überwundenes Hindernis kann eine Ressource werden. Um das zu erkunden, helfen im Prozess Fragen bzgl. folgender Hypothesen: »Es hatte womöglich einen Sinn, dass bisher das Ziel nicht erreicht wurde, z. B. eine gute Absicht, eine (Schutz)funktion für das Ich oder das Familiensystem.« Durch Fragen und Umstellungstests kann der verdeckte Sinn von Hindernissen zutage treten (»Womit musst du / muss jemand anders fertigwerden, wenn das Hindernis verschwunden ist?«). Sie wandeln sich dann zu Wächtern und können bei Würdigung ihrer bisherigen Funktion zurücktreten.
- Hindernis (wie auch verdeckter Gewinn) gehören oft in die Vergangenheit und waren eventuell für das Kind einmal wichtig. Ein Test für diese Hypothese kann sein, das Hindernis hinter den Fokus zu stellen und/oder den Fokus mit ihm Blickkontakt aufnehmen zu lassen.

In Bezug auf den (verdeckten) Gewinn:

- Eine Problemstabilisierung kann durch einen verdeckten Gewinn begünstigt werden, zum Beispiel: Zeit- oder Energieersparnis,

Angstvermeidung, Risikominderung, Loyalitäten. Dann kann eine Problemlösung letztlich als kostenintensiver erlebt werden als die Aufrechterhaltung des Problems. Fragen dazu können sein: »Womit bin ich konfrontiert, wenn das Problem gelöst ist?«, »Wofür ist das Problem in meiner jetzigen Situation nützlich?«. Es kann also gute Gründe für die Vermeidung einer Verhaltensänderung geben. Der (verdeckte) Gewinn wird in der Aufstellung zum Preis, der für die Problemlösung bezahlt werden muss. Dadurch wird die erreichte Lösung besonders wertvoll.

In Bezug auf Ressourcen:

Potenzialorientiertes Arbeiten geht davon aus, dass Klienten prinzipiell über Ressourcen zur Problemlösung verfügen. Wenn diese (noch) nicht benannt werden können, kann ein Element als verdeckte Ressource aufgestellt werden.

- Wenn eine Ressource zwischen Fokus und Ziel gestellt wird, könnte es sich statt um eine Ressource um ein Zwischenziel handeln.
- Die Platzierung der Ressourcen kann zunächst mit der Repräsentantin für den Fokus der Klientin erfolgen, die Klientin selbst justiert dann später so nach, dass sie die Ressourcen körperlich gut ankern kann. Sie stehen dann zum Beispiel hinter oder neben ihr, wobei rechts häufig ein guter Platz für äußere, links für intrapersonelle Ressourcen (z. B. Begabungen, Fähigkeiten, Herzensqualitäten usw.) ist.
- Wenn die Stellvertreterin einer Ressource wenig »ressourcenhaft« spricht oder agiert oder wenn kein guter Platz für sie gefunden wird, kann eine Verwechslung oder Überlagerung vorliegen und mittels kataleptischer Hand ein Aspekt abgelöst werden, der ein Hemmnis für die Ressourcenwirkung ist.

In Bezug auf die zukünftige Aufgabe:

Nach der Erreichung eines Ziels rücken meistens neue Aufgaben in den Blick.

»Das, was danach dran ist« kann Bestandteil des Problems sein, insofern als die künftige Aufgabe womöglich als schwerer erlebt wird als das aktuelle Problem.

Eine Frau mit Heiratswunsch kennt aus ihrem System den Glaubenssatz: »Nach der Heirat ist das Leben vorbei.«

Mögliche Fragen sind: »Was erwartet dich nach der Lösung des Problems?«, »Womit musst du dich dann als Nächstes auseinandersetzen?«, »Was kommt nach dem Erfolg«?

4.3.3 Glaubenspolaritätenaufstellung (GPA)

Grundlage dieses Formats ist ein Schema für die Einteilung religiöser Systeme des französischen Religionsphilosophen Frithjof Schuon (1981). Er ging davon aus, dass religiöse Traditionen sich nach unterschiedlichen didaktischen Schwerpunkten unterscheiden lassen. Diese sind bei den monotheistischen Weltreligionen im Christentum die Aufforderung zu Nächstenliebe (Herz), im Judentum die Betonung des Gesetzes, der Ordnung (Hand und Fuß), im Islam lebenslanges Lernen, Wissen (Kopf). Die Glaubenspolaritätenaufstellung enthält diese Elemente *(Liebe, Ordnung, Wissen) als essenzielle Qualitäten* und basiert auf den Grundannahmen, dass diese in jedem System gleichermaßen vorhanden sein bzw. geschätzt werden sollten und dass jede Qualität die beiden anderen implizit enthält. Um die Begriffe Liebe, Ordnung, Wissen lassen sich jeweils *Wortwolken* mit vielen, feinen Bedeutungsvarianten konstellieren. Einige davon sind hier beispielhaft aufgeführt.

Liebe: Vertrauen, Mitgefühl, Schönheit, Ästhetik, Hingabe, Sehnsucht, Güte, Selbstachtung/Selbstliebe.

Ordnung: Struktur, Handlung, Arbeit, Verantwortung, Ausgleich von Nehmen und Geben, das strukturgebende Element des Lebens.

Wissen: Denken, Einsicht, Klarheit, Erkenntnis, Wahrheit, Vision.

Je nach Sprachgebrauch und Systemtyp wird für die Aufstellung der für Klient und Situation stimmigste Begriff gewählt, zum Beispiel im Familienkontext »Liebe«, im beruflichen Kontext »Vertrauen«.

Die Elemente werden bei Themen eingesetzt, wo es große stabile Ressourcen braucht, z. B. bei existenziellen Fragestellungen in Aufstellungen, bei Großgruppenprojekten, wo die Qualitäten bedeutsam werden könnten, oder bei der Veränderung von Glaubenssätzen. Sie werden immer als *drei fixe Positionen (Orte) eines gleichschenkligen Dreiecks* von drei Repräsentanten verkörpert und nicht bewegt.

In der Mitte kann als besondere Ressource eine Stellvertretung für die *Verkörperung von Weisheit* platziert werden. Sie hat u. a. mit Humor,

Spiritualität, Kreativität zu tun und symbolisiert das »Wissen, dass sich alles verändert« sowie »das rechte Handeln zur rechten Zeit«. Während der Aufstellung kann sie sich frei bewegen und agieren *(freies Element)*, manchmal gibt sie Hinweise für das Prozessgeschehen.

Im Folgenden werden drei Basisstrukturen der Glaubenspolaritätenaufstellung (GPA) vorgestellt.

Die GPA als Großgruppenstruktur

Wann?

Dieser Prozess ist eine meditative Einzelarbeit in der Gruppe zur Bewusstmachung und Vergewisserung von grundlegenden Kraftquellen, verkörpert durch die drei Pole.

Was und wie?

- Je nach Gruppengröße vertreten jeweils ein bis zwei Personen die drei Qualitäten, angeordnet im gleichseitigen Dreieck. Um sie als solche zu erkennen, werden sie in ihrer Funktion markiert, z. B. mithilfe von Schals.
- Die Teilnehmenden gehen in ihr jeweiliges »Forschungsprojekt«: »Steh auf, spüre, atme, klopfe dich ab, schüttele dich, lass Stille eintreten, und wenn du bereit bist: Wo zieht es dich hin? ... Nimm auf deine Weise Kontakt zu den Qualitäten auf und experimentiere: Was passiert im Blickkontakt? Wie fühlen sich unterschiedliche Abstände an und welcher ist für den Moment stimmig? Tauchen Impulse auf, zum Beispiel, sich anzulehnen, zu Füßen einer der Qualitäten zu sitzen?« usw.
- Jede geht schweigend in ihren eigenen Prozess. Die Qualitäten können mehrmals »besucht« werden, oft verändert sich der Kontakt im Lauf des Geschehens.
- »Bist du allen drei Qualitäten begegnet, hast sie wahrgenommen, körperlich gespürt, dann ist es möglich, in die Mitte des Dreiecks zu gehen: Wie fühlt es sich da an? Was ist, wenn alle Qualitäten gleichzeitig in dir zusammenfließen und einen guten Platz in dir haben?«
- Repräsentanten der Qualitäten bitten jemanden, ihre Position einzunehmen, wenn sie auch als Forschende unterwegs sein möchten, und umgekehrt können bisher »Forschende« den Repräsentanten einer Qualität um seinen Platz bitten. Wer fertig ist, setzt sich außerhalb des Kreises.

- Zum Abschluss kann jemand für die Weisheit in die Mitte gestellt werden. Die Vertreter der Qualitäten bewegen sich langsam auf die Mitte zu, bis sie sich mit den Händen fassen können. Die Teilnehmenden bilden einen Kreis um sie. Im schrittweisen Zurücktreten aus dem Händekreis legen die Qualitäten ihre Funktion ab – indem sie etwa den Schal abnehmen – und gliedern sich in den größeren Teilnehmerinnenkreis ein.

Die GPA als Rahmen für andere Aufstellungen

Wann?

Die GPA als Rahmen (Metaaufstellung) kann als kraftvolles Netz um die eigentliche Aufstellung gespannt werden. Dies ist z. B. hilfreich, wenn sich bei der Anliegenklärung schwerwiegende Themen abzeichnen und wenn es um (Groß-)Gruppenkonflikte oder politische Fragestellungen geht. Von den Polaritäten als Kraftquellen können Hinweise zur Fragestellung erbeten werden, sie mildern die Wucht der Konflikte des aufgestellten Systems.

Was und wie?

Die drei Pole der GPA werden zuerst wie ein Rahmen aufgestellt, dann erfolgt die eigentliche Aufstellung. Systemelemente sind frei, bei den Polen Kraft zu tanken, um Rat zu bitten, auszuruhen.

Einzelne Aspekte dieses Aufstellungsformats können als Werteelemente in Aufstellungen nützlich sein, z. B. in diesem Sinn: »Was passiert, wenn wir jemanden für die Klarheit dazustellen?«

Die GPA als Aufstellungsformat zur Modifizierung von Glaubenssätzen

Wann?

Dieses Format eignet sich für die Arbeit mit Personen, die Glaubenssätze, Familienregeln und dysfunktionale Überzeugungen verinnerlicht haben. Es wird geprüft, wo der Klientin die genannten Werte als Ressourcen fehlen, z. B., weil sie im System abgelehnt wurden oder von familiären Themen, sozialer Schicht, Kultur überlagert sind.

Was und wie?

- Die Elemente werden von der Klientin an ihre Orte gestellt und befragt – hier können sich schon erste Hinweise ergeben, ob sich die Pole gut und in ihrer Kraft fühlen oder einer geschwächt, schwer zugänglich, überlagert ist.

- Die Klientin stellt ihre Stellvertreterin (Fokus) in das Dreieck, diese wird ebenfalls zu ihrer Wahrnehmung befragt. Die Klientin flüstert dem Fokus den belastenden Glaubenssatz ins Ohr, der Fokus spricht den Satz in einer für die Klientin passenden Weise aus, wobei auf Stimme, Lautstärke und Tonfall geachtet wird.
- Der Fokus beginnt seine Wanderung zu den drei Polen. Dabei zeigt sich, ob diese frei zugänglich sind und er zu jedem Pol Kontakt aufnehmen kann. Wo nicht, beginnt die Prozessarbeit. Zum Beispiel kann ein ursprünglicher Kraftpol von biografischen Ereignissen verschleiert, durch sie verwechselt oder überlagert sein. Dabei können Personen eine Rolle spielen, die vormals die Aspekte Liebe, Wissen und Ordnung vermittelt haben oder vermitteln sollten.
- Eine nützliche Intervention ist, hinter den (vermeintlichen) Pol die eigentlich gemeinte Kraftquelle treten zu lassen, woraufhin der erste Repräsentant auf die Seite / nach hinten rückt als Aspekt oder Person, die mit der Kraftquelle verwechselt wurde. Daraus ergeben sich neue Fragen und Interventionen, zum Beispiel: »Hat der Fokus nun Zugang zur Energie?«, »Ist eine Würdigung der Person sinnvoll, die mit der Kraftquelle verwechselt wurde?«.
- Spätestens hier wird die Repräsentantin der Weisheit ins Bild gebracht. Sie wird zu einem unterstützenden Teil in der Aufstellung und kann zwischendurch um Rat gebeten werden.
- Der Fokus geht von Position zu Position und überprüft jeweils auf ähnliche Weise, ob diese frei und Kraftorte sind.

Zusammenfassend ist das Ziel dieser Arbeit eine Freilegung der Pole von Überlagerung oder Vermischung hin zu Ressourcen und Ratgebern.

5 Aufstellungsarbeit im Einzelsetting

Parallel zur wachsenden Popularität der Gruppenseminare gab es schon frühe Versuche von Praktikern, Aufstellungsarbeit mittels Bodenankern, Stühlen oder Figuren auch in Einzelsitzungen nutzbar zu machen (de Philipp 2011; Franke 2012; Schneider u. ten Hövel 2023). Gegenüber dem Gruppensetting kann hier szenisches Arbeiten bedarfsgerecht und flexibel in Beratungs- und Therapieprozesse integriert und die Arbeit an bestimmten Themen »dosiert« über einen längeren Zeitraum hinweg fortgeführt werden.

In diesem Kapitel werden zwei Formate vorgestellt, die ich für die Arbeit im Einzelsetting ausgearbeitet habe und regelmäßig anwende: szenisches Arbeiten mit dem Genogramm und die Arbeit mit Figuren. Abschließend wird die Einzelarbeit mit Neuro-Imaginativem Gestalten (NIG®; Madelung u. Innecken 2025), einem kreativen, körperorientierten Aufstellungsansatz, vorgestellt (Silke Humez).

5.1 Szenisch arbeiten mit dem Genogramm

Genogrammarbeit wurde schon in den 1980er-Jahren ein Standardinstrument in der strategischen und strukturellen Familientherapie (McGoldrick 2003). Ein Genogramm ist die »psychologische« Version eines Familienstammbaums, insofern familiäre Beziehungen inklusive sozialer und emotionaler Aspekte erfasst werden. In den klassischen Versionen werden *drei Arten von Informationen* über Familien erhoben:

- *Fakten* wie Geburts-, Sterbe-, Hochzeits-, Scheidungsdaten;
- *Merkmale* einzelner Familienmitglieder bzgl. Beruf, Gesundheit, Eigenschaften;
- *Beziehungsmuster* der Angehörigen untereinander bzgl. Nähe, Distanz, Konflikten, Ausschluss.

Ziel ist es, familiäre Strukturen, Beziehungen und generationenübergreifende Muster zu reflektieren und deren Bedeutung für die eigene Geschichte zu erforschen.

Hildenbrand (2005b; 2013) entwickelte einen eigenen, ressourcenorientierten, systematisch-rekonstruktiven Ansatz der Genogrammarbeit als *Sequenzanalyse*. Als Sequenzen werden kurze, in sich geschlossene Text- und Handlungspassagen bezeichnet, die als repräsentativ für den Fall erachtet werden. Ziel der Methode ist es, *Entscheidungsprozesse* von Einzelnen und Familien strukturiert analysieren zu können. Dazu werden zunächst die objektiven Daten und kritischen Lebensereignisse zur Familie zusammengestellt und Sequenz für Sequenz auf die damals möglichen *Handlungsmöglichkeiten* der Beteiligten unter den gegebenen sozialen Rahmenbedingungen hin untersucht. Erst danach wird in die Analyse einbezogen, wie die Personen tatsächlich entschieden und gehandelt haben, und aus diesem Vergleich werden zentrale Lebensthemen rekonstruiert. Begleitend werden intensive Recherchen mittels Landkarten, Internetportalen und Fachliteratur über historische Kontexte angestellt, und zu guter Letzt Handlungsmöglichkeiten und faktisches Handeln, gelebte und erlebte Lebensgeschichte verglichen. Dabei spielt nicht nur eine Rolle, *was* erzählt wird, sondern *wie* eine Person Entwicklungen und Entscheidungen in ihrem Familiensystem deutet und erlebt (hat). Eine Besonderheit dieser Arbeit ist, dass die sequenzielle Rekonstruktion bei der ältesten Generation beginnt.

Intensive Genogrammanalysen finden auch als Vorbereitung einer *Familienrekonstruktion* (Crone 2018) oder bei der *systemisch-familienbiografischen Arbeit* von Birgit Hickey (2023) statt.

Bisher gelten für die Erstellung von Genogrammen relativ einheitliche Regeln und Symbole (McGoldrick 2003; Hildenbrand 2005a; Crone 2018; Hickey 2023). Die meisten sind noch (wie Lehrbücher und Arbeitsmaterialien auch) binär aufgebaut (Quadrat männlich, Kreis weiblich) und bilden geschlechtliche Vielfalt nicht ab. Für die Erstellung *gendersensitiver Genogramme* gibt es verschiedene Vorschläge, die noch nicht einheitlich angewendet werden (Barsky 2022). Ich selbst verzichte derzeit noch auf eine neue Standardisierung, setze aber die klassische Lesart nicht ungefragt voraus, sondern frage die Klientin, welche Bezeichnungen, Symbole, Namen und Ansprache wir verwenden sollen. In jüngerer Zeit werden gehäuft *signifikante Andere* außerhalb der Kernfamilie und *Wahlverwandtschaften* als bedeutsam für die eigene Identitätsentwicklung genannt. Diese können farblich differenziert zusätzlich zu Familie und Verwandtschaft eingetragen werden.

Mein eigener im Folgenden beschriebener Einsatz eines Genogramms unterscheidet sich in der Intention und im Vorgehen deutlich von den oben genannten Vorgehensweisen. Einige Hinweise dazu:

- Genogrammarbeit wird selten ausführlich und als eigenständige Methode eingesetzt, ist aber ein wichtiges Arbeitsmittel im Einzelsetting (und in Aufstellungsseminaren). Die *genogrammorientierte Verschriftung von Informationen* über die Familie steht meistens am Anfang einer Therapie oder Beratung und wird fortan für eine szenische Begleitung der Gespräche genutzt. Das Aufzeichnen geschieht anfangs fast beiläufig und das Gespräch begleitend als *Visualisierungshilfe*, nach dem Motto: »Ich möchte mir gern ein Bild von Ihrer Familie machen.« Dies geschieht ohne Anspruch auf Vollständigkeit und ist, wie die Anliegenklärung beim Aufstellen, bewusst komplexitätsreduzierend und von Beginn an auf das Anliegen fokussiert.
- Wir beginnen mit einem *Genogrammgerüst* und den Basisinformationen bis zur Großelterngeneration (»Wer gehört dazu?«, siehe Abschn. 4.1.1) und enden mit der Frage: »Was ist Ihnen bezogen auf Ihr Thema noch wichtig, über Ihre Familie mitzuteilen?« Die genannten Informationen (z. B. Symptome, Lebensereignisse, besondere Schicksale im System) werden als *Stichworte ins Bild* eingetragen. Schon beim Erstellen können der Klientin interessante Zusammenhänge auffallen, zum Beispiel, dass sie über die väterliche Linie im Gegensatz zur mütterlichen fast nichts weiß, dass es generationsübergreifend ähnliche Themen bei bestimmten Personengruppen gibt, dass bisher nicht gesehene zeitliche Zusammenhänge zwischen verschiedenen Ereignissen bestehen.
- Das Genogrammfragment ist in jeder Sitzung auf dem Flipchart zu sehen, sodass die Klientin oder ich prozessabhängig darauf zurückkommen, Informationen ergänzen, Muster analysieren können. Meine Nachfragen und Inputs orientieren sich an den bekannten Heuristiken (siehe Abschn. 4.1.1). Diese werden manchmal überrascht aufgenommen, z. B., wenn Gestorbene, Totgeborene, frühere Ehepartner oder Herzensbindungen eingetragen werden.

Im Folgenden wird szenisches Arbeiten mit dem Genogramm an einem Beispiel verdeutlicht.

Ein Paar kommt zum Erstgespräch wegen anhaltender depressiver Zustände der Frau und ihrer Ablehnung gegenüber dem zweijährigen Sohn seit dessen Geburt. Sie sei wegen einer postpartalen Depression stationär und danach ambulant behandelt worden und komme mit der Empfehlung, »nun auch auf ihre Familie zu schauen«. Zum Kennenlernen werden das Gegenwartssystem und dann familiäre Daten aus dem Herkunftssystem der Frau aufgezeichnet. Folgende Informationen werden erhoben und eingetragen (siehe Abb. 1):

- Das Paar hat noch eine 6-jährige Tochter;
- Die Frau hat einen jüngeren Bruder, den sie lange auch finanziell unterstützt habe. Er leide an Spielsucht, sei inzwischen wohnungslos, derzeit bestehe kein Kontakt;
- Die Mutter sei Witwe, der Vater sei mit 50 »an Alkohol« gestorben. Die Ehe sei unglücklich gewesen, habe die Mutter doch immer ihrem früh verstorbenen Verlobten nachgetrauert.
- Der Vater der Mutter sei gestorben, als sie 8 Jahre alt war. Mit ihren beiden älteren Brüdern habe sie wegen Erbstreitigkeiten keinen Kontakt.

Zu diesem Zeitpunkt entfährt es dem Mann, hier seien doch alle Männer Versager, inklusive ihm selbst. Er sei nach drei Bandscheibenvorfällen derzeit nicht berufsfähig.

In der kurzen Rekonstruktion der zwei Jahre seit der Geburt des Sohnes werden der Frau ihre magischen Verknüpfungen mit der Vergangenheit deutlich:

- Mit Blick auf das Bild stellt sie betroffen fest, dass es keine »unversehrten« Männer in ihrem System gebe, ihr fallen nur Leid, Versagen oder Sterben zu ihnen ein.
- Sie habe schon während der Schwangerschaft befürchtet, dass ihr Kind ein Junge werde (mit der Tochter habe sie nie emotionale Probleme gehabt), sie könne sich für ihn keine gute Zukunft vorstellen.

In einem weiteren Schritt wird der Klientin angeboten, mittels Genogramm noch einmal Kontakt zu Personen in ihrem System aufzunehmen. Dies geschieht, indem die Therapeutin mit ihrer Hand als stellvertretender Repräsentanz einzelne Personen aus dem Bild »hervortreten« und die Klientin imaginativ Kontakt mit diesen aufnehmen lässt. Dabei werden ihr diagnostische und kurative Sondensätze angeboten (siehe Abschn. 3.2.5), z. B. Richtung Vater: »Es tut mir so leid, dass ihr keine gute Ehe hattet, und es war schwer für mich, keine glücklichen Eltern zu haben. Schau«, – sie zeigt auf ihren Mann: »Ich bin glücklich verheiratet und habe zwei Kinder.« Solche

Interaktionen finden auch mit anderen Personen aus ihrem Herkunftssystem statt, dann wendet sie sich direkt ihrem Mann und zum Schluss ihrem Sohn im Bild zu. In der Gegenwart »gelandet«, geht es in den verbleibenden Sitzungen um das Paar und die Jetztfamilie.

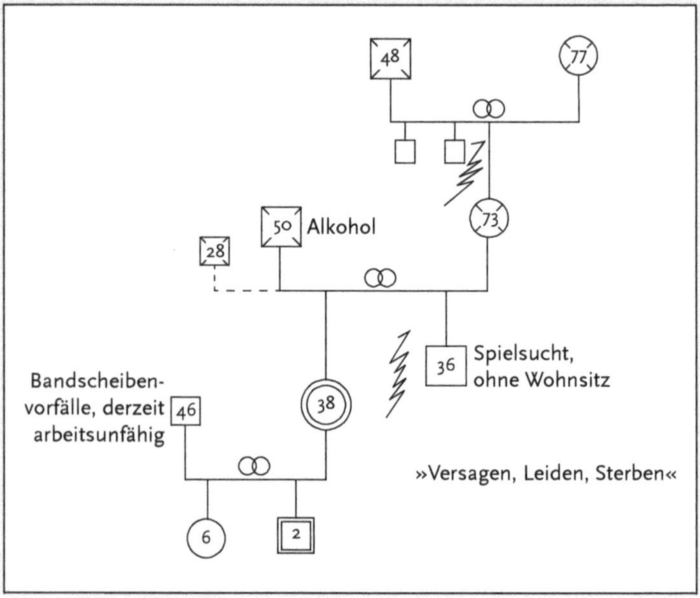

Dialoge mit imaginierten (lebenden oder toten) Personen fördern die emotionale Verarbeitung sowohl von nie ausgesprochenen Vorwürfen (z. B. bzgl. verletzter Grundbedürfnisse) als auch von verpassten Gelegenheiten (z. B. von Bedauern, Abschied, Würdigung etc.).

5.2 Aufstellen mit Figuren und Hypothesendusche

Für die Aufstellungsarbeit im Einzelsetting sind unterschiedliche Hilfsmittel möglich: PLAYMOBIL®- oder Holzfiguren (z. B. sogenannte STRUKTIES®), *Bodenanker* (Kissen, Schuhe, Papierblätter, zugeschnittene Teppichbodenstücke) oder *Stühle*. Die Beraterin wird eigene Vorlieben bzgl. des Arbeitsmaterials entwickeln, daraus ergeben sich unterschiedliche Möglichkeiten des Vorgehens. Große Figuren erlauben »begehbare Bilder«, und Klientin oder Begleiterin können sich selbst auf einzelne Plätze stellen; kleine Figuren sind handlich und auf begrenztem Platz (wie einem kleinen Tisch) einsetzbar.

Für die Arbeit mit Erwachsenen bevorzuge ich karge Holzfiguren ohne »Girlanden«, sonst würde durch viel Symbolik und bedeutungsvolle Insignien wie bei Stofftieren, Puppen oder klassischen Playmobil-Figuren mit Krone und Schwert die Bedeutungsvielfalt bei der Hypothesenarbeit zu komplex. Zur Unterschiedsbildung reichen verschiedene Größen, und es sollte mit der Klientin besprochen werden, ob sie binär markierte Figuren und/oder geschlechtsneutrale Symbole verwenden möchte. In jedem Fall ist für die Hypothesenbildung eine *Markierung der Blickrichtung* empfehlenswert. Ausbildungskandidatinnen und Klienten sind immer wieder erstaunt, wie viele Deutungsmöglichkeiten sich bei der Aufstellung einfacher Holzfiguren ergeben können.

Die Arbeit mit Figuren kann entweder *als Prozesselement* während einer Beratungssitzung oder *als in sich geschlossene Aufstellungsarbeit angeboten werden.* Im ersten Fall kann es eine nützliche Musterunterbrechung sein, wenn die Therapeutin spontan vorschlägt, z. B. den beschriebenen Konflikt oder die Konstellation mit Partner und Kindern »einfach mal aufzustellen«. Hier entfällt eine Anliegenklärung, und das szenische Intermezzo kann jederzeit wieder in die Gesprächssituation überführt werden. Im zweiten Fall wird eine Aufstellung als eigenständige Methode im Rahmen einer Therapie oder Beratung angeboten oder wird sogar von Personen als Einzelintervention angefragt.

Im Folgenden wird ein Format mit Holz- oder Playmobil-Figuren näher beschrieben, bei dem sich der Arbeitsprozess durch immer wieder von der Therapeutin angebotene sogenannte *Hypothesenduschen* entfaltet (Drexler 2019).

- Der Aufstellung geht – analog zur Arbeit mit Repräsentanten – eine Klärung des Anliegens voraus, bei der auch Art und Anzahl der anfänglich aufzustellenden Elemente vereinbart werden. Der Aufstellende ist eingeladen, »Abstand von der Zeit« zu nehmen und sein inneres Bild so aufzustellen, wie es sich im Akt des Aufstellens entfaltet.
- Der Klient nimmt die Aufstellungselemente einzeln auf, benennt sie beim Stellen (z. B. »dieses Element repräsentiert meinen Chef«) und gibt ihnen einen Platz auf dem Tisch oder auf dem Boden, bis das Bild sein inneres Erleben stimmig repräsentiert.

- Nun erhält er von der Beraterin eine *Hypothesendusche* über den Aufstellungsvorgang und über das Anfangsbild. Damit ist gemeint, dass sie möglichst unterschiedliche Hypothesen lanciert, die sprachlich stereotyp in der immer gleichen Form angeboten werden. Die Ausgangsformulierung lautet jedes Mal: *Ich sehe / habe gesehen / habe gehört, dass* … (hier folgt ein überprüfbares Statement über das bisherige Geschehen oder das Bild, z. B.: »Ich sehe, dass du für dich selbst die kleinste Figur gewählt hast …«). Im zweiten Satzteil wird dann eine Hypothese platziert, wie etwa: »… und ich frage mich, ob du dich den anderen Personen im Bild unterlegen fühlst.« Es ist günstig, zu einem Sachverhalt möglichst unterschiedliche Hypothesen zu äußern, hier zum Beispiel auch: »… *und ich frage mich, ob* du lieber nicht auffallen möchtest«, »… ob du der heimliche Chef bist« etc. Durch die standardisierte Formulierung erhält der Klient übersichtlich verschiedene Deutungen seines Bildes. Er ist eingeladen, diese zunächst schweigend anzuhören und auf seine inneren Resonanzen zu achten. Es wird betont, dass es nicht darum geht, ob die Beraterin möglichst genau Sichtweisen des Klienten bestätigt, sondern dass es oft neue, unbequeme, irritierende Ideen sind, aus denen Veränderungsimpulse erwachsen.
- Dann wird mit der für den Klient interessantesten Hypothese weitergearbeitet.

Der Beraterin hilft dieses Vorgehen, einfache und unikausale Ursache-Wirkungs-Zusammenhänge zu vermeiden bzw. Hypothesen nicht wie Tatsachen zu formulieren (»Hier sieht man, dass du dich kleinmachst«). Die *sprachliche Markierung als Hypothese* (»ich frage mich, ob …«) ermöglicht auch die Formulierung herausfordernder Ideen, die der Klient wiederum jederzeit verwerfen kann.

- Die heuristischen Prinzipien (Abschn. 3.1) gelten auch hier und sind für die Bildinterpretation besonders nützlich, da die Rückmeldung von Repräsentanten und das Phänomen der repräsentierenden Wahrnehmung fehlen. Die Kenntnis häufig vorkommender Systemdynamiken bei Verletzungen dieser Prinzipien stellt eine Bereicherung für die Hypothesenbildung dar, die sonst an persönliche Erfahrungen gebunden oder intuitionistisch bleibt.

- Möglicherweise entsteht schon nach der ersten Dusche ein Impuls beim Klienten, in seinem Bild etwas durch Umstellung zu verändern. Die Wirkung dieser Veränderung wird – ebenfalls stereotyp – mit der Frage: »Besser – schlechter – gleich?« überprüft, und wenn sie von ihm als besser erlebt wird, wird mit dem neuen Bild weitergearbeitet.
- Spätestens, wenn der Klient deutliche Veränderungen des Bildes vornimmt, sollte eine neue Hypothesendusche durch die Beraterin erfolgen.
- Wenn er keine eigenen Ideen oder Veränderungsimpulse (mehr) hat, macht die Beraterin *Umstellungsvorschläge.* Diese können spielerisch auch drastische Optionen beinhalten, die der Klient selbst so nicht versuchen würde, zum Beispiel für »Gehen« (die eigene Figur mit Blick nach außen stellen) oder »Bleiben«. Solche *diagnostischen Tests* für unterschiedliche Verhaltensoptionen können Abwägungen des Für und Wider zum Beispiel bei beruflichen Entscheidungen anreichern und verkürzen.
- Auf dem Weg hin zu einem (vorläufigen) Abschlussbild erfolgen verschiedene Interventionsschritte *(Prozessarbeit)*, um sukzessiv eine Verbesserung des Befindens bei der Bildbetrachtung anzuregen. Dabei können – wie bei einer Aufstellung mit Repräsentanten – Sondensätze, Umstellungen, neue Elemente und rituelle Handlungen zum Einsatz kommen. Diese werden vom Klienten vollzogen, indem er entweder von seinem Platz aus agiert oder sich in sein Bild hineinstellt.
- Wenn der Klient zu Stellvertreterfiguren für bestimmte Personen etwas sagen möchte, berührt die Beraterin mit einer Hand den Bodenanker oder die Figur und führt die Hand dann nach oben, wo sie in entspannter Haltung auf Augenhöhe gehalten wird. Sie kann als Projektionsfläche für die aufgestellte Person dienen, ohne dass die Beraterin sich selbst auf den Platz stellt und dadurch womöglich mit der gemeinten Person in Verbindung gebracht wird.
- Die Aufstellung wird beendet, wenn beide Beteiligte dem zustimmen. Im Gespräch über Prozess und Ergebnis ist als Beratungselement die Frage empfehlenswert, wie sich das Erlebte im Alltag auswirken wird und was die nächsten konkreten Schritte sind.

Abschließend einige Empfehlungen, die sich für diese Arbeitsform als nützlich erwiesen haben:

- Eine Aufstellung im Einzelsetting sollte im Berateralltag *gut geplant* sein. Es bedarf einiger Erfahrung und Übung, die Arbeit innerhalb eines vorgegebenen Zeitrahmens abzuschließen oder sie so zu beenden, dass sie zu einem anderen Zeitpunkt fortgeführt werden kann. Manche Klienten machen ein Foto, oder wir fassen gemeinsam die wichtigsten Prozessschritte noch einmal zusammen.
- Es ist meines Erachtens keine Stilfrage, sondern ein Arbeitsprinzip, dass sich die Therapeutin im Umgang mit dem Klientenbild *abstinent* verhält und nicht ungefragt in dieses Bild hineingreift und Veränderungen vornimmt. Die Versuchung, mit mehreren Figuren gleichzeitig und schnell Umstellungen vorzunehmen, ist auch beim Klienten gegeben, besonders dann, wenn man mit kleinen Figuren arbeitet. Hier besteht die moderierende Verantwortung der Therapeutin darin, dass beide gemeinsam in einen gesammelten und fokussierten Arbeitsmodus kommen.
- Dementsprechend hat es sich als nützlich erwiesen, zwischen Aufstellung, Vor- und Nachbesprechung zu unterscheiden. Bei der Arbeit mit größeren Figuren und anderen Bodenankern ist eine *Trennung von Aufstellung und Gesprächssituation* günstig, um beide Arbeitsebenen nicht zu vermischen. Diese Trennung geschieht also räumlich (Beratung nicht im Bild) und zeitlich (abgegrenzt von der Aufstellungsarbeit), da beide Arbeitsweisen unterschiedliche psychische Verarbeitungsebenen ansprechen. Beim Aufstellen wird Sprache zugunsten von Erleben, Spüren und Tun reduziert und fokussiert eingesetzt, im Gespräch wird das »zeitlose« Bild in einen konkreten Lebenszusammenhang übersetzt und reflexiv »aufgearbeitet«.
- Die Anzahl möglichst unterschiedlicher Hypothesen variiert je nach Konzentration, Reaktionen und Interesse der Klientin und der Leiterin. Wichtig ist, dass sich die Klientin nicht immer wieder der einzigen und gleichen Hypothese der Beraterin erwehren muss, sondern wählen kann. Frei nach Gunthard Weber gilt für die Beraterin: »Du kannst alle möglichen Hypothesen haben und äußern, wenn du sie nicht heiratest.«

- Das (vorläufige) Schlussbild kann fotografiert werden, um sich bei Interesse in nachfolgenden Sitzungen besser daran zu erinnern. Allerdings sollte es meines Erachtens nicht als Ausgangsbild für die nächste Aufstellung verwendet werden. Wenn durch die Beratung/Aufstellung innere Bewegungen entstanden sind, wird das neue Bild anders aussehen als das letzte Ergebnis. Gleichwohl kann durch die Dokumentation die Entwicklung innerer Bilder zu einem Thema evaluiert werden.

5.3 Das Neuro-Imaginative Gestalten (NIG)

Silke Humez

Aufstellungen im Einzelsetting können auf vielfältige Weise visualisiert werden, etwa durch den Einsatz von Figuren, Kissen oder Stühlen (Madelung u. Innecken 2025). Das Neuro-Imaginative Gestalten (NIG) ist eine eigenständige Aufstellungsmethode für den Einsatz in Psychotherapie, Beratung, Coaching, Mediation, Supervision und Selbstcoaching, die mit von Klienten erstellten *Skizzen als Bodenanker* arbeitet. Entwickelt wurde sie in den 1990er-Jahren von Eva Madelung. Sie führte systemische, lösungs- und ressourcenorientierte Vorgehensweisen mit Elementen aus Kunst- und Körpertherapie zusammen (ebd. 2025). Barbara Innecken griff den Ansatz auf und entwickelte ihn für die Pädagogik und als Weiterbildungskonzept weiter (Innecken 2015).

Die Methode verbindet kreatives Gestalten von Anliegen und Themen mittels rasch entwickelter Skizzen mit systemischer Aufstellungsarbeit und integriert dabei neuropsychologische Überlegungen. Der Begriff *neuro-imaginativ* meint, dass das Externalisieren innerer Bilder neuronale Prozesse der Wahrnehmung, Imagination und emotionaler Regulation anspricht und miteinander in Resonanz bringt (Hüther 2015; Madelung u. Innecken 2025). Es entsteht ein Wechselspiel, ja ein Dialog zwischen bewussten und unbewussten Ebenen des Erlebens. Dieser setzt sich durch das Auslegen der entstandenen Skizzen im Raum und das sich »In-das-Bild-Stellen« fort. Der Begriff *Gestalten* bezieht sich auf die Grundannahme des sich selbst organisierenden Menschen als Gestalter seines Lebens (Innecken 2015).

Barbara Innecken bezeichnet das NIG als »kleine Schwester der Aufstellungsarbeit« (ebd.), womit sie die Nähe zur klassischen Aufstellungsarbeit betont und zugleich die Eigenständigkeit der Methode hervorhebt. Beide Methoden teilen die Annahme, dass innere und äußere Systeme in Wechselwirkung stehen und dass räumliche bzw. bildhafte Anordnungen helfen, unbewusste Dynamiken sichtbar zu machen. Während in klassischen Aufstellungen reale Personen als Stellvertreter zum Beispiel für Mitglieder des Herkunftssystems oder für Aspekte des Klientenanliegens ausgewählt und im Raum aufgestellt werden, arbeitet das NIG mit *Skizzen,* die vom Klienten als Bodenanker auf dem Boden ausgelegt werden. Durch das »Sich-ins-Bild-Stellen« nimmt er selbst die unterschiedlichen Positionen ein.

Ein weiterer Unterschied zur klassischen Aufstellungsarbeit stellen die im NIG üblichen strukturierten Abläufe dar, die als *Formate* bezeichnet werden. Diese orientieren sich an typischen Klientenanliegen, bei denen es zum Beispiel um eine Entscheidungsfindung, eine Konfliktklärung oder eine Ressourcenarbeit geht. Sie ermöglichen vor allem Lernenden der Methode, dass diese die einzelnen Prozessschritte gut nachvollziehen und sicher anwenden können. Mit wachsender Erfahrung »schwimmen« sie sich »frei« und entwickeln eigene Vorgehensweisen, die ihrem jeweiligen Arbeitskontext und -stil entsprechen.

Je nach Anliegen kann eine NIG-Aufstellungsarbeit in einer Sitzung oder prozessbegleitend über mehrere Sitzungen eingesetzt und um andere Methoden ergänzt oder erweitert werden – je nachdem, was der »Methodenkoffer« des Anwendenden an integrativen Möglichkeiten bereithält. Er steuert den Prozess vornehmlich durch Fragen, achtet dabei auf ein angemessenes Tempo sowie auf die Körpersprache und die Affekte der Klientin und verzichtet auf Deutungen oder Interpretationen.

Im Folgenden werden der Ablauf einer Aufstellungsarbeit mit dem NIG beispielhaft skizziert und die einzelnen Prozessschritte kurz erläutert.

Eine Klientin hat beispielsweise den Wunsch, einen aktuellen Konflikt mit einer Arbeitskollegin zu reflektieren. Wir wählen das Format: Durch die Augen des anderen schauen (Innecken 2007): »Zeichne mit deiner nicht dominanten Hand möglichst rasch und spontan ein Bild von dir und ein Bild von deiner Kollegin, jeweils auf einem eigenen Blatt. Zeichne dann ein drittes Bild von dem Konflikt.«

- Nach der Klärung des Anliegens erstellt die Klientin entsprechend dem zum Anliegen passenden Format rasche *intuitive*

Skizzen. Zum Malen dienen wischfeste Wachsmalkreiden sowie einfache DIN-A4-Blätter. Die Klientin nutzt beim Skizzieren die nicht dominante Hand, da diese weniger der bewussten Kontrolle unterliegt und angenommen wird, dass sie einen direkteren Zugang zu unbewussten und intuitiven Anteilen ermöglicht.

Beim Skizzieren ist alles erlaubt, die Klientin kann konkret oder abstrakt, ein- oder mehrfarbig vorgehen. Nicht selten entstehen bereits hier überraschend neue Aspekte des Themas. So kann es ihr beispielsweise ungeahnt leicht- oder schwerfallen, die eine oder andere Skizze zu erstellen, oder durch das intuitive Vorgehen entstehen ganz andere Bilder und Motive als zuvor gedacht.

- Anschließend wird die Klientin eingeladen, die Skizzen auf einer freien Bodenfläche im Raum auszulegen. Sie wird ermuntert, sich dabei von ihrem subjektiven Gefühl von Stimmigkeit leiten zu lassen. Die Lage der Blätter soll bzgl. Nähe, Distanz und Dynamiken von der Klientin möglichst als passend und richtig erlebt werden. Ein zusätzliches weißes Blatt außerhalb des Arbeitsfeldes dient als *Metaposition,* welche sie mit deutlichem Abstand zu den bereits ausgelegten Skizzen platziert. Diese repräsentiert eine neutrale, reflektierende Beobachtungsinstanz.
- Als Erstes nimmt die Klientin die Metaposition ein und schaut von außen auf das eigene innere System, also die bereits ausgelegten Skizzen. Sie wird von der begleitenden Person nach ersten Eindrücken zum Gesamtbild sowie nach Gemeinsamkeiten und Unterschieden in der Gestaltung, Farbgebung und Lage der einzelnen Skizzen bzw. Positionen befragt, zum Beispiel: »Was fällt dir auf?« Dies kann eine offene Fragestellung sein, oder auch: »Wie meint es das ›Ich‹ auf seine Weise gut? Wie meint es womöglich die Kollegin auf ihre Weise gut?«
- Danach stellt sich die Klientin nacheinander auf die einzelnen Skizzen und wird erneut befragt, z. B.: »Wie ist dein Stand? Wie ist deine Haltung? Wohin schaust du? Wie atmest du? Welches Gefühl zeigt sich?« Damit wird sie auf jeder Position stehend angeleitet, den Fokus auf die Resonanz im Körper zu legen und ihre körperlichen und emotionalen Wahrnehmungen auf dieser Position zu benennen.

- Auf der Position des Konfliktes kann die Klientin gefragt werden, ob der Konflikt den beiden Personen etwas sagen möchte, was ihnen helfen könnte.
- Beim abschließenden Wechsel wieder zurück auf die Metaposition reflektiert die Klientin gemeinsam mit der begleitenden Person Veränderungen und neue Eindrücke durch den Prozess.
- Mit der Frage: »Welche Ideen für nächste konkrete Handlungsschritte hast du nun?« werden die gewonnenen Erkenntnisse auf den Alltag übertragen. Abschließend können die Blätter der neu gewonnenen Sichtweise entsprechend ausgerichtet werden.
- Zum Abschluss kann die Klientin für einen konkreten nächsten Schritt oder für eine neu gewonnene Sichtweise eine Skizze als Unterstützung für die Umsetzung im Alltag erstellen, die als Anker und Erinnerung weiterwirken kann.

In den letzten Jahren wurde das NIG für neue Kontexte und Fragestellungen weiterentwickelt. Für die (zunächst pandemiebedingte) Übertragung des NIG-Weiterbildungsangebots in den *digitalen Raum* durch Silke Humez wurden einige Anpassungen im Vergleich zum oben geschilderten Verfahren vorgenommen:

Für die Skizzen werden Blätter im DIN-A6-Format verwendet, die Klientin legt dann ihre Skizzen auf einer freien Tischoberfläche statt auf dem Boden aus. Statt des »Sich-ins-Bild-Stellens« wird sie eingeladen, ihre Handflächen auf die einzelnen Skizzen zu legen. Von der begleitenden Person im digitalen Raum sollte mitberücksichtigt werden, dass sie mitunter die Prozesse nicht so hautnah mitbekommt wie bei einer analogen Begleitung. Der bewusste Einsatz von Stimme und Kommunikation durch Signale des Mitgehens und Verstehens kann helfen, die Verbindung zu Klienten auch online aufzubauen und zu festigen.

Die *tiergestützte Arbeit* mit dem NIG nach Karla Brahms (2022) eignet sich für Coachingprozesse sowie therapeutisches Arbeiten mit Erwachsenen, Jugendlichen und Kindern, die von der körperlich-emotionalen Resonanz des Pferdes als feinsinnigem zusätzlichem Begleiter profitieren. Dabei werden die mit Skizzen versehenen Blätter (in Klarsichthüllen geschützt) auf dem Boden der Reithalle ausgelegt. Während des Prozesses, der nach den bereits beschriebenen Formaten und Vorgehensweisen verläuft, paraphrasiert die begleitende Person die körpersprachlichen Signale des Pferds, indem sie beschreibt, was das Pferd gerade tut. Die Klientin tritt dadurch in einen Bewegungs- und Beziehungsdialog mit dem Tier. Inwieweit diese vom Pferd ausgehenden Signale eine Bedeutung erhalten und in den Dialog integriert werden, liegt bei der Klientin. Die Rückmeldungen der Klienten zeigen, dass die Begleitung der Pferde als hilfreich, beruhigend, ehrlich oder berührend erlebt wird (Brahms 2022).

War's das?

»Jenseits von richtig und falsch liegt ein Ort. Dort treffen wir uns.«
Rumi

Ob ich durchs Schreiben Denken gelernt habe, wie es Fritz B. Simon für möglich hält, weiß ich nicht. Jedenfalls wurden mir dadurch viele Widersprüche und Spannungen deutlicher erkennbar, die sich im Äußeren um die Aufstellungsarbeit gebildet haben und die ihr als Methode immanent sind. Für ein besseres Verstehen scheint es hilfreich zu sein, noch präziser zu beschreiben, *was* wir da machen, und uns darüber auszutauschen. Dies bestätigen Protokollantinnen der Seminare, und bei den Nachbesprechungen verstehe ich manchmal selbst auch besser, wie ich im Arbeitsprozess gehandelt habe.

Dieses Buch beschäftigt sich mit den theoretischen, methodischen und praktischen Basics. Vielleicht kann es dazu beitragen, den Blick ins weite Land der Aufstellungsarbeit zu öffnen. Die Darstellung weiterer wichtiger Formate und Themen fehlt noch, zum Beispiel zur Arbeit mit inneren Anteilen, mit Krankheiten und Symptomen, über Aufstellungsrituale, digitales Arbeiten usw.

Dass der Schwerpunkt bei der Darstellung auf einer therapeutischen Anwendung des Ansatzes liegt, ist kein Statement darüber, was seriöse Aufstellungsarbeit ausmacht, im Gegenteil. Die Einschränkung auf bestimmte Qualifikationen oder gar Berufe und eine normative Vereinheitlichung von Ausbildung würde der bereits bestehenden Vielfalt nicht gerecht und hat schon der systemischen Therapie ihren multiprofessionellen Charakter genommen. Die abfällig als »Wildwuchs« titulierten Entwicklungen profitieren besonders von transdisziplinären Beiträgen. Für solche Projekte gilt es weiterhin, Komplizinnen zu finden. Und schließlich werden wir uns künftig noch mehr der Frage widmen: »Wie Lernen und Lehren?«

Es geht weiter.

Dank

Durch Gunthard Weber kam ich zur Aufstellungsarbeit, und bei ihm ging ich viele Jahre in die Lehre. Es folgte die Zusammenarbeit mit Kolleginnen und Kollegen, die meine Arbeit wesentlich beeinflusst haben: Hunter Beaumont, Guni Baxa, Christine Blumenstein, Erika Lützner-Lay, Martin Schulmeister. Ihnen gilt mein besonderer Dank. Bruno Hildenbrand hat unter belastenden gesundheitlichen Bedingungen einen Artikel für dieses Buch beigesteuert. Der Austausch mit ihm und den anderen Mitautorinnen Margarete Mernyi, Thomas Latka, Guni Baxa, Silke Humez hat aus Entwürfen ein Buch gemacht. Tom Levolds »Go!« war ausschlaggebend, dieses endlich und erst einmal abzuschließen.

Den Teilnehmenden meiner Seminare danke ich für ihren Mut und ihr Vertrauen, sich dieser ungewöhnlichen Arbeitsform im Wortsinn zu »stellen«. Der Austausch mit Auszubildenden und Praktikern aus therapeutischen und anderen Professionen im Nachklang an die Seminare ist mir eine wertvolle Intervision geworden, ich lerne viel dabei.

Dirk Oestmann hat mehr als einmal ganze Kapitel aus dem digitalen Orbit zurückgeholt, die ich unwillentlich (?) hinausgeschickt hatte. Walter Webers zustimmendes Nicken bedeutet mir mehr als jede Rezension.

Herzlichen Dank an die Lektorin Frau Licher für die aufmerksame Durchsicht und wertvolle Hinweise für eine bessere Lesbarkeit sowie Celine Eßlinger vom Carl-Auer Verlag für ihre Geduld beim letzten Schliff.

Und immer, immer wieder: Danke, Rolf!

Literatur

Alber, E. (2005): Veränderungen von Kindheit und Elternschaft bei den Baatombu in Westafrika. In: G. Busse, G. Meier-Hilbert a. J. Schnurer (Hrsg.): Kinder in Afrika. Oldenburg (Freire), S. 136–154.

Allert, T. (1998): Die Familie – Fallstudien zur Unverwüstlichkeit einer Lebensform. Berlin/New York (De Gruyter).

Anderson, H. (1997): Das therapeutische Gespräch. Der gleichberechtigte Dialog als Perspektive der Veränderung. Stuttgart (Klett-Cotta).

Anderson, H. u. H. A. Goolishian (1992): Ein therapeutischer Ansatz des Nicht-Wissens. *Zeitschrift für systemische Therapie* 10 (2): 176–189.

Assmann, A. (2005): Grenzen des Verstehens. Generationsidentitäten in der neuen deutschen Erinnerungsliteratur. *Familiendynamik* 30 (4): 370–389.

Assmann, A. (2013): Das neue Unbehagen an der Erinnerungskultur. München (C. H. Beck).

Bar-On, D. (1989): Die Last des Schweigens. Gespräche mit Kindern von NS-Tätern. Hamburg (Körber-Stiftung).

Barsky, A. E. (2022): Sexuality- and gender-inclusive genograms. Avoiding heteronormativity and cisnormativity. *Journal of Social Work Education* 58 (2): 379–389.

Bateson, G. (1985): Ökologie des Geistes. Anthropologische, psychologische, biologische und epistemologische Perspektiven. Frankfurt a. M. (Suhrkamp).

Baxa, G. L. (2001): Aufstellungen als Übergangsritual. In: G. Weber (Hrsg.): Derselbe Wind lässt viele Drachen steigen. Systemische Lösungen im Einklang. Heidelberg (Carl-Auer), S. 130–143.

Baxa, G. L., C. Essen u. A. H. Kreszmeier (Hrsg.) (2002): Verkörperungen. Systemische Aufstellung, Körperarbeit und Ritual. Heidelberg (Carl-Auer).

Becker, O. A., K. Hank u. A. Steinbach (Hrsg.) (2023): Handbuch Familiensoziologie. Berlin (Springer).

Berger, P. L. u. T. Luckmann (1971): Die gesellschaftliche Konstruktion der Wirklichkeit. Frankfurt a. M. (Fischer).

Bickert, J. (2017): Das Coming-out unterm Weihnachtsbaum. Die Arbeit als homosexueller Coach mit gleichgeschlechtlich Liebenden. *Praxis der Systemaufstellungen (PDS)* 1: 30–38.

Bleckwedel, J. (2008): Systemische Therapie in Aktion. Kreative Methoden in der Arbeit mit Familien und Paaren. Göttingen (Vandenhoeck & Ruprecht).

Bleibtreu-Ehrenberg, G. (1978): Tabu Homosexualität. Die Geschichte eines Vorurteils. Frankfurt a. M. (Fischer).

Boszormenyi-Nagy, I. a. B. R. Krasner (1986): Between give & take. A clinical guide to contextual therapy. New York (Brunner/Mazel).
Boszormenyi-Nagy, I. u. G. M. Spark (1981): Unsichtbare Bindungen. Die Dynamik familiärer Systeme. Stuttgart (Klett-Cotta).
Boszormenyi-Nagy, I. u. G. M. Spark (1993): Unsichtbare Bindungen. Die Dynamik familiärer Systeme. Stuttgart (Klett-Cotta), 4. Aufl.
Bourquin, P. u. K. Nazarkiewicz (Hrsg.): Essenzen der Aufstellungsarbeit. Praxis der Systemaufstellung. Göttingen (Vandenhoeck & Ruprecht).
Bowlby, J. (1969): Attachment and loss, Vol. 1: Attachment. London (Hogarth Press / Institute of Psycho-Analysis). [dt. (1975): Bindung. München (Kindler).]
Bowlby, J. (1995): Elternbindung und Persönlichkeitsentwicklung. Therapeutische Aspekte der Bindungstheorie. Heidelberg (Dexter).
Bowlby, J. (2024): Bindung als sichere Basis: Grundlagen und Anwendung der Bindungstheorie. München (Ernst Reinhardt).
Brahms, K. (2022): Neuro-Imaginatives Gestalten – NIG® mit Pferden. *Therapeutisches Reiten (Fach- und Verbandszeitschrift des Deutschen Kuratoriums für therapeutisches Reiten DKThR-ZTR)* 3: 14–17.
Brisch, K.-H. (Hrsg.) (2024): Trauma und Bindung zwischen den Generationen. Stuttgart (Klett-Cotta).
Burkhart, G. u. M. Kohli (1992): Liebe, Ehe, Elternschaft – die Zukunft der Familie. München/Zürich (Piper).
Cierpka, M. (2008): Handbuch der Familiendiagnostik. Berlin (Springer).
Crone, I. (2018): Das vorige Jetzt. Familienrekonstruktion in der Praxis. Heidelberg (Carl-Auer).
Daimler, R. (2015): Basics der Strukturaufstellungen. Eine Anleitung für Anfänger und Fortgeschrittene. Mit I. Sparrer und M. Varga v. Kibéd. München (Kösel).
Debener, A., E. J. Rother a. A. Job (2024): Risk factor »mentally ill mother«: Transgenerational transmission of mental disorders in children until emerging adulthood. *Psychology* 15: 215–246.
Debus, K. u. V. Laumann (2018): Pädagogik geschlechtlicher, amouröser und sexueller Vielfalt. Zwischen Sensibilisierung und Empowerment. Berlin (Dissens – Institut für Bildung und Forschung e.V.).
Debus, K. u. V. Laumann (o. J.): Glossar zu Begriffen geschlechtlicher und sexueller Vielfalt. Verfügbar unter: https://interventionen.dissens.de/materialien/glossar [18.8.2022].
De Philipp, W. (Hrsg.) (2011): Systemaufstellungen im Einzelsetting. Heidelberg (Carl-Auer).
Derrida, J. u. E. Roudinesco (2006): Woraus wird Morgen gemacht sein? Ein Dialog. Stuttgart (Klett-Cotta).
De Shazer, S. (1989): Der Dreh. Überraschende Wendungen und Lösungen in der Kurzzeittherapie. Heidelberg (Carl-Auer).

Downing, G. (1996): Körper und Wort in der Psychotherapie: Leitlinien für die Praxis. Freiburg im Br. (Kösel).

Drexler, D. (2005): »Kann rosa Liebe gelingen?« Bemerkungen zur Aufstellungsarbeit mit Schwulen und Lesben. In: K. Lemmen, J. Schepers, H. Sweers u. K. Tillmann (Hrsg.): Sexualität wo·hin? Hinblicke. Einblicke. Ausblicke. Aids-Forum DAH, Bd. 49. Berlin (Deutsche AIDS-Hilfe e.V.), S. 180–187. Verfügbar unter: https://www.aidshilfe.de/system/files/documents/Forum_49_Sexualität-wohin.pdf [5.2.2026].

Drexler, D. (2010): Denk nicht, schau – Systemaufstellungen lernen und lehren. *Praxis der Systemaufstellungen* 2: 45–47.

Drexler, D. (2012): Das integrierte Stressbewältigungsprogramm ISP: Manual und Materialien für Therapie und Beratung. Stuttgart (Klett-Cotta).

Drexler, D. (2015a): Ressourcenorientierung – Chancen und Risiken. *Kontext* 46: 49–60.

Drexler, D. (2015b): Aufstellen »nach« Bert Hellinger – Ein persönlicher Kommentar aus der Enkelperspektive. *Praxis der Systemaufstellung* 2: 75–133.

Drexler, D. (2015c): Einführung in die Praxis der Systemaufstellungen. Heidelberg (Carl-Auer).

Drexler, D. (2018): »Verstrickt, verdrängt, vergessen« – Mehrgenerationale Themen in Beratung und Therapie. In: K. Nazarkiewicz u. P. Bouquin: Einflüsse der Welt. Individuelles Schicksal im kollektiven Kontext. Göttingen (Vandenhoeck & Ruprecht), S. 67–79.

Drexler, D. (2019): Jetzt habe ich meinen Bruder doch noch kennengelernt – einige Anregungen zur Aufstellungsarbeit in Einzelsettings. In: A. Eickhorst u. A. Röhrbein (Hrsg.): Systemische Methoden in Familienberatung und -therapie. Göttingen (Vandenhoeck & Ruprecht), S. 281–293.

Duhl, B. (1983): From the inside out and other metaphors. New York (Brunner/Mazel).

Duhl, B., D. Kantor a. F. Duhl (1973): Learning, space and action in family therapy: A primer of sculpture. In: D. Bloch (ed.): Techniques of family psychotherapy. New York (Grune & Stratton).

Eliade, M. (2007): Kosmos und Geschichte – der Mythos der ewigen Wiederkehr. Frankfurt a. M./Leipzig (Verlag der Weltreligionen).

Erickson, M. u. E. L. Rossi (Hrsg.) (1998): Gesammelte Schriften von Milton H. Erickson. Heidelberg (Carl-Auer).

Faimberg, H. (1985): Die Ineinanderrückung (Telescoping) der Generationen. Zur Genealogie gewisser Identifizierungen. *Jahrbuch der Psychoanalyse* 21: 8–17.

Fellmann, F. (2006): Phänomenologie zur Einführung. Hamburg (Junius).

Fivaz-Depeursinge, E. u. A. Corboz-Warnery (2001): Das primäre Dreieck: Vater, Mutter und Kind aus entwicklungstheoretischer Sicht. Heidelberg (Carl-Auer).

Fonagy, P., G. Gergely, E. L. Jurist u. M. Target (2004): Affektregulierung, Mentalisierung und die Entwicklung des Selbst. Stuttgart (Klett-Cotta).

Franke, U. (2012): Wenn ich die Augen schließe, kann ich dich sehen. Familien-Stellen in der Einzeltherapie und -beratung. Heidelberg (Carl-Auer).

Freud, S. (1975): Totem und Tabu. Einige Übereinstimmungen im Seelenleben der Wilden und der Neurotiker. In: ders.: Gesammelte Werke, Bd. IX. Frankfurt a. M. (Fischer).

Fritsche, C. (2013): Ausgeplündert, zurückerstattet und entschädigt. Arisierung und Wiedergutmachung in Mannheim. Ubstadt-Weiher (Regionalkultur).

Fritzsche, K. u. W. Hartman (2013): Einführung in die Ego-State-Therapie. Heidelberg (Carl-Auer).

Fuchs, P. (2010): Das System SELBST: Eine Studie zur Frage: Wer liebt wen, wenn jemand sagt: »Ich liebe Dich!«? Weilerswist (Velbrück Wissenschaft).

Fuchs, T. (2000): Familienaufstellungen aus phänomenologischer Sicht. *Praxis der Systemaufstellung* 1: 13–16.

Fuchs, T. (2003): Briefwechsel mit Dr. Dr. Fuchs über Gefühle. In: H. Schmitz (Hrsg.): Der Leib, der Raum und die Gefühle. Bonn (Bouvier), S. 175–204.

Fuchs, T. (2008): Leib und Lebenswelt. Neue philosophisch-psychiatrische Essays. Dietzenbach (Die graue Edition).

Fuchs, T. (2013): Leib und Lebensraum – Das eingebettete Selbst in der Psychotherapie. *Psychotherapeutenjournal* 2: 124–130.

Fuchs, T. (2015): Die gegenwärtige Bedeutung der Phänomenologie. *Information Philosophie* 3: 8–19.

Fuchs, T. (2023): Psychiatrie als Beziehungsmedizin. Ein ökologisches Paradigma. Stuttgart (Kohlhammer).

Fuchs, T. (2024): Verkörperte Gefühle. Zur Phänomenologie von Affektivität und Interaffektivität. Berlin (Suhrkamp), 2. Aufl.

Funcke, D. (2021): Die gleichgeschlechtliche Familie. Soziologische Fallstudien (Studientexte zur Soziologie). Wiesbaden (Springer VS).

Funcke, D. u. B. Hildenbrand (2009): Unkonventionelle Familien in Beratung und Therapie. Heidelberg (Carl-Auer).

Funcke, D. u. B. Hildenbrand (2018): Ursprünge und Kontinuität der Kernfamilie. Einführung in die Familiensoziologie. Wiesbaden (Springer VS).

Gahleitner, S. B., M. L. Kindler u. L. Krebs (2012): Konstruktive Wege aus der Vergangenheit. In: M. Huber u. R. Plassmann (Hrsg.): Transgenerationale Traumatisierung. Paderborn (Junfermann).

Girrulat, H. u. R. Stachowske (2012): Werden die Missetaten der Väter heimgesucht bis ins dritte und vierte Glied? Drogenabhängigkeit und Familiengeschichte. In: M. Huber u. R. Plassmann (Hrsg.): Transgenerationale Traumatisierung. Paderborn (Junfermann), S. 77–92.

Goethe, J. W. (1999): Faust. Texte. Hrsg. von Albrecht Schöne. Darmstadt (Wissenschaftliche Buchgesellschaft).
Goldner, C. (2003): Der Wille zum Schicksal. Die Heilslehre des Bert Hellinger. Wien (Ueberreuter).
Golombok, S. (2017): Modern families: Parents and children in new family forms. Cambridge (Cambridge University).
Golombok, S. (2020): The psychological wellbeing of ART children. What have we learned from 40 years of research? *Reproductive Biomedicine Online* 41 (4): 743–746.
Görnitz, T. u. B. Görnitz (2007): Die Aufstellungsarbeit im Licht der Quantenphysik. *Praxis der Systemaufstellung* 1: 11–25.
Görnitz, T. u. B. Görnitz (2014): Quantenphysik und mögliche Beziehungen zur Aufstellungsarbeit. Vortrag auf der Tagung Praxis der Systemaufstellung / Systemische Arbeit (o. V.), München, Dezember 2014.
Greenberg, L. S. (2011): Emotionsfokussierte Therapie. München (Ernst Reinhardt).
Grossmann, K. u. K. E. Grossmann (2006): Bindungen – das Gefüge psychischer Sicherheit. Stuttgart (Klett-Cotta).
Haarer, J. (1934): Die deutsche Mutter und ihr erstes Kind. München/Berlin (J. F. Lehmanns).
Hartung, S. u. R. Remy (2020): Online-Aufstellungen. Wiesbaden (Springer).
Hartung, S. u. W. Spitta (2020): Lehrbuch der Systemaufstellungen. Berlin (Springer).
Haubl, G. (2004): Beruf: Helferin. Zur Psychodynamik in Sozialarbeit, Pflege und Erziehung. Gießen (Psychosozial).
Heidegger, M. (1975): Die Grundprobleme der Phänomenologie. GA 24. Frankfurt a. M. (Klostermann).
Heidegger, M. (1979): Sein und Zeit. Tübingen (Max Niemeyer).
Heidegger, M. (1987a): Zollikoner Seminare. Hrsg. von M. Boss. Frankfurt a. M. (Klostermann).
Heidegger, M. (1987b): Zur Bestimmung der Philosophie. Hrsg. von B. Heimbüchel. (Gesamtausg., II. Abtlg.: Vorlesungen 1919–1944, Bd. 56/57). Frankfurt a. M. (Klostermann).
Hellinger, B. (1994): Ordnungen der Liebe. Ein Kursbuch. Heidelberg (Carl-Auer).
Hellinger, B. (2001): Die Quelle braucht nicht nach dem Weg zu fragen. Ein Nachlesebuch. Heidelberg (Carl-Auer).
Hellinger, B. (2003): Ordnungen des Helfens. Ein Schulungsbuch. Heidelberg (Carl-Auer).
Hellinger, B. (2012): Wahrheit in Bewegung. Berchtesgaden (Hellinger Publications).
Hellinger, B. (2013): Ordnungen der Liebe. Ein Kursbuch. Heidelberg (Carl-Auer), 10., unveränd. Aufl.

Hellinger, B. (2019): Interview mit H. Breuer, T. Roos u. W. Nelles. Verfügbar unter: https://hellinger.com/home/bert-hellinger/der-lebensweg-von-bert-hellinger/ [25.10.2024].
Hickey, B. (2023): Wie die Familie unser Leben bestimmt – Genogramm und systemische Aufstellungen. Heidelberg (Carl-Auer), 2. Aufl.
Hildenbrand, B. (2002): Familienaufstellungen und die Struktur sozialisatorischer Interaktion. *Praxis der Systemaufstellung* 1: 24–31.
Hildenbrand, B. (2005a): Einführung in die Genogrammarbeit. Heidelberg (Carl-Auer).
Hildenbrand, B. (2005b): Fallrekonstruktive Familienforschung. Wiesbaden (Verlag für Sozialwissenschaften).
Hildenbrand, B. (2007): Sozialisation in der Familie und Generationenbeziehungen. Die Bedeutung von signifikanten Anderen innerhalb und außerhalb der sozialisatorischen Triade. *Familiendynamik* 32 (3): 211–228.
Hildenbrand, B. (2013): Genogrammarbeit. In: W. Senf, M. Broda u. B. Wilms (Hrsg.): Techniken der Psychotherapie. Ein methodenübergreifendes Kompendium. Stuttgart (Thieme), S. 93–95.
Hildenbrand, B. (2018): Genogrammarbeit für Fortgeschrittene. Vom Vorgegebenen zum Aufgegebenen. Heidelberg (Carl-Auer).
Hildenbrand, B. (2020): Geschwisterbeziehungen. *Familiendynamik* 45 (1): 4–10.
Hildenbrand, B. (2023): Fallverstehen, Begegnung und Verständigung. Grundlagen berufsfachlichen Handelns im Kinderschutz. Baden-Baden (Ergon).
Hitzer, B. (2022): Licht im Dunkel? Die Geschichte der Adoption in der Bundesrepublik Deutschland. In: Denken ohne Geländer. Der Blog des Hannah-Arendt-Institut für Totalitarismusforschung e.V. vom 27.1.2022 [4.1.2025]. DOI: https://doi.org/10.58079/pf18.
Höppner, G. (2001): Heilt Demut – wo Schicksal wirkt? Evaluationsstudie zu Effekten des Familien-Stellens nach Bert Hellinger. München (Profil).
Huber, M. u. R. Plassmann (Hrsg.) (2012): Transgenerationale Traumatisierung. Paderborn (Junfermann).
Husserl, E. (1950a): Cartesianische Meditationen und Pariser Vorträge. Den Haag (Nijhoff).
Husserl, E. (1950b): Ideen zu einer reinen Phänomenologie und phänomenologischen Psychotherapie. I. Allgemeine Einführung in die reine Phänomenologie (Husserliana, Bd. 3.). Den Haag (Nijhoff).
Husserl, E. (1952): Ideen zu einer reinen Phänomenologie und phänomenologischen Psychologie. II. Phänomenologische Untersuchungen zur Konstitution (Husserliana, Bd. 4). Den Haag (Nijhoff).
Husserl, E. (1954): Die Krisis der europäischen Wissenschaften und die transzendentale Phänomenologie. Eine Einleitung in die phänomeno-

logische Philosophie (Husserliana, Bd. 6). Hrsg. von Walter Biemel. Den Haag (Nijhoff).
Husserl, E. (1966): Phänomenologie des inneren Zeitbewusstseins (Husserliana, Bd. 10). Den Haag (Nijhoff).
Husserl, E. (1973): Zur Phänomenologie der Intersubjektivität. Texte aus dem Nachlass. Teil 3: 1929–1935. Hrsg. v. I. Kern. Dordrecht (Springer).
Husserl, E. (1984): Logische Untersuchungen. Teil 2, Bd. 2: Untersuchungen zur Phänomenologie und Theorie der Erkenntnis. Hrsg. v. U. Panzer. Dordrecht (Springer).
Hüther, G. (2004): Die Macht der inneren Bilder. Göttingen (Vandenhoeck & Ruprecht).
Imber-Black, E., J. Roberts u. R. A. Whiting (1993): Rituale. Rituale in Familien und Familientherapie. Heidelberg (Carl-Auer), 5. Aufl. 2006.
Innecken, B. (2007): Weil ich euch beide liebe. Systemische Pädagogik für Eltern, Erzieher und Lehrer. München (Kösel).
Innecken, B. (2015): Qualitätsarbeit in kleinen Schritten. In: K. Nazarkiewicz u. K. Kuschik (Hrsg.): Handbuch Qualität in der Aufstellungsarbeit. Göttingen (Vandenhoeck & Ruprecht), S. 356–379.
J., M. u. D. Drexler (2004): Stationen vom Weg in ein neues Leben. In: M. Knorr (Hrsg.): Aufstellungsarbeit in sozialen und pädagogischen Berufsfeldern. Die andere Art des Helfens. Heidelberg (Carl-Auer).
James, T. (1988): Time line therapy and the basis of personality. Cupertino (Meta Publications).
Jawaid, A. u. I. M. Mansuy (2024): Generationsübergreifende Auswirkungen von Traumata. Implikationen für Individuen und Gesellschaft. In: K. H. Brisch (Hrsg.): Trauma und Bindung zwischen den Generationen. Stuttgart (Klett-Cotta), S. 140–163.
Jurkovic, G. J. (1997): Lost childhoods: the plight of the parentified child. Philadelphia (Brunner/Mazel).
Kabat-Zinn, J. u. M. Kabat-Zinn (2000): Achtsamkeit – mit den Kindern wachsen. Freiburg (Herder).
Karpel, M. A. (1980): Family secrets. *Family Process* 19: 295–306.
Kessler, M. (Hrsg.) (2002): »Ich muß doch meinen Vater lieben, oder?« Die Lebensgeschichte von Monika Göth – Tochter des KZ-Kommandanten aus »Schindlers Liste«. Frankfurt a. M. (Eichborn).
Kestenberg, J. S. (1995): The intergenerational transmission of trauma and the concept of the »time tunnel«. In: A. R. Gittelman (ed.): Children of the Holocaust: Conversations with sons and daughters of survivors. New York (Columbia University), pp. 179–194.
Klein, M. (1975): Neid und Dankbarkeit und andere Arbeiten 1946–1963. Frankfurt a. M. (Suhrkamp).
Klein, R. (1998): Profanisierungen und Sakralisierungen – zur Bedeutung von Familienaufstellungen in der Systemischen Therapie. *Zeitschrift für systemische Therapie und Beratung* 16 (3): 164–174.

Kogan, I. (1998): Vermitteltes und reales Trauma in der Psychoanalyse von Holocaust-Überlebenden. *Psyche – Zeitschrift für Psychoanalyse* 44: 533–544.

Kollar, A. (2023): Nur die Lumpe sind bescheiden. Eine Autobiografie der Heidelberger systemischen Gruppe. Heidelberg (Carl-Auer).

König, O. (1997): Geben und Nehmen. Soziologische Anmerkungen zu einem psychotherapeutischen Konzept. *Familiendynamik* 2: 200–223.

König, O. (2004a): Familienwelten. Theorie und Praxis von Familienaufstellungen. Stuttgart (Pfeiffer).

König, O. (2004b): Die Aufstellungsarbeit als Gruppenverfahren besonderer Art. *Kontext* 35 (4): 315–334.

Kurtz, R. (2021): HAKOMI – Eine körperorientierte Psychotherapie. Lichtenau (Probst).

Lampe, A., P. Abilgaard u. K. Ottomeyer (Hrsg.) (2013): Mit beiden Augen sehen: Leid und Ressourcen in der Psychotherapie. Stuttgart (Klett-Cotta).

Latka, T. (2003): Topisches Sozialsystem. Die Einführung der japanischen Lehre vom Ort in die Systemtheorie und deren Konsequenzen für eine Theorie sozialer Systeme. Heidelberg (Carl-Auer).

Latka, T. (2023): Systemische Phänomenologie. Systemaufstellungen im Lichte der Neuen Phänomenologie. In: S. Kluck u. J. Putta (Hrsg.): Neue Phänomenologie im Widerstreit. Baden-Baden (Karl Alber), S. 531–559.

Lauterbach, M. u. E. Pfäfflin (1998): Familienaufstellung und Psychodrama. In: G. Weber (Hrsg.): Praxis des Familien-Stellens. Heidelberg (Carl-Auer), S. 352–359.

Levine, P. A. (2011): Sprache ohne Worte. Wie unser Körper Trauma verarbeitet und uns in die innere Balance zurückführt. München (Kösel).

Lévi-Strauss, C. (1981): Die elementaren Strukturen der Verwandtschaft. Frankfurt a. M. (Suhrkamp).

Levold, T. u. M. Wirsching (Hrsg.) (2014): Systemische Therapie und Beratung – das große Lehrbuch. Heidelberg (Carl-Auer).

Lieb, H. (2014): Störungsspezifische Systemtherapie. Heidelberg (Carl-Auer).

Lier, H. u. C. Lier (2019): Systematische Qualitätsmerkmale in Aufstellungen. In: K. Nazarkiewicz u. P. Bourquin (Hrsg.): Essenzen der Aufstellungsarbeit. Praxis der Systemaufstellung. Göttingen (Vandenhoeck & Ruprecht), S. 180–195.

Lockert, M. (Hrsg.) (2020): Perlen der Aufstellungsarbeit. Heidelberg (Carl-Auer), 2. Aufl.

Ludewig, K. (1997): Systemische Therapie. Grundlagen klinischer Theorie und Praxis. Stuttgart (Klett-Cotta).

Luhmann, N. (1994): Soziale Systeme. Grundriß einer allgemeinen Theorie. Frankfurt a. M. (Suhrkamp), 5. Aufl.

Luhmann, N. (1997): Was ist Kommunikation. In: F. B. Simon (Hrsg.): Lebende Systeme. Wirklichkeitskonstruktionen in der systemischen Therapie. Frankfurt a. M. (Suhrkamp), S. 19–31.

Luhmann, N. (2002): Einführung in die Systemtheorie. Heidelberg (Carl-Auer).

Madelung, E. (1994): Kurztherapien. Neue Wege zur Lebensgestaltung. München (Kösel).

Madelung, E. u. B. Innecken (2025): Im Bilde sein. Vom kreativen Umgang mit Aufstellungen in Einzeltherapie, Beratung, Gruppen und Selbsthilfe. Heidelberg (Carl-Auer), 5., überarb. Aufl.

Mahr, A. (2001): Die Offenheit des wissenden Feldes – Von personalen zu transpersonalen Erfahrungen. In: G. Weber (Hrsg.): Derselbe Wind lässt viele Drachen steigen. Systemische Lösungen im Einklang. Heidelberg (Carl-Auer), S. 168–179.

Massing, A., G. Reich u. E. Sperling (1992): Die Mehrgenerationen-Familientherapie. Göttingen (Vandenhoeck & Ruprecht), 2., völlig neubearb. Aufl.

Massing, A., G. Reich u. E. Sperling (2006): Die Mehrgenerationen-Familientherapie. Göttingen (Vandenhoeck & Ruprecht), 5., aktual. Aufl.

Mattke, D. (2009): Grundlagen der Gruppenpsychotherapie: Sozialpsychologie und Gruppendynamik. In: D. Mattke, L. Reddemann, B. Strauß u. C. Fischer (Hrsg.): Keine Angst vor Gruppen! Gruppenpsychotherapie in Praxis und Forschung. Stuttgart (Klett-Cotta).

Maturana, H. (1998): Die Biologie der Realität. Frankfurt a. M. (Suhrkamp).

Maturana, H. u. F. Varela (1987): Der Baum der Erkenntnis. Wie wir die Welt durch unsere Wahrnehmung erschaffen – die biologischen Wurzeln des menschlichen Erkennens. Bern/München/Wien (Scherz), 3. Aufl.

McGoldrick, M. (2003): Wieder heimkommen. Auf Spurensuche in Familiengeschichten. Genogrammarbeit und Mehrgenerationen-Perspektive in der Familientherapie. Heidelberg (Carl-Auer).

Mead, G. H. (1969): Philosophie der Sozialität. Aufsätze zur Erkenntnisanthropologie. Frankfurt a. M. (Suhrkamp).

Mentzos, S. (2003): Familienaufstellungen – Versuch einer Kritik, aber auch einer Würdigung vom psychoanalytischen Gesichtspunkt aus. Vortrag gehalten bei der überregionalen Weiterbildung in analytischer Psychotherapie in München, 16.11.2003.

Merleau-Ponty, M. (1966): Phänomenologie der Wahrnehmung. Berlin (Walter de Gruyter)

Mettauer, P. (2010): »Vergessen und Erinnern«. Die Geschichte der Tagung nach Quellen und Zeitzeugen. Vortrag gehalten am 21. und 28. April 2010 bei den 60. Lindauer Psychotherapiewochen. Verfügbar unter: https://www.lptw.de/archiv/vortrag/2010/mettauer-die-geschichte-der-tagung-nach-quellen-und-zeitzeugen-lindauer-psychotherapiewochen2010.pdf [17.11.2025].

Minuchin, S. (1977): Familie und Familientherapie. Theorie und Praxis struktureller Familientherapie. Freiburg im Br. (Lambertus).

Moré, A. (2013): Die unbewusste Weitergabe von Traumata und Schuldverstrickungen an nachfolgende Generationen. *Journal für Psychologie* 21 (2): 1–29.

Moré, A. (2015): Die unbewusste Weitergabe von Traumata und Schuldverstrickungen an nachfolgende Generationen. In: G. Mey (Hrsg.): Von Generation zu Generation. Gießen (Psychosozial), S. 63–91.

Moreno, J. L. (1959): Gruppenpsychotherapie und Psychodrama. Stuttgart (Thieme).

Moreno, J. L. (1967): Die Grundlagen der Soziometrie. Wege zur Neuordnung der Gesellschaft. Opladen (Leske u. Budrich).

Nazarkiewicz, K. (2016): Reproduktionsmedizin. Protokoll Forschungskreis Aufstellungsarbeit Juli 2016. *Praxis der Systemaufstellung* 2: 90–92.

Nazarkiewicz, K. u. P. Bourquin (Hrsg.) (2018): Einflüsse der Welt. Individuelles Schicksal im kollektiven Kontext. Göttingen (Vandenhoeck & Ruprecht).

Nazarkiewicz, K., F. Oberzaucher u. H. Finke (2019): Repräsentierende Wahrnehmung als kommunikative Aufgabe – ein Werkstattbericht. In: K. Nazarkiewicz u. P. Bourquin (Hrsg.): Essenzen der Aufstellungsarbeit. Praxis auf Systemaufstellung. Göttingen (Vandenhoeck & Ruprecht), S. 237–259.

Nelles, W. (2016): Umarme dein Leben. Wie wir seelisch erwachsen werden – Der Lebens-Integrations-Prozess. Köln (Innenwelt).

Niederland, W. G. (1980): Folgen der Verfolgung: Das Überlebenden-Syndrom. Seelenmord. Frankfurt a. M. (Suhrkamp).

Oevermann, U. (2001): Die Soziologie der Generationenbeziehungen und der historischen Generationen aus strukturalistischer Sicht und ihre Bedeutung für die Schulpädagogik. In: R.-T. Kramer, W. Helsper u. S. Busse (Hrsg.): Pädagogische Generationsbeziehungen – Jugendliche im Spannungsfeld von Schule und Familie. Opladen (Leske u. Budrich), S. 78–128.

Olsen, D. H. (2000): Circumplex model of marital and family systems. *Journal of Family Therapy* 22: 144–167.

Papp P. (1976): Family choreography. In: P. Guerin (ed.): Family therapy – theory and practice. New York (Gardner).

Peichl, J. (2017): Innere Kinder, Täter, Helfer & Co. Ego-State-Therapie des traumatisierten Selbst. Stuttgart (Klett-Cotta).

Pesso, A. (1999): Dramaturgie des Unbewussten: Eine Einführung in die psychomotorische Therapie. Stuttgart (Klett-Cotta).

Pfitzer, F. u. T. D. Hargrave (2005): Neue kontextuelle Therapie. Wie die Kräfte des Gebens und Nehmens genutzt werden können. Heidelberg (Carl-Auer).

Plassmann, R. (2012): Transgenerationale Traumatisierung im stationären Rahmen: Einige Beobachtungen und grundsätzliche Überlegungen.

In: M. Huber u. R. Plassmann (Hrsg.): Transgenerationale Traumatisierung. Paderborn (Junfermann).

Pörksen, B. (2018): Die Gewissheit der Ungewissheit. Gespräche zum Konstruktivismus. Heidelberg (Carl-Auer), 4. Aufl.

Radebold, H., W. Bohleber u. J. Zinnecker (Hrsg.) (2009): Transgenerationale Weitergabe kriegsbelasteter Kindheiten. Interdisziplinäre Studien zur Nachhaltigkeit historischer Erfahrungen über vier Generationen. Weinheim/München (Juventa).

Rappe, G. (2012): Leib und Subjekt. Phänomenologische Beiträge zu einem erweiterten Menschenbild. Bochum/Freiburg (Projekt Verlag).

Rappe, G. (2018): Einführung in die moderne Phänomenologie. Phänomen – Leib – Subjektivität. Bochum (Projekt Verlag).

Rau, G. (2006): »Ich bin wieder mitten im Krieg«. Spuren nationalsozialistischer Vergangenheit in der Psychotherapie heute. In: 23. Jahrbuch für PatientInnen-Orientierte MedizinerInnenausbildung »Wahn & Sinn«, S. 11–30.

Rauchfleisch, U. (2001): Schwule, Lesben, Bisexuelle. Lebensweisen, Vorurteile, Einsichten. Göttingen (Vandenhoeck & Ruprecht).

Rauchfleisch, U. (2019): Transsexualismus – Genderdysphorie – Geschlechtsinkongruenz – Transidentität. Der schwierige Weg der Entpathologisierung. Göttingen (Vandenhoeck & Ruprecht).

Reddemann, L. (2015): Kriegskinder und Kriegsenkel in der Psychotherapie. Folgen der NS-Zeit und des Zweiten Weltkriegs erkennen und bearbeiten – Eine Annäherung. Stuttgart (Klett-Cotta).

Reich, G. (2001): »Bei uns war das ganz anders!« Familiengeheimnisse und Familienmythen. *Kontext* 32: 5–19.

Reich, G. (2002): Mehrgenerationen-Familientherapie. In: M. Wirsching u. P. Scheib (Hrsg.): Lehrbuch der Paar- und Familientherapie. Berlin/Heidelberg (Springer), S. 247–262.

Reich, G., A. Massing u. M. Cierpka (2007): Praxis der psychoanalytischen Familien- und Paartherapie. Stuttgart (Kohlhammer).

Reiss, D. (1981): The family's construction of reality. Cambridge/Massachusetts/London (Harvard University).

Ritscher, W. (2024): Transgenerationale Vermächtnisse. In: K. H. Brisch (Hrsg.): Trauma und Bindung zwischen den Generationen. Vererbte Wunden und Resilienz in Therapie, Beratung und Prävention. Stuttgart (Klett-Cotta).

Ruppert, F. (2002): Verwirrte Seelen. Der verborgene Sinn von Psychosen. München (Kösel).

Ruppert, F. (2005): Trauma, Bindung und Familienstellen. Seelische Verletzungen verstehen und heilen. Stuttgart (Pfeiffer).

Ruppert, F. (2020): Selbstbegegnungen und Anliegenmethode: Die Praxis der Identitätsorientierten Psychotraumatheorie (IoPT). Köln (Innenwelt).

Sagi-Schwartz, A. (2024): Kann ein extremes Trauma weitergegeben werden? In: K. H. Brisch (Hrsg.): Trauma und Bindung zwischen den Generationen. Vererbte Wunden und Resilienz in Therapie, Beratung und Prävention. Stuttgart (Klett-Cotta).

Sarigedik, E., I. F. Naldemir, A. K. Karaman a. H. B. Altinsoy (2022): Intergenerational transmission of psychological trauma: A structural neuroimaging study. *Psychiatry Research Neuroimaging* 326 (4): 111538.

Satir, V. (1977): Selbstwert und Kommunikation. München (J. Pfeifer).

Satir, V. u. M. Baldwin (1988): Familientherapie in Aktion. Die Konzepte von Virginia Satir in Theorie und Praxis. Paderborn (Junfermann).

Satir, V., J. Banmen, J. Gerber u. M. Gomorie (1995): Das Satir-Model. Familientherapie und ihre Erweiterung. Paderborn (Junfermann).

Scheib, P. (Hrsg.) (2002): Paar- und Familientherapie. Berlin (Springer).

Schlötter, P. (2005): Vertraute Sprache und ihre Entdeckung: Systemaufstellungen sind keine Zufallsprodukte – der empirische Nachweis. Heidelberg (Carl-Auer), 2. Aufl.

Schmauch, U. (2008): Lesbische Familien. *Familiendynamik* 3: 289–308.

Schmidt, G. (2004): Liebesaffären zwischen Problem und Lösung. Hypnosystemisches Arbeiten in schwierigen Kontexten. Heidelberg (Carl-Auer).

Schmitz, H. (1996): Husserl und Heidegger. Bonn (Bouvier).

Schmitz, H. (1997): Höhlengänge. Berlin (Akademie).

Schmitz, H. (1999): Adolf Hitler in der Geschichte. Bonn (Bouvier).

Schmitz, H. (2003): Was ist Neue Phänomenologie? Rostock (Ingo Koch).

Schmitz, H. (2007): Der Weg der europäischen Philosophie, Bd. 2. Freiburg/München (Karl Alber).

Schmitz, H. (2009): Kurze Einführung in die Neue Phänomenologie. Freiburg/München (Karl Alber).

Schmitz, H. (2010): Jenseits des Naturalismus. Freiburg/München (Karl Alber).

Schneider, C. (2022): »Ich mach' mir die Welt, widdewidde wie sie mir gefällt«. Konstruktivistische Ketzereien. *Kontext* 53 (4): 363–377. DOI: 10.13109/kont.2022.53.4.363.

Schneider, J. R. (2001a): Das Familienstellen. Grundlagen und Vorgehensweisen. Heidelberg (Carl-Auer).

Schneider, J. R. (2001b): Zur Technik des Familien-Stellens. In: G. Weber (Hrsg.): Derselbe Wind lässt viele Drachen steigen. Systemische Lösungen im Einklang. Heidelberg (Carl-Auer), S. 349–389.

Schneider, J. R. (2006): Das Familienstellen. Grundlagen und Vorgehensweisen. Heidelberg (Carl-Auer), 3. Aufl.

Schneider, J. R. (2016): Herkunft, Schicksal und Freiheit. Das Gruppenunbewusste in Familiensystemen und Familienaufstellungen. Heidelberg (Carl-Auer).

Schneider, S. u. G. ten Hövel (2023): Vorüber ist nicht vorbei. Geschichten und Theorie zur Aufstellung in der Einzelarbeit. Heidelberg (Carl-Auer).
Schuon, F. (1981): Von der inneren Einheit der Religionen. Interlaken (Ansata).
Schütz, A. (1971): Der sinnhafte Aufbau der sozialen Welt. Eine Einleitung in die verstehende Soziologie. Frankfurt a. M. (Suhrkamp).
Schützenberger, A. A. (2025): Oh, meine Ahnen! Wie das Leben unserer Vorfahren in uns wiederkehrt. Heidelberg (Carl-Auer), 11. Aufl.
Schweitzer, J. (2022): Ich hätte da noch eine Idee ... Persönliche Geschichten aus 45 Jahren Systemischer Therapie und Beratung. Göttingen (Vandenhoeck & Ruprecht).
Schweitzer, J. u. G. Weber (1982): Beziehung als Metapher. Die Familienskulptur als diagnostische, therapeutische und Ausbildungstechnik. *Familiendynamik* 7 (2): 113–128.
Schwing, R. u. A. Fryszer, A. (2013): Erweiterungen. Skulpturen in verschiedenen Settings. In: R. Schwing u. A. Fryszer (Hrsg.): Systemisches Handwerk. Werkzeug für die Praxis. Göttingen (Vandenhoeck & Ruprecht), S. 197–209.
Seidel, M. (2012): Intergenerationelle Traumatisierung und Dissoziation – von der schwarzen Pädagogik zur sicheren Bindung. In: M. Huber u. R. Plassmann (Hrsg.): Transgenerationale Traumatisierung. Paderborn (Junfermann), S. 127–138.
Sheldrake, R. (2001): Das morphische Feld sozialer Systeme. In: G. Weber (Hrsg.): Derselbe Wind lässt viele Drachen steigen. Systemische Lösungen im Einklang. Heidelberg (Carl-Auer).
Siegel, E. V. (1992): Weibliche Homosexualität. Psychoanalytische und therapeutische Praxis. München (Reinhardt).
Simmel, G. (1983): Soziologie. Untersuchungen über die Formen der Vergesellschaftung. Berlin (Duncker & Humblot), 6. Aufl.
Simon, F. B. (2017): »Systemisch ist die Theorie, nicht das Werkzeug«. *Wirtschaft und Weiterbildung* 6: 14 f. Verfügbar unter: https://www.simon-weber.de/wp-content/uploads/2019/09/WirtschaftWeiterbildung-2017-06.pdf [17.11.2025].
Socarides, C. (1971): Der offen Homosexuelle. Frankfurt a. M. (Suhrkamp).
Sparrer, I. (2004): Wunder, Lösung und System. Lösungsfokussierte Systemische Strukturaufstellungen für Therapie und Organisationsberatung. Heidelberg (Carl-Auer).
Sparrer, I. (2006): Systemische Strukturaufstellungen. Theorie und Praxis. Heidelberg (Carl-Auer), 2., überarb. Aufl. 2009.
Sparrer, I. (2010): Einführung in Lösungsfokussierung und Systemische Strukturaufstellungen. Heidelberg (Carl-Auer), 3., unveränd. Aufl. 2014.
Sparrer, I. (2014): Wunder, Lösung und System. Lösungsfokussierte Systemische Strukturaufstellungen für Therapie und Organisationsberatung. Heidelberg (Carl-Auer), 6., überarb. Aufl.

Sparrer, I. (2016a): Phänomene sind auch Konstrukte. Insa Sparrer im Gespräch mit Elisabeth Ferrari. In: *SyStemischer. Zeitschrift für Systemische Strukturaufstellungen* 8: 24–31.

Sparrer, I. (2016b): Systemische Strukturaufstellungen. Theorie und Praxis. Heidelberg (Carl-Auer), 3. Aufl.

Sparrer, I. (2021): Einführung in Lösungsfokussierung und Systemische Strukturaufstellungen. Heidelberg (Carl-Auer), 5. Aufl.

Stadler, C. u. S. Kern (2010): Psychodrama. Eine Einführung. Wiesbaden (VS Verlag für Sozialwissenschaften).

Stadler, C. u. B. Kress (Hrsg.) (2020): Praxishandbuch Aufstellungsarbeit. Wiesbaden (Springer).

Stangl, W. (2022): Was ist Soziometrie? Verfügbar unter: https://arbeitsblaetter.stangl-taller.at/ FORSCHUNGSMETHODEN/Soziometrie.shtml [17.11.2025].

Stierlin, Helm (1976): Das Tun des Einen ist das Tun des Anderen. Eine Dynamik menschlicher Beziehungen. Frankfurt a. M. (Suhrkamp).

Stierlin, H. (1978): Delegation und Familie. Beiträge zum Heidelberger familiendynamischen Konzept. Frankfurt a. M. (Suhrkamp).

Stierlin, H. (1989): Individuation und Familie. Studien zur Theorie und therapeutischen Praxis. Frankfurt a. M. (Suhrkamp).

Systemische Gesellschaft (SG) (2004): Potsdamer Erklärung zur Systemischen Aufstellungsarbeit. Verfügbar unter: https://systemische-gesellschaft.de/wp-content/uploads/2014/01/potsdamer_erklaerg_aufstellarbeit.pdf [17.11.2025].

Thege, B. K., C. Petroll, C. Hunger-Schoppe, C. Riva u. S. Scholtens (2021): Eine aktualisierte systematische Übersichtsarbeit zur Wirksamkeit von Familienaufstellungen. *Psychotherapeut* 66: 487–495.

Theuretzbacher, K. u. P. Nemetschek (2009): Coaching und systemische Supervision mit Herz, Hand und Verstand. Handlungsorientiert arbeiten, Systeme aufbauen. Stuttgart (Klett-Cotta).

Trost, A. (2021): Bindungswissen für die systemische Praxis. *Kontext* 3: 224–243.

Van Gennep, A. (1909): Übergangsriten. Frankfurt a. M. (Campus), 3. Aufl. 2005.

Van Kampenhout, D. (2010): Die Tränen der Ahnen. Opfer und Täter in der kollektiven Seele. Heidelberg (Carl-Auer), 2. Aufl.

Van Kampenhout, D. (2014): Die Heilung kommt von außerhalb. Schamanismus und Familien-Stellen. Heidelberg (Carl-Auer), 4. Aufl.

Varga v. Kibéd, M. (1998): Bemerkungen über philosophische Grundlagen und methodische Voraussetzungen der systemischen Aufstellungsarbeit. In: G. Weber (Hrsg.): Praxis des Familien-Stellens. Heidelberg (Carl-Auer), S. 51–60.

Varga v. Kibéd, M. (2005): Ein Metakommentar. In: G. Weber, G. Schmidt u. F. B. Simon (2005): Aufstellungsarbeit revisited ... nach Hellinger? Heidelberg (Carl-Auer), S. 200–251.
Varga v. Kibéd, M. u. I. Sparrer (2011): Ganz im Gegenteil. Tetralemmaarbeit und andere Grundformen Systemischer Strukturaufstellungen – für Querdenker und solche, die es werden wollen. Heidelberg (Carl-Auer).
Vogel, R. (2020): Existenzielle Themen in der Psychotherapie. Stuttgart (Kohlhammer), 2., aktual. Aufl.
Von Foerster, H. (1995): Cybernetics of cybernetics. The control of control and communication of communication. Minneapolis (Future Systems, Inc.).
Von Glasersfeld, E. (1990): Zuerst muss man zu zweit sein. Relationale Gedanken zur Liebe. *Systeme* 2: 119–135.
Von Glasersfeld, E. (2018): Was im Kopf eines anderen vorgeht, können wir nicht wissen. In: B. Pörksen: Die Gewissheit der Ungewissheit. Gespräche zum Konstruktivismus. Heidelberg (Carl-Auer) 4. Aufl., S. 46–68.
Von Schlippe, A. u. J. Schweitzer (1996): Lehrbuch der systemischen Therapie und Beratung. Göttingen (Vandenhoeck & Ruprecht), 2., durchges. Aufl.
Von Schlippe, A. u. J. Schweitzer (2010): Systemische Interventionen. Göttingen (Vandenhoeck & Ruprecht).
Von Schlippe, A. u. J. Schweitzer (2012): Lehrbuch der systemischen Therapie und Beratung I. Göttingen (Vandenhoeck & Ruprecht), vollst. Neubearb.
Vorhemus, U. (2016): Systemische Strukturaufstellungen (SySt®): Transverbal – Grammatisch. Aachen (Ferrari Media).
Wagner, C. (2017): Aufstellungen (nicht nur) für Trans*, Inter* und Queers. *Praxis der Systemaufstellung* 1: 40–44.
Waldenfels, B. (1992): Einführung in die Phänomenologie. München (Wilhelm Fink).
Weber, G. (Hrsg.) (1993): Zweierlei Glück. Die systemische Psychotherapie Bert Hellingers. Heidelberg (Carl-Auer).
Weber, G. (Hrsg.) (2000): Praxis der Organisationsaufstellungen. Grundlagen, Prinzipien, Anwendungsbereiche. Heidelberg (Carl-Auer).
Weber, G. (Hrsg.) (2001): Derselbe Wind lässt viele Drachen steigen. Systemische Lösungen im Einklang. Heidelberg (Carl-Auer).
Weber, G. (Hrsg.) (2007): Zweierlei Glück. Das Familienstellen Bert Hellingers. Heidelberg (Carl-Auer), 15., korr. Aufl.
Weber, G. (Hrsg.) (2013): Zweierlei Glück. Das Familienstellen Bert Hellingers. Heidelberg (Carl-Auer), 17., unveränd. Aufl.
Weber, G. u. D. Drexler (2002): Familien-Stellen bei Psychosen. *Psychotherapie im Dialog* 3: 243–247.
Weber, G., G. Schmidt u. F. B. Simon (2005): Aufstellungsarbeit revisited ... nach Hellinger? Heidelberg (Carl-Auer), 2., unveränd. Aufl. 2013.

Weinhold, J. u. J. Zwingmann (2014): Was genau ist die Intervention Systemaufstellungsseminar? Standardisierung und Behandlungsintegrität. In: J. Weinhold, A. Bornhäuser, C. Hunger u. J. Schweitzer (Hrsg.): Dreierlei Wirksamkeit. Die Heidelberger Studie zu Systemaufstellungen. Heidelberg (Carl-Auer), S. 98–103.

Weinhold, J., A. Bornhäuser, C. Hunger u. J. Schweitzer (2014): Dreierlei Wirksamkeit. Die Heidelberger Studie zu Systemaufstellungen. Heidelberg (Carl-Auer).

Welter-Enderlin, R. u. B. Hildenbrand (Hrsg.) (2002): Rituale – Vielfalt in Alltag und Therapie. Heidelberg (Carl-Auer), 3. Aufl. 2011.

Welzer, H. (1997): Täter. Wie aus ganz normalen Menschen Massenmörder werden. Frankfurt a. M. (Fischer).

Welzer, H. (2010): Erinnerungskultur und Zukunftsgedächtnis. *Aus Politik und Zeitgeschichte (APuZ)* 25–26: 16–23.

Welzer, H., S. Moller u. K. Tschuggnall (2002): »Opa war kein Nazi«. Nationalsozialismus und Holocaust im Familiengedächtnis. Frankfurt a. M. (Fischer).

Wienands, A. (2003): Zur Verwendung der systemischen Familienskulptur in der Arbeitsweise von Peggy Papp, Virginia Satir sowie Fred und Bunny Duhl. *Zeitschrift für Systemische Therapie und Beratung* 21 (3): 155–167. Dortmund (Modernes Lernen).

Winnicott, D. (1974): Fördernde Umwelt und reife Entwicklung. München (Kindler).

Über die Beitragsautor:innen

Guni Leila Baxa, Dr. phil.; Psychotherapeutin, Supervisorin und Lehrtherapeutin für Systemische Familientherapie. Aus- und Fortbildungen in verschiedenen Ansätzen der Humanistischen Psychologie (Systemische Familientherapie, NLP, Gestalt, Transaktionsanalyse, Bioenergetik, Körpertherapien u. a.); Mitbegründerin von APSYS (Institut für Systemische Praxis) in Österreich. Weltweit lehrend tätig bei Aus- und Fortbildungen in Aufstellungsarbeit. Veröffentlichung u. a.: *Verkörperungen – Systemische Aufstellung, Körperarbeit und Ritual* (zus. mit Christine Essen u. Astrid Habiba Kreszmeier, E-Book 2009).

Kontakt: apsys.org

Bruno Hildenbrand, Prof. i. R. Dr.; bis 2014 Professor für Sozialisationstheorie und Mikrosoziologie am Institut für Soziologie der Friedrich-Schiller-Universität Jena; Dozent und Supervisor am Ausbildungsinstitut für systemische Therapie und Beratung Meilen/Zürich. Arbeitsschwerpunkte: Familie und Sozialisation, Klinische Soziologie und fallrekonstruktive Sozialforschung. Veröffentlichungen u. a.: *Einführung in die Genogrammarbeit* (6. Aufl. 2024), *Genogrammarbeit für Fortgeschrittene. Vom Vorgegebenen zum Aufgegebenen* (2018).

Kontakt: https://bruno-hildenbrand.de

Silke Humez, Dipl.-Päd.; Heilpraktikerin für Psychotherapie; systemische Coachin und Trainerin; Fort- und Weiterbildung in systemischen Verfahren; NIG Dozentin; Leiterin des NIG Instituts. Arbeitsschwerpunkte: Coaching von Einzelpersonen und Teams, Weiterbildungstätigkeit.

Kontakt: www.nig-institut.de

Thomas Latka, Dr. phil.; Studium der Philosophie und Psychologie in Deutschland und Japan; Fort- und Weiterbildungen in verschiedenen Therapie- und Coachingmethoden. Tätig als Heilpraktiker für Psychotherapie mit hypnosystemischem Schwerpunkt sowie als Teamcoach für Unternehmen; Dozent an Lehrinstituten und Hochschulen; Mitgründer des Münchner Arbeitskreises für Neue Phänomenologie. Arbeitsschwerpunkte: Hypnosystemik, Aufstellungsarbeit,

phänomenologische Theorie und Praxis, buddhistische Heilrituale.
Kontakt: www.tomlatka.de

Margarete Mernyi, Dr. phil.; Ausbildung in klientenzentrierter Psychotherapie und systemischer Therapie, Psychotherapeutin in freier Praxis; Lehrtherapeutin und Lehrsupervisorin der Fachsektion systemische Familientherapie im Österreichischen Arbeitskreis für Gruppentherapie und Gruppendynamik (ÖAGG). Arbeitsschwerpunkte: Formen der Lehre von systemischer Therapie und störungsspezifische Konzepte im Rahmen der Methode.
Kontakt: www.mernyi.com

Jakob Robert Schneider, Gymnasiallehrer für Religion und Sport; Ausbildung in Kommunikationstherapie, Fortbildungen in systemischer Familientherapie, Transaktionsanalyse, Hypnotherapie, NLP. Langjährige Erfahrungen in Primärtherapie und Familienstellen bei Bert Hellinger; Referent in der kirchlichen Jugendarbeit, Beratungsstelle für Partnerschaft, Ehe und Familie; seit 1985 in eigener Praxis; internationaler Trainer für Systemaufstellungen; Arbeitsschwerpunkte: Psychologische Beratung, Selbsterfahrung mit Familienstellen, Supervisionen in Kliniken und sozialen Einrichtungen. Veröffentlichungen u. a.: *Herkunft, Schicksal und Freiheit. Das Gruppenunbewusste in Familiensystemen und Familienaufstellungen* (2016), *Das Familienstellen. Grundlagen und Vorgehensweisen* (4. Aufl. 2021).
Kontakt: www.j-r-schneider.de

Über die Autorin

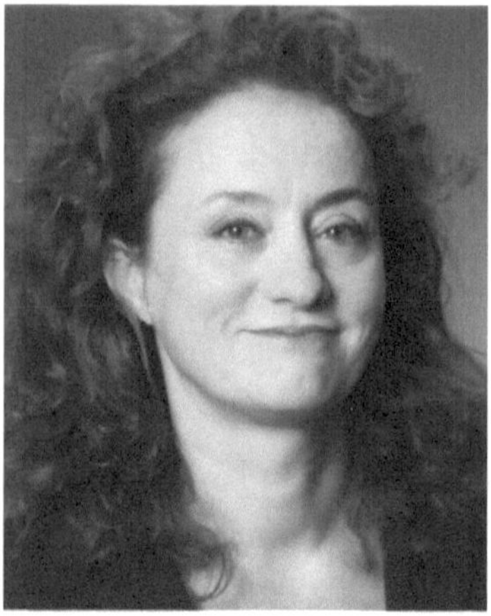

Diana Drexler, Dr. phil., Dipl.-Psych.; Fort- und Weiterbildungen in hypnosystemischen, humanistischen und tiefenpsychologischen Verfahren; Psychotherapeutin in eigener Praxis, Leiterin des Wieslocher Instituts für systemische Lösungen (WISL); Lehrtherapeutin und lehrende Supervisorin für Verhaltenstherapie, Systemische Therapie und Beratung (SG) und für Systemaufstellungen (DGfS). Arbeitsschwerpunkte: Einzel-, Paar- und Familientherapie, Weiterbildungstätigkeit, Supervision. Veröffentlichung u. a.: *Einführung in die Praxis der Systemaufstellungen* (2015).

Kontakt: www.wieslocher-institut.com

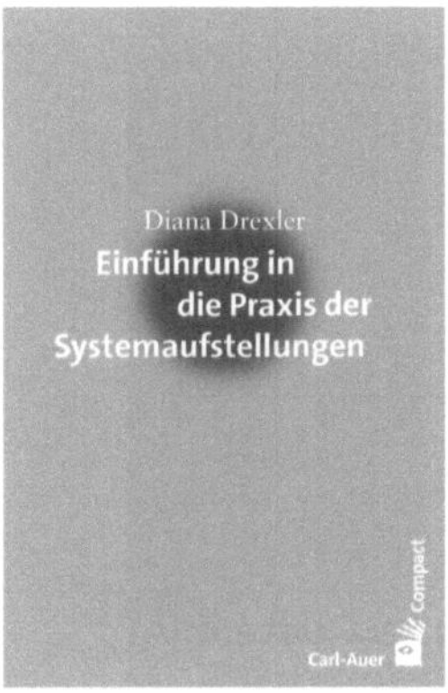
Diana Drexler
Einführung in
die Praxis der
Systemaufstellungen
Compact
Carl-Auer

Birgit Hickey

Wie die Familie unser Leben bestimmt – Genogramm und systemische Aufstellungen

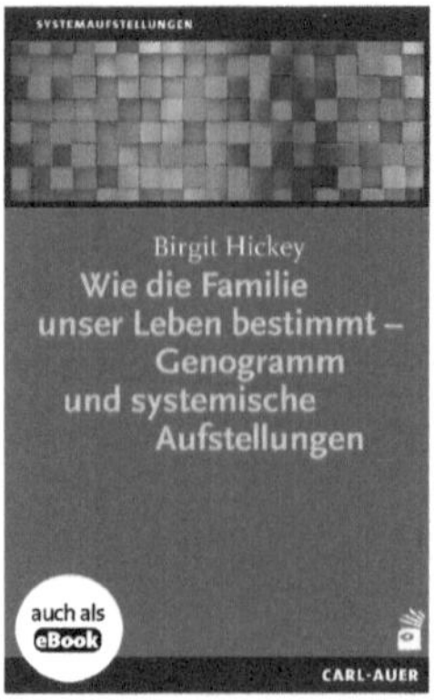

361 Seiten, Kt, 3. Aufl. 2026
ISBN 978-3-8497-0443-8

Manches größere Problem erweist sich bei genauerer Betrachtung als Lebensthema, und gelegentlich reicht dieses sogar über das eigene Leben hinaus in die Familiengeschichte. Genogramme helfen, solche Generationen übergreifenden Zusammenhänge aufzudecken. Mit standardisierten Symbolen erstellt, erfassen sie in übersichtlicher Form nachvollziehbare Daten und Fakten. Auf dieser Grundlage können in einer familienbiografischen Genogrammanalyse Hypothesen zur Entstehung eines Problems und zu Zusammenhängen im System gebildet werden. Diese lassen sich in nachfolgenden Systemaufstellungen überprüfen und können als Ausgangspunkt für mögliche Lösungen dienen – auch bei vermeintlich therapieresistenten Problemen. Unerklärliche körperliche oder psychische Symptome, Kontaktabbrüche in der Familie, Probleme in der Partnerschaft, mit Kindern, den Eltern oder auch im Beruf können auf diese Weise z. B. mit Traumata oder Verlusten im Familiensystem in Verbindung gebracht werden. Einmal erkannt, lassen sie sich dann zielgerichtet therapeutisch bearbeiten.

„Die Kombination aus Praxisbeispielen und Fachwissen macht das Buch zu einem Lesegenuss. Es ist beeindruckend, wie familienbiografische Genogrammanalysen vor oder in Kombination mit Systemaufstellungen wirken können. Respekt vor so viel Erfahrung!“
Prof. Dr. Claudia Osburg

Carl-Auer Verlag • www.carl-auer.de